人体解剖生理学

（第2版）

主　编　李效义　张书永

编　者（以姓氏笔画为序）
　　　　李效义　首都医科大学
　　　　张书永　北京大学
　　　　郑晓燕　国家开放大学

国家开放大学出版社·北京

图书在版编目（CIP）数据

人体解剖生理学/李效义，张书永主编. —2版.
—北京：国家开放大学出版社，2023.1（2024.5 重印）
ISBN 978－7－304－11689－7

Ⅰ.①人… Ⅱ.①李…②张… Ⅲ.①人体解剖学－人体生理学－开放教育－教材 Ⅳ.①R324

中国国家版本馆 CIP 数据核字（2023）第 000899 号

版权所有，翻印必究。

人体解剖生理学（第 2 版）
RENTI JIEPOU SHENGLIXUE
李效义　张书永　主编

出版·发行　国家开放大学出版社
电话：营销中心 010－68180820　　总编室 010－68182524
网址：http://www.crtvup.com.cn
地址：北京市海淀区西四环中路45号　邮编：100039
经销：新华书店北京发行所

策划编辑：陈艳宁　　　　　　责任版式：何智杰
责任编辑：秦　莹　　　　　　责任校对：吕昀豁
责任印制：武　鹏　马　严

印刷：北京云浩印刷有限责任公司
版本：2023 年 1 月第 2 版　　2024 年 5 月第 4 次印刷
开本：787mm×1092mm　1/16　印张：16.75　　字数：394 千字

书号：ISBN 978－7－304－11689－7
定价：38.00 元

（如有缺页或倒装，本社负责退换）
意见及建议：OUCP_KFJY@ouchn.edu.cn

第 2 版前言

人体解剖生理学是国家开放大学本科药学专业、健康服务与管理专业的统设必修课。教材的编写以国家开放大学人体解剖生理学教学大纲为依据，将人体解剖学与人体生理学两部分内容进行了有机的结合。教材分为十一章，包括第一章绪论、第二章细胞和基本组织、第三章细胞的基本功能、第四章运动系统的结构与功能、第五章血液的组成与功能、第六章循环系统的结构与功能、第七章呼吸系统的结构与功能、第八章消化系统的结构与功能、第九章泌尿系统的结构与功能、第十章神经系统的结构与功能、第十一章内分泌系统的结构与功能。

为体现远程开放教育的特点，适应学习者的自主学习，编写组在课程内容的选取与呈现方式上做了细致的安排和设计。每章先展示学习目标，给学习者提出明确、具体的预期目标；然后介绍学习内容，使学习者掌握人体解剖学和人体生理学的基础知识和最新发展。建议学习者在学习目标的指导下认真、全面阅读教材，有侧重地去学习、理解、掌握有关知识；在学习章节内容后，通过完成练习题来加深对学习内容的理解，同时检测对所学知识的掌握情况。

教材编写人员具有丰富的教学经验和教材编写经验。首都医科大学李效义教授编写了第六章至第十章的生理学部分；北京大学医学部张书永教授编写了第一章、第二章、第四章以及第六章至第十章的解剖学部分；国家开放大学郑晓燕编写了第三章、第五章和第十一章。

药学专业、健康服务与管理专业对推进健康中国建设发挥着非常重要的助力作用。为加快建设教育强国、科技强国、人才强国，坚持为党育人、为国育才，落实立德树人根本任务，编者在第 1 版教材的基础上，根据学科发展和教学过程中使用者的反馈意见，对个别知识点、图片、序号、参考文献进行了修订和补充。

本教材在修订过程中参考了一些教材和资料，在此向有关作者致以衷心的感谢！

限于编者的水平和时间，书中难免有不妥之处，希望广大读者批评指正。

编　者
2022 年 11 月

第1版前言

人体解剖生理学是国家开放大学医科类药学专业（本科）的必修课，是学习后续的病理生理学、药理学等临床医学及药学专业课程的基础。

本教材的编写是以国家开放大学人体解剖生理学教学大纲为依据，将人体解剖学与人体生理学两部分内容进行了有机的结合。教材分为十一章，包括第一章绪论、第二章细胞和基本组织、第三章细胞的基本功能、第四章运动系统的结构与功能、第五章血液的组成与功能、第六章循环系统的结构与功能、第七章呼吸系统的结构与功能、第八章消化系统的结构与功能、第九章泌尿系统的结构与功能、第十章神经系统的结构与功能、第十一章内分泌系统的结构与功能。

为体现远程开放教育的特点，适应药学从业人员的自主学习，编写组在课程内容的选取与呈现方式上做了细致的安排和设计。每章先展示学习目标，给学习者提出明确、具体的预期目标；然后介绍学习内容，使学习者掌握人体解剖学和人体生理学的基础知识与最新发展。建议学习者在学习目标的指导下认真、全面阅读教材，有侧重地去学习、理解、掌握有关知识。在学习章节内容后，通过完成练习题来加深对学习内容的理解，同时检验对所学知识的掌握情况。

本教材编写人员具有丰富的教学经验和教材编写经验。首都医科大学李效义教授编写了第六章至第十章的生理学部分；北京大学医学部张书永教授编写了第一章、第二章、第四章以及第六章至第十一章的解剖学部分；国家开放大学郑晓燕博士编写了第三章、第五章和第十一章。全书由李效义统稿和定稿。北京大学医学部张卫光教授、首都医科大学黄海霞副教授和徐敬东副教授对书稿做了认真、细致的修改与审定，并在课程教学大纲的制定、课程多媒体一体化整体设计方案的编制、教材样章的编写等重要环节给予了认真指导，在此谨向各位专家表示衷心的感谢！

本教材在编写的过程中参考了诸多的教材和相关资料，在此向有关作者致以衷心的感谢！

尽管本教材经过自审、互审以及专家审改和定稿的全过程，但限于编者的水平和时间，书中难免有不妥之处，望同行及广大读者给予批评指正，以使本教材再版时能够得到进一步完善。

编　者
2018 年 3 月

目 录

第一章　绪论

第二章　细胞和基本组织
第一节　细胞 …………………… 6
第二节　组织 …………………… 13

第三章　细胞的基本功能
第一节　细胞膜的物质转运功能 …… 24
第二节　细胞的跨膜信号转导 …… 28
第三节　细胞的生物电活动 …… 32
第四节　骨骼肌的兴奋与收缩 …… 40

第四章　运动系统的结构与功能
第一节　骨与骨连结 …………… 48
第二节　肌 ……………………… 57

第五章　血液的组成与功能
第一节　血液组成及理化特性 …… 61
第二节　血细胞的形态和功能 …… 64
第三节　生理性止血和血液凝固 …… 71

第六章　循环系统的结构与功能
第一节　循环系统的结构 ……… 76
第二节　心脏的生物电活动 …… 89
第三节　心脏的泵血功能 ……… 98
第四节　血管生理 ……………… 102
第五节　心血管活动的调节 …… 113

第七章　呼吸系统的结构与功能
第一节　呼吸系统的组成和结构 …… 121
第二节　肺通气 ………………… 127
第三节　肺换气和组织换气 …… 135
第四节　气体在血液中的运输 … 138
第五节　呼吸运动的调节 ……… 145

第八章　消化系统的结构与功能
第一节　消化系统的组成和结构 …… 151
第二节　消化系统生理功能概述 …… 159
第三节　胃内消化 ……………… 163
第四节　小肠内消化 …………… 168
第五节　大肠的功能 …………… 172
第六节　吸收 …………………… 173

第九章　泌尿系统的结构与功能
第一节　泌尿系统的结构 ……… 179
第二节　尿生成的过程 ………… 185
第三节　尿生成的调节 ………… 197
第四节　清除率 ………………… 200
第五节　尿的排泄 ……………… 203

第十章 神经系统的结构与功能

第一节 神经系统的组成和结构 …… 205
第二节 神经元与神经胶质细胞的一般功能 …………… 224
第三节 神经元之间的信息传递 …… 226
第四节 神经系统的感觉分析功能 …………………… 232
第五节 神经系统对躯体运动的调节 ………………… 236
第六节 神经系统对内脏活动的调节 ………………… 241

第十一章 内分泌系统的结构与功能

第一节 激素 ……………………… 244
第二节 下丘脑与垂体 …………… 246
第三节 甲状腺 …………………… 249
第四节 甲状旁腺激素、降钙素和维生素 D_3 …………… 252
第五节 肾上腺 …………………… 253
第六节 胰岛 ……………………… 257

参考文献

第一章

绪 论

> **学习目标**
>
> **掌握：**
> 内环境与稳态的概念；稳态的维持；生理功能的调控；负反馈、正反馈及其生理意义。
>
> **了解：**
> 人体解剖生理学的研究对象和任务；人体解剖生理学与现代医药学的关系。

一、人体解剖生理学的研究对象和任务

人体解剖生理学是研究和了解正常人体形态、结构和功能活动规律的科学，包括人体解剖学和人体生理学两部分内容。

人体解剖学又可分为大体解剖学和组织学，主要研究正常人体各部分形态、位置、毗邻及结构和功能的关系；人体生理学是研究正常人体生命活动规律和生理功能的科学，如循环、呼吸、消化、泌尿、神经、内分泌等系统在正常条件下具有哪些功能，这些功能是如何实现的，以及它们受哪些因素的调节和控制等。在正常人体内，形态结构和生理功能紧密联系、相互影响。形态结构适应于生理功能，而生理功能的变化又促使形态结构发生改变。人体解剖生理学正是把二者有机地结合在一起的一门学科。形态结构是生理功能的物质基础，生理功能则是形态结构的运动形式，二者密切关联、相辅相成。

二、人体解剖生理学与现代医药学的关系

人体解剖生理学是现代医药学的重要基础课之一。由于药物作用于人体，药物进入人体后会对人体的各种细胞、组织、器官及整体产生复杂的影响，药学工作者不仅要掌握药物的合成、理化性质、制剂等专业知识，还应学习人体解剖生理学，掌握药物对人体的结构和功能产生的作用以及作用原理、药物在人体内的代谢过程、药物对人体可能产生的毒副作用，以更好地为医学服务，为维护人们健康研制出更多、更好的新药。

三、人体生理学的基本概念

（一）机体的内环境与稳态

1. 体液

人体内的液体总称体液。体液总量约占身体质量的60%，其按分布分为细胞内液和细

胞外液两大类。分布于细胞内的体液为细胞内液，约占体液总量的 2/3（占体重的 40%）；分布于细胞外的体液称为细胞外液，约占体液总量的 1/3（占体重的 20%）。细胞外液包括血浆、组织液、淋巴液和脑脊液。

2. 内环境

人体内绝大多数细胞与外界环境没有直接接触，它们的直接生活环境是细胞外液。因此，生理学中常将细胞外液称为内环境。内环境是相对于人体所处的外环境而言的。

3. 稳态

内环境是细胞生存的环境，即细胞外液。细胞通过新陈代谢不断地与内环境发生物质交换，从内环境中摄取氧气和营养物质。内环境的各项物理、化学因素，如 O_2 与 CO_2 分压、pH 值、各种离子和营养物质浓度、温度、渗透压等保持相对稳定，给细胞创造一个适宜的环境，是细胞维持正常生理功能的必要条件。生理学上将内环境的理化性质相对恒定的状态称为稳态。

内环境的理化因素不是静止不变的。由于细胞不断地进行新陈代谢，不断地与内环境发生物质交换，就会不断地扰乱或破坏内环境的稳态，如外环境因素的改变、疾病都可影响内环境的稳态。与此同时，体内各器官、组织又从不同方面参与了内环境稳态的维持。例如，呼吸器官通过呼吸运动补充 O_2，排出 CO_2；消化器官通过消化和吸收摄入营养成分；泌尿器官通过生成和排出尿液，排出各种代谢产物，并参与水、电解质及酸碱平衡的调节；等等。因此，内环境稳态的维持是一个复杂的生理过程，是一个不断破坏和不断恢复的过程；内环境稳态是一个动态的、相对稳定的状态。

当外界环境剧烈变化或发生疾病时，如缺少 O_2、高热、酸中毒等，内环境的理化性质可发生较大变化；当器官组织的代偿性活动不能维持内环境的稳态时，整个机体的功能将出现障碍，严重时可危及生命。例如，肾衰竭时，由于代谢产物不能通过尿液排出体外，可引起尿毒症。

（二）人体功能活动的调节方式

人体存在着精确的调节系统，其调节方式主要有三种，即神经调节、体液调节和自身调节。

1. 神经调节

通过神经系统进行调节的方式称为神经调节。神经调节的基本方式是反射。反射是指在神经系统参与下，机体对刺激产生的规律性反应活动。完成反射的结构基础是反射弧，它包括五个部分：感受器、传入神经、中枢、传出神经和效应器（图 1-1）。其中，感受器的作用是感受内、外环境变化的刺激，并将各种刺激的能量转换为电信号（神经冲动），沿传入神经传至中枢。中枢包括脑和脊髓，中枢对传入信号进行处理、分析，综合后将指令由传出神经传至效应器，改变效应器的活动。例如，当强光刺激人眼的感受器时，刺激信号通过传入神经传至中枢，再由传出神经传至瞳孔括约肌，引起瞳孔缩小，这就是一种反射活动（瞳孔对光反射）。反射活动的完整有赖于反射弧结构和功能的完整。反射弧的五个部分中，任何一个部分的结构或功能遭受破坏，反射活动都将不能完成。

反射分为非条件反射和条件反射两种。非条件反射是天生具有的，多是人维持生命的本

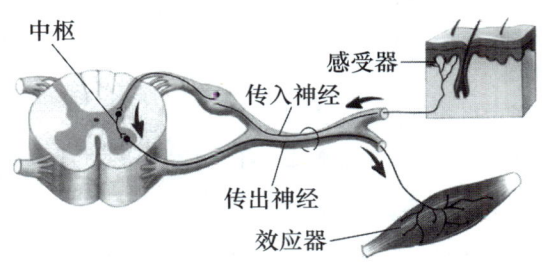

图 1-1 反射弧组成示意图

能活动,其反射弧和反射都是比较固定的,如食物入口后对口腔内感受器的刺激引起的唾液分泌。条件反射则是后天养成的,是个体在生活过程中建立起来的。例如,人们在谈论美味食品时,即使没有食物的具体刺激,也会引起唾液分泌。条件反射是建立在非条件反射基础上的一种高级神经活动,它大大地扩展了机体适应环境的能力。

神经调节的特点是反应迅速、准确,作用时间短。

2. 体液调节

体液调节是指体内产生的一些特殊化学物质通过体液途径对某些组织或器官的活动进行调节的过程。这些化学物质主要有：①内分泌腺或内分泌细胞分泌的激素,如胰岛素、肾上腺素等;②一些组织细胞产生的特殊化学物质,如组胺、5-羟色胺等;③细胞代谢的某些产物,如 CO_2、乳酸等。

这些化学物质主要通过血液循环到达被调节的组织或器官,但有一些化学物质并不通过血液循环运送,而是直接扩散到周围的组织液中再作用于其邻近的组织细胞。

体液调节的特点是反应较缓慢,作用持续时间较长,作用范围较广。

一般来讲,体液调节是一个独立的调节系统,但是人体内很多内分泌腺的活动都直接或间接受到神经的支配和调节。在这种情况下,内分泌腺往往是神经反射传出通路上的一个分支（图 1-2）。例如,交感神经中枢兴奋时,可通过交感神经纤维直接作用于心脏,同时交感神经纤维还作用于肾上腺髓质,使肾上腺素分泌增加,并通过血液循环加强心脏的活动。这种神经和体液复合调节的方式被称为神经-体液调节,神经在其中起主导作用。

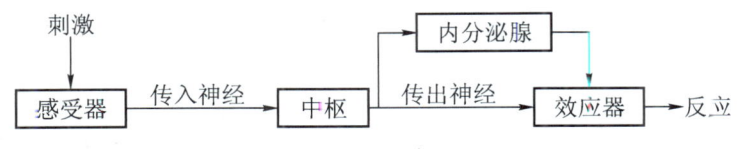

图 1-2 神经-体液调节示意图

3. 自身调节

自身调节是指组织或器官不依赖神经调节和体液调节,而由其自身特性对内、外环境变化产生适应性反应的过程。这种调节方式只存在于少数组织和器官。例如,在一定范围内,心肌纤维被牵拉得越长,其收缩力将越大。这一现象在没有神经和体液因素影响下的离体灌流心脏中也同样存在，说明它完全是由心肌自身的特性决定的。

自身调节的特点是影响范围和调节幅度较小，灵敏度较低。自身调节在维持某些器官功能的稳定中具有一定意义。

（三）人体功能调节的反馈控制

对于人体，通常将反射中枢或内分泌腺看作控制部分，而将效应器或靶细胞看作受控部分。但在多数情况下，控制部分与受控部分之间往往并不是一种单向的信息联系，而是双向的信息联系，即除控制部分发出控制信息（神经冲动或激素）改变受控部分的活动外，受控部分也不断有反馈信息返回到控制部分，纠正和调整控制部分的活动。因此，在控制部分与受控部分之间形成一闭环式的控制回路（图1-3）。生理学上通常将受控部分的信息返回作用于控制部分的过程称为反馈。不难看出，由于反馈的存在，机体活动的调节达到了更精确的程度。

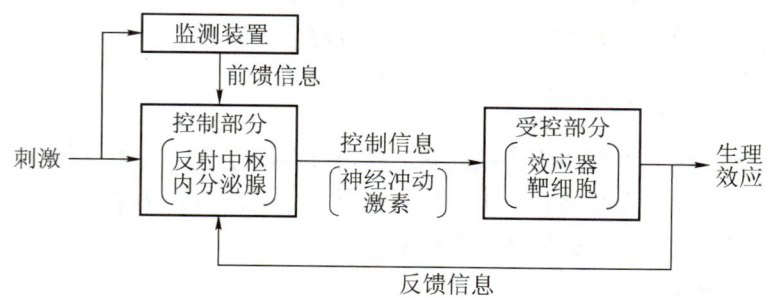

图1-3 反馈控制示意图

根据受控部分对控制部分发生的作用效果不同，反馈可分为两种：负反馈和正反馈。

1. 负反馈

受控部分发出的反馈信息对控制部分的活动产生抑制作用，使控制部分的活动减弱（图1-3），这一类反馈称为负反馈。例如，当动脉血压升高时，压力感受性反射使动脉血压下降，当动脉血压下降时，压力感受性反射使动脉血压升高，从而使动脉血压维持相对稳定。再如，胰岛分泌胰岛素使血糖浓度降低，当血糖浓度降低后，通过反馈信息反过来抑制胰岛素的分泌，从而使血糖浓度不至于过度降低。

负反馈普遍存在于机体调节过程中，它是维持机体与外环境协调及维持内环境稳态的重要控制机制。

2. 正反馈

受控部分发出的反馈信息促进控制部分的活动，使其活动更加强烈（图1-3），这一类反馈称为正反馈。在正反馈情况下，反馈作用与原效应一致，并促进或加强原效应，使原效应迅速达到预期顶点。例如，在排尿反射中，尿液通过尿道时，对尿道感受器的刺激返回到排尿中枢，可加强膀胱逼尿肌的收缩，使膀胱进一步收缩，直到尿液排尽。正常情况下，体内的正反馈控制为数不多。

> 练习题

一、名词解释
1. 内环境 2. 稳态 3. 反射 4. 反馈 5. 正反馈 6. 负反馈

二、简答题
1. 内环境理化性质相对恒定在临床上有何重要意义?
2. 试述人体功能活动三种调节方式的特点。
3. 正反馈调节和负反馈调节有何特点?

第二章

细胞和基本组织

> **学习目标**
>
> **掌握：**
> 细胞膜的化学成分及结构；细胞周期的概念及其意义；结缔组织及其分类。
>
> **了解：**
> 细胞器的主要结构与功能；减数分裂的基本过程及特征；骨形成过程及改建；神经组织的构成；神经元的光镜结构；内、外分泌腺的区分；染色质与染色体；细胞分裂的主要方式；细胞衰老的特征性变化；细胞凋亡及其意义。

细胞是一切生物体结构和功能的基本单位。人体由多种细胞构成，它们具有不同的形态结构和特定功能。细胞和细胞间质共同构成组织。几种组织相互结合组成器官。诸多器官按功能不同分别组成运动系统、呼吸系统、消化系统、泌尿系统、循环系统、感觉器官、神经系统和内分泌系统等。

第一节 细胞

细胞由细胞膜、细胞质和细胞核三部分构成（图2-1）。

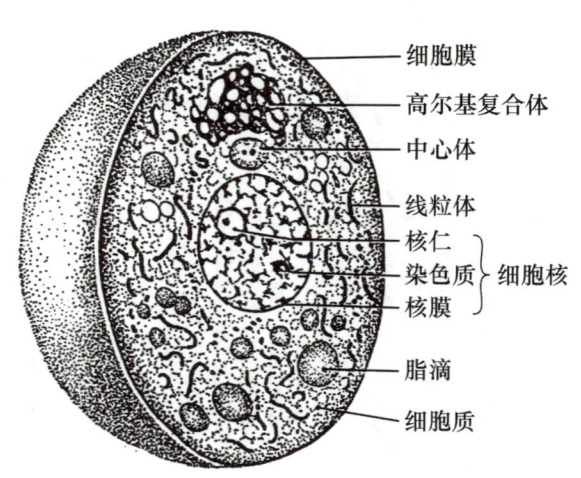

图2-1 细胞一般结构模式图

一、细胞膜

细胞膜在光学显微镜下难以分辨，四氧化锇染色电镜观察，可见细胞膜分为内、中、外三层结构。此三层是一切生物膜所具有的共同特征，称为单位膜或质膜。细胞内一些在结构及功能上具有密切联系的膜性细胞器，称为内膜系统。质膜与内膜系统具有相似的结构，通常将二者总称为生物膜。

（一）细胞膜的化学成分及结构

细胞膜主要由按一定规律排列的脂质、蛋白质和少量糖类等化学成分构成。

细胞膜的分子结构可用"液态镶嵌模型"学说解释，即细胞膜由脂质双分子层和镶嵌其中的不同分子结构和生理功能的蛋白质构成。

1. 膜脂

生物膜上的脂质统称膜脂，主要有磷脂、糖脂和胆固醇。

由于膜脂分子都是双嗜性分子，即分子结构中包括亲水性的头部和疏水性的尾部，这些膜脂分子按照特定的方式排列，构成细胞膜脂质双分子层的基本骨架（图2-2），其中膜脂分子疏水的尾部两两相对位于双分子层的中间，亲水的头部则排列在脂质双分子层的内、外两侧，分别与细胞内液与细胞外液接触。

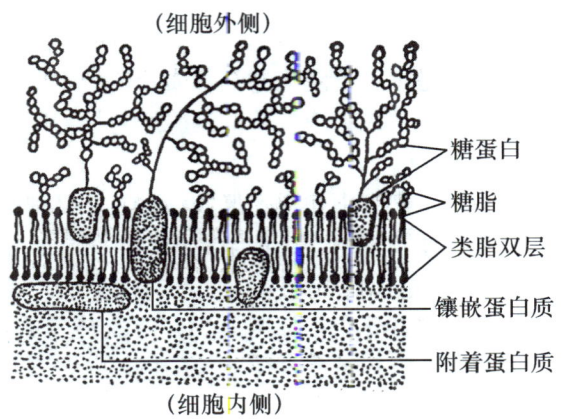

图2-2 细胞膜液态镶嵌模型

2. 膜蛋白

根据膜蛋白与膜脂的结合方式不同，可将膜蛋白分为嵌入蛋白和表在蛋白两类。

嵌入蛋白又称内在蛋白或整合蛋白，占膜蛋白总量的70%~80%。此类蛋白是两性分子，含有亲水性氨基酸和疏水性氨基酸。有的贯穿膜的全层，两端分别暴露于膜的内、外两侧；有的深埋于膜内；还有的一端嵌入膜内，另一端暴露在膜外。

表在蛋白又称外在蛋白，占膜蛋白总量的20%~30%，主要分布在细胞膜的内、外表面。膜蛋白往往充当受体、载体、通道及起到酶的作用，在细胞间的识别、物质的跨膜转运及跨膜信号转导等方面起着重要作用。

3. 膜糖类

细胞膜上的糖类多为寡糖和多糖链，大多与膜蛋白或膜脂结合形成糖蛋白或糖脂，分布在质膜外表面，首先与外来刺激相接触，具有受体及抗原的功能，与细胞间的识别和信息交换、细胞免疫、细胞黏着、细胞癌变以及对药物和激素的反应等密切相关。

(二) 质膜的特性

1. 不对称性

构成膜的各种成分在细胞膜上分布不对称。例如，含胆碱的磷脂多分布于膜的外表面，含氨基的磷脂多分布于膜的内表面；糖脂和糖蛋白主要分布于膜的外表面；受体和许多具有酶活性的蛋白往往分别定位在膜外侧和内侧面。

2. 流动性

脂质双层中的脂质分子具有侧向扩散、旋转、摆动和翻转等流动形式，这对生物膜行使某些功能十分重要。膜蛋白与膜脂的结合方式、温度、pH值、离子浓度等都能影响膜的流动性。膜蛋白在膜中的流动性以侧向扩散和旋转扩散为主，速度比膜脂慢，常局限于某一特定区域。

二、细胞质

细胞质是细胞新陈代谢与物质合成的重要场所。生活状态为透明胶状物，在固定标本上常呈颗粒状、泡沫状或网状。细胞质包括细胞液、细胞器、细胞骨架和包涵物（图2-1）。

1. 细胞液

细胞液是细胞中的无定形胶状物质，又称细胞基质，是细胞质的基本成分。细胞器、细胞骨架和包涵物等悬浮于细胞液中。

2. 细胞器

细胞器散在分布于细胞质内，具有特定的形态与功能。细胞器主要包括线粒体、核糖体、内质网、高尔基复合体、溶酶体等（图2-3）。

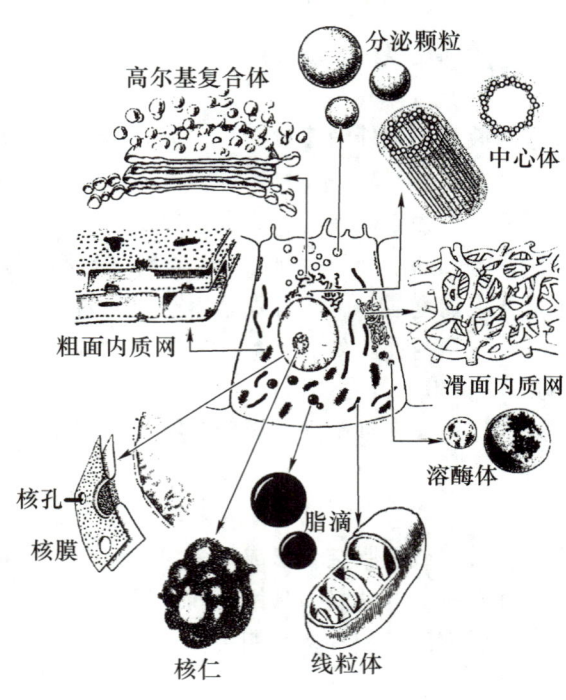

图2-3 细胞超微结构模式图

（1）线粒体　电镜下，线粒体是双层单位膜构成的椭圆形小体，外膜光滑，内膜向内折叠形成线粒体嵴（图2-3）。线粒体内含有多种与生物氧化有关的酶，是细胞有氧呼吸和供能的主要场所。细胞所需的能量约95%来自线粒体，因而，线粒体被视为细胞的氧化中心和"动力站"。

（2）核糖体　即核蛋白体，化学成分为核糖核酸（RNA）和蛋白质。电镜下，核糖体是近似球形的致密颗粒，由大亚单位（大亚基）和小亚单位（小亚基）结合而成。核糖体的主要功能是合成蛋白质。

（3）内质网　电镜下，内质网是由单位膜构成的膜性囊管系统。其外表面有核糖体附着，称粗面内质网；无核糖体附着的称滑面内质网。其单位膜上有多种酶系存在，是蛋白质、脂类的合成场所，也可形成其他一些细胞内膜结构。

（4）高尔基复合体　多位于细胞核附近，是由数层重叠的扁平囊泡和若干大、小泡构成，是细胞内的加工厂。由内质网合成的分泌蛋白质被运输到这里进一步加工、修饰，形成糖蛋白、糖脂、蛋白多糖和溶酶体等。

（5）溶酶体　是细胞质内有膜包裹并含有多种水解酶的致密小体，其形态各异、大小不一。溶酶体是细胞内的消化器官，对处理细胞内自身衰老、破损结构及内吞的病毒、细菌等起着重要作用。

（6）细胞骨架　是细胞内的结构网架，包括微管、微丝等。

微管是细胞质中不分支的圆管状结构。细胞质中的微管主要起支架作用，维持细胞外形。在细胞有丝分裂时微管解体，聚合成纺锤体纤维，分裂后纺锤体解体，又重新聚合成细胞内微管。存在于纤毛或鞭毛中的微管与其运动有关。

微丝是由肌动蛋白构成的细丝状结构。微丝广泛存在于各种细胞内，具有收缩能力，是细胞运动的动力，如细胞变形运动、伪足和突起的形成与回缩、吞噬作用、吞饮作用和胞吐作用等。

三、细胞核

除成熟红细胞外，人体所有细胞都有细胞核。多数细胞只有一个细胞核，少数细胞有2个或多个细胞核（图2-3）。细胞核是细胞遗传、代谢、生长及繁殖的控制中心。

细胞核由核被膜、核仁、核基质和染色质等构成。

（一）核被膜

核被膜也称核膜，由内、外两层单位膜构成，其间隙称核周隙。核被膜的外层表面有核糖体附着；核被膜上有核孔，是控制大分子物质出入细胞核的通路。

（二）核仁

核仁一般呈圆形或卵圆形。大小、数量及位置随细胞功能而变化。核仁的化学成分主要是蛋白质与RNA，主要参与蛋白质合成。

（三）核基质

核基质又称核浆或核液，是核内无定形胶状物质，为细胞内的代谢活动提供适宜的环境。

（四）染色质与染色体

染色质与染色体的主要成分均是核酸和蛋白质，是遗传物质在细胞周期不同时相的不同存在形式。染色质在细胞有丝分裂过程中高度螺旋化并折叠形成染色体（图2-4）；而在细胞分裂间期，染色体解螺旋就形成疏松的染色质。染色质是指间期细胞核内易被碱性染料着色的物质，主要成分是脱氧核糖核酸（DNA）、组蛋白、非组蛋白及少量RNA。根据染色质的形态和功能，将其分为常染色质和异染色质。

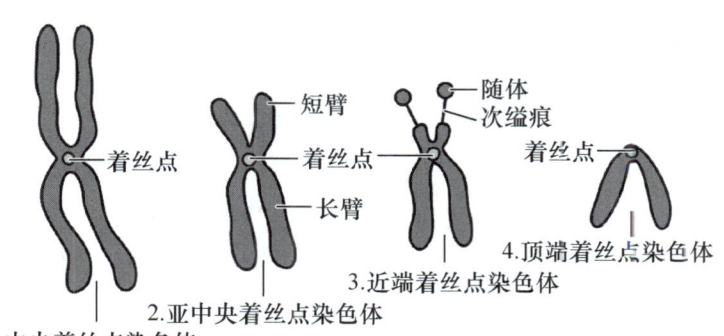

图2-4 染色体形态模式图

常染色质螺旋化程度低，分散度大，又称为伸展性染色质，其具有活性的DNA分子，能活跃地进行复制和转录；异染色质为凝集状态的DNA与组蛋白的复合物，螺旋化程度高，又称为浓缩染色质或周围染色质，一般位于核内膜的边缘。

同源染色体是指两条分别来自母本和父本，形态、大小和结构相似的染色体，在减数分裂过程中能相互配对。

四、细胞增殖

细胞增殖是生命体的基本特征之一。一个细胞分裂后形成两个子细胞。细胞分裂有三种形式：无丝分裂、有丝分裂和成熟分裂（或减数分裂）。

（一）细胞增殖周期和有丝分裂

细胞从上一次分裂结束开始，到下一次分裂结束所经历的时期，称细胞增殖周期，简称细胞周期（图2-5）。一个细胞周期包括细胞生长期（也称分裂间期）和分裂期。

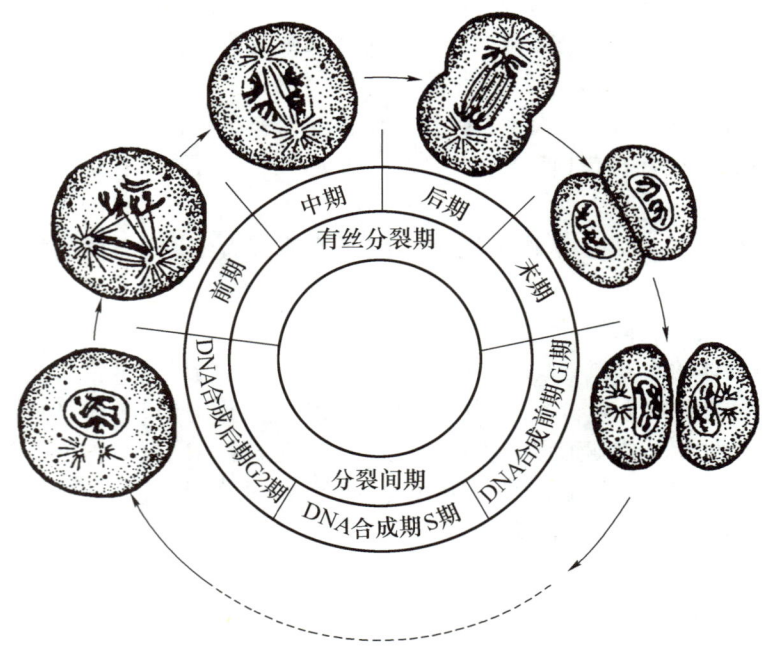

图2-5 细胞周期示意图

1. **分裂间期**

分裂间期约占整个细胞周期的95%。在此期内，细胞核无明显形态学变化，但核内染色质则处于最活跃时期。分裂间期又分为DNA合成前期（G1期）、DNA合成期（S期）和DNA合成后期（G2期）。

（1）G1期　是从上一次细胞分裂完成到DNA开始复制的时期。此期主要为DNA复制做物质准备，有大量的RNA与蛋白质合成。

（2）S期　在此期主要进行DNA复制，主要包括DNA的半保留复制和组蛋白合成，使体细胞DNA含量加倍。S期持续时间一般为6~8小时。

（3）G2期 合成与有丝分裂有关的物质。此期合成 RNA、蛋白质和其他物质，做好进入分裂期的准备。G2期持续时间一般为 1～2 小时。

2. 分裂期

分裂期（M期）时程很短，为 50～100 分钟，但细胞形态结构变化最大，生化活动极为复杂。M期包括以下四期（图 2-6）。

（1）前期 染色质浓缩、螺旋化并形成染色体，核仁缩小并解体，在分裂间期复制的中心体分开，逐渐向细胞的两极移动；每个中心体的周围出现很多放射状的细丝，两个中心体之间的细丝连接形成纺锤体。

（2）中期 染色体高度凝集，并集中排列在细胞的中部平面上，形成赤道板。两个中心体已移到细胞的两极，纺锤体更明显，纺锤丝与每个染色体的着丝点相连。

（3）后期 染色体在着丝点处完全分离，成为两组染色单体，两组染色单体受纺锤丝牵引，分别向细胞两极移动，成为数目相等的两组染色体；与此同时，细胞向两极伸长，中部的细胞质缩窄，细胞膜内陷。

（4）末期 两组染色单体已移至细胞的两极，纺锤丝消失；染色体解旋重新成为染色质，核仁和核膜也重新出现，形成两个子核，同时胞质也一分为二，细胞中部继续缩窄变细，最后断裂形成两个子细胞，完成有丝分裂。

（二）减数分裂

哺乳动物精、卵的产生是原始生殖细胞减数分裂的结果，即细胞的 DNA 仅复制一次，但要连续分裂两次，从而使形成的精子与卵子的染色体数减少一半（图 2-7）。

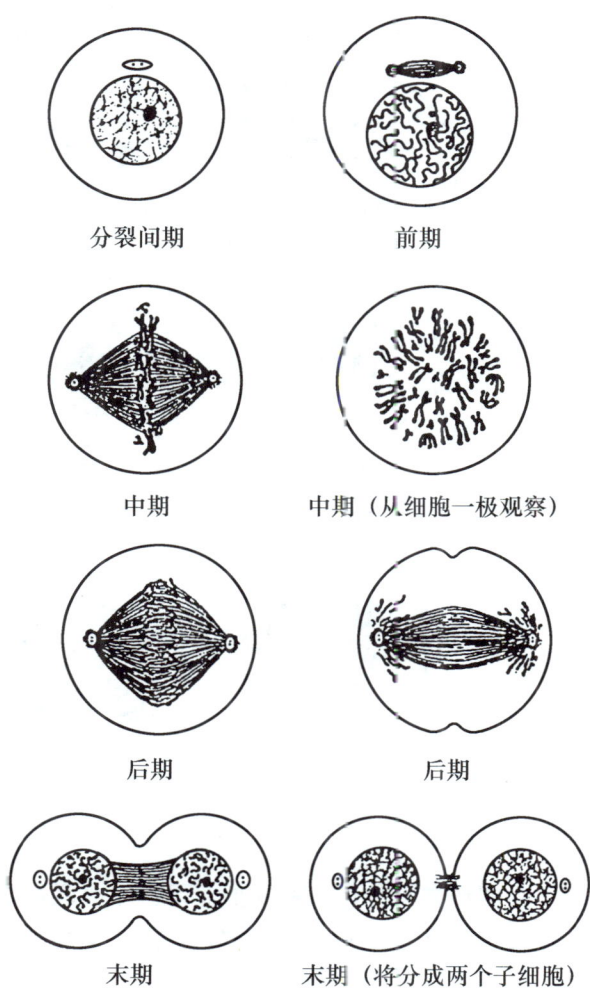

图 2-6 细胞有丝分裂主要过程

1. 第一次减数分裂

前期变化最复杂，分为以下五个阶段。

（1）细线期 染色体凝集呈细线状。

（2）偶线期 同源染色体配对，形成联会复合体，称为二价体。

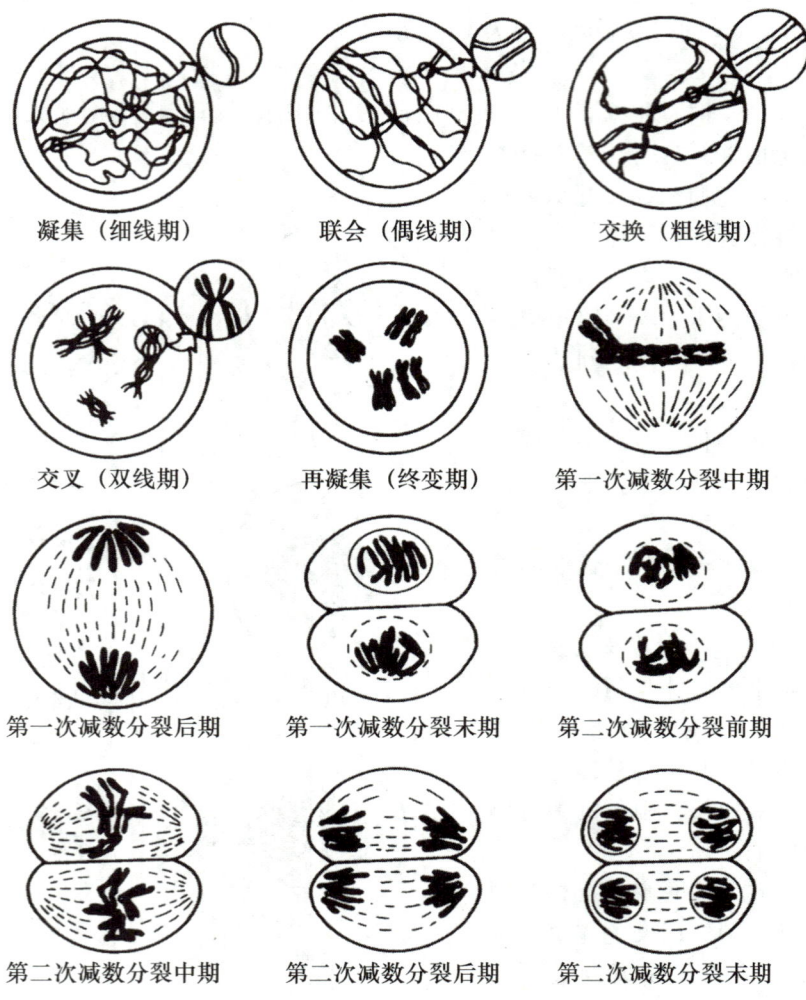

图 2-7 细胞减数分裂主要过程

（3）粗线期　染色体进一步变粗，完成联会。该期的每个二价体复制成为由四条染色单体组成的四分体，在此期间可发生遗传基因重组，产生新的等位基因组合。

（4）双线期　同源染色体分开。

（5）终变期　核仁、核膜消失，纺锤体形成。

然后，经中期、后期和末期，四分体先移至赤道板，最后四分体的同源染色体分离，移向细胞两极，完成第一次减数分裂。生成的两个子细胞中的同源染色体由四分体变为二分体。

2. 第二次减数分裂

第一次减数分裂完成后，经过一个简短的间期，其间 DNA 不再复制，即开始第二次减数分裂，此分裂过程与有丝分裂的 M 期相同，二分体的同源染色体再次分离进入两个子细胞。一个初级精母细胞经减数分裂成为 4 个单倍体的精细胞，最后形成 4 个精子。而一个初级卵母细胞在减数分裂的两次分裂中，虽然遗传物质均分到两个子代细胞中，但胞质分配不均，最后得到一个大的单倍体的卵细胞和 2~3 个极体。

五、细胞衰老与凋亡

细胞衰老也称细胞老化，是指细胞在正常环境条件下发生的细胞生理功能和增殖能力减退并发生细胞形态相应改变，最后趋向死亡的现象。

细胞衰老是一个缓慢和进行性的过程，并具有某些特征性的变化，如细胞化学组成、细胞结构与功能的改变等。同时，细胞衰老又是一个非常复杂的生理过程，关于细胞衰老的原因有几种学说，目前得到公认的主要有衰老基因学说、端粒丢失学说、自由基学说及 DNA 修复能力下降学说。

细胞凋亡是由一系列细胞代谢变化而引起的细胞自我毁灭，因其是在基因控制下通过合成特殊蛋白而完成的细胞主动死亡过程，又称程序性细胞死亡，是细胞重要的功能活动之一，与细胞不死有本质的区别。细胞凋亡对于多细胞动物正常生命活动的维持有着重要意义，如有助于去除机体有害的和衰老的细胞及不需要的结构，控制器官的细胞数量以及细胞的自我保护等；免疫系统的细胞凋亡在淋巴细胞发育、分化、成熟和激活诱导等过程中起着重要作用；组织损伤的修复、血细胞生成、肿瘤发生、病毒致病等过程也与细胞凋亡有关。

根据上述细胞生命活动特点可设计抗肿瘤药物，通过干扰细胞周期进程和细胞凋亡相关信号途径，影响癌基因和抑癌基因的表达，降低端粒酶的活性等抑制细胞增殖，诱导凋亡而发挥抗肿瘤的药理作用。

第二节 组织

组织由形态相似、功能相近的细胞和细胞间质组成。根据组织的结构和功能特点，可将人体的基本组织分为四种，即上皮组织、结缔组织、肌组织和神经组织。

一、上皮组织

上皮组织由大量紧密排列的上皮细胞和少量细胞间质构成。上皮细胞具有极性，即朝向体表或腔面的一端称为游离面，朝向深部结缔组织的一端称为基底面。游离面有时可见一些特化结构，如气管上皮有纤毛、小肠上皮有纹状缘等。基底面与结缔组织之间有一层基膜。

上皮组织内一般无血管，细胞获取营养及排出代谢废物均依赖于深层的结缔组织。上皮组织中分布着丰富的神经末梢，可感受各种刺激。

根据功能，上皮组织分为被覆上皮和腺上皮两大类。人的身体表面和体内各种管、腔及囊的内表面分布的为被覆上皮，这些部位的上皮以保护、吸收功能为主。腺上皮构成腺，以分泌功能为主。

（一）被覆上皮

被覆上皮分为单层上皮和复层上皮。单层上皮又分为单层扁平上皮、单层立方上皮、单层柱状上皮和假复层纤毛柱状上皮。复层上皮又分为复层扁平上皮、复层柱状上皮和变移上皮。

1. 单层扁平上皮

单层扁平上皮由一层扁薄的细胞组成，从表面看，细胞呈多边形，边缘呈锯齿状，彼此嵌合。细胞核呈扁圆形，居中（图2-8）。分布于心脏、血管和淋巴管腔面的单层扁平上皮称为内皮。内皮表面光滑，可减少血液和淋巴流动的阻力，也有利于内皮细胞内、外的物质交换。分布于胸膜、腹膜和心包膜等处的单层扁平上皮称为间皮。间皮表面湿润光滑，可降低内脏活动的摩擦力。

2. 单层立方上皮

细胞垂直切面呈立方形，细胞核呈圆形，居中。从表面看，细胞呈六角形。这种上皮主要分布在甲状腺滤泡、肾小管等处，主要具有分泌和吸收功能（图2-9）。

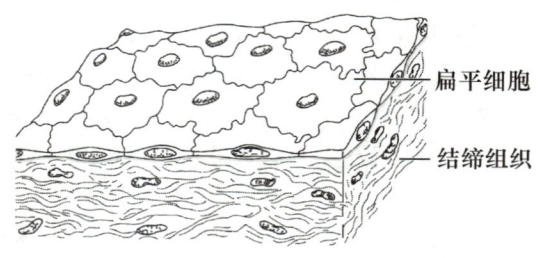

图2-8 单层扁平上皮光镜结构模式图

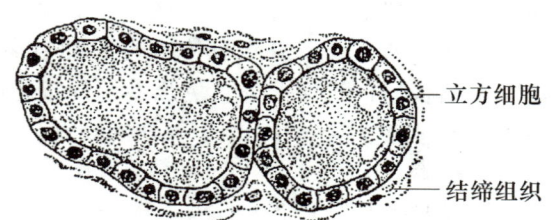

图2-9 单层立方上皮光镜结构模式图

3. 单层柱状上皮

细胞垂直切面呈柱状，细胞核呈椭圆形，位于基底部。这种上皮主要分布在胃、肠等处，主要具有吸收和分泌功能（图2-10）。分布于肠道的单层柱状上皮中散在分布着杯状细胞。杯状细胞呈高脚杯状，可分泌黏液，具有润滑和保护肠黏膜的作用。

4. 假复层纤毛柱状上皮

假复层纤毛柱状上皮由柱状细胞、杯状细胞、梭形细胞和锥体形细胞组成，以柱状细胞为主。这些细胞的基底面均位于基膜上，但细胞高矮不一，只有杯状细胞和柱状细胞的游离面能与腔面接触，细胞核也高低不等，故给人以复层的假象。在柱状细胞的游离面有纤毛（图2-11），主要分布于呼吸道黏膜表面。

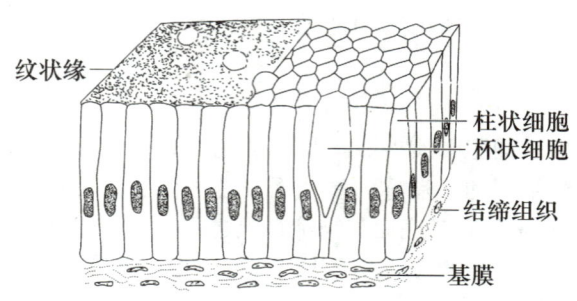

图2-10 单层柱状上皮光镜结构模式图

5. 复层扁平上皮

复层扁平上皮由多层细胞组成。基底层细胞附着于基膜上，呈矮柱状；中间为数层多边形细胞；再向上细胞变为梭形；靠近表面的几层细胞为扁平状。故复层扁平上皮又称为复层鳞状上皮。基底层细胞较幼稚，可不断地分裂增生并向表层推移，使细胞不断更新，也使表层衰老或损伤脱落的细胞得以补充。复层扁平上皮的基底面与深层结缔组织相连处往往起伏不平，使二者之间的接触面积增大，有利于上皮细胞的营养代谢（图2-12）。

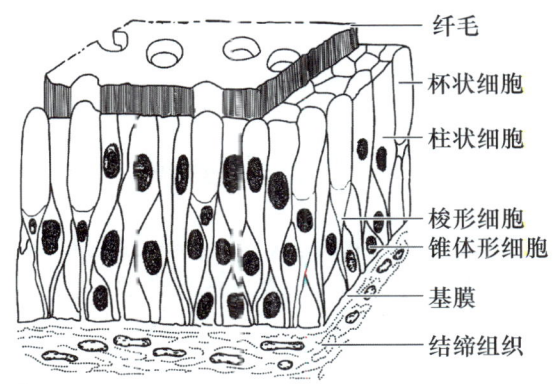

图2-11 假复层纤毛柱状上皮立体结构模式图

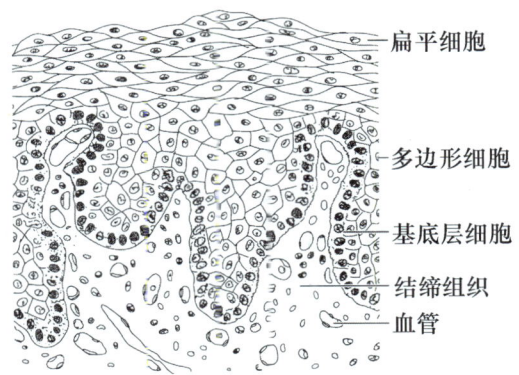

图2-12 复层扁平上皮光镜结构模式图

复层扁平上皮分布于常受机械摩擦的部位，如皮肤、口腔、食管、阴道等处，具有很强的保护作用。皮肤的表皮为角化的复层扁平上皮，其表层细胞发生角化，对机械性磨损的耐受能力更强。

6. 变移上皮

变移上皮由多层细胞组成。上皮细胞的层数和形态可随所在器官的容积改变而变化。当器官收缩（空虚）时，上皮细胞层数增多；基底层细胞呈立方形；中间层细胞呈梨形或伞形；表层细胞呈长方形，细胞核1~2个，可覆盖中间层数个细胞，改名盖细胞。当器官膨胀（充盈）时，上皮变薄，上述各细胞也变小（图2-13）。变移上皮分布于大部分泌尿管道（如肾盂、肾盏、膀胱、输尿管）的腔面，具有保护作用。

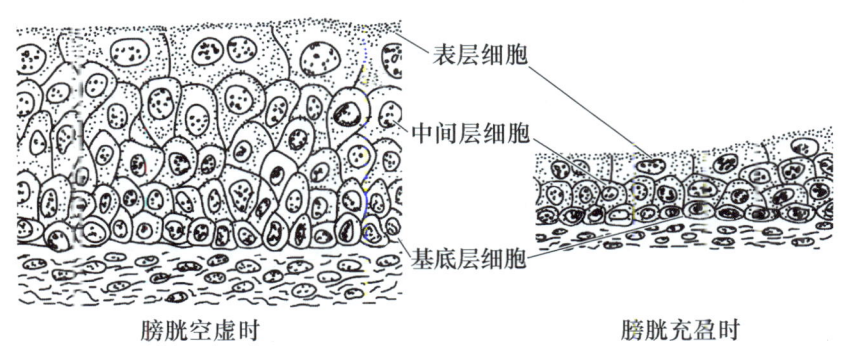

图2-13 变移上皮光镜结构模式图

（二）腺上皮和腺

由腺细胞构成的上皮称为腺上皮。由腺上皮构成的结构称为腺。有些腺位于不同器官的结缔组织中，如胃腺、肠腺等；有些腺则是独立的器官，如甲状腺、胰等。

第二章 细胞和基本组织 15

人体的腺体分为外分泌腺和内分泌腺两大类。若腺有导管与表面上皮相连，分泌物可经导管排至体表或器官的管腔内，这种腺称外分泌腺，如汗腺、唾液腺等。若腺无导管，腺细胞周围有丰富的毛细血管，分泌物通过体液运送，此种腺称内分泌腺，如甲状腺、肾上腺等。内分泌腺的分泌物称激素。

二、结缔组织

结缔组织与其他基本组织一样，也由细胞和细胞间质组成。但其中的细胞间质含量多，形式多样，可由液体到固体。

根据结构和功能的特点，结缔组织可分为固有结缔组织、软骨组织、骨组织和血液四种类型。软骨组织和骨组织主要构成机体的支架，起着支持、保护的作用。血液具有营养、防御、保护等功能（见第五章血液的组成与功能）。

（一）固有结缔组织

固有结缔组织又可分为疏松结缔组织、致密结缔组织、网状组织和脂肪组织。该组织具有支持连接、防御保护和营养修复的功能。其中，疏松结缔组织最为典型。

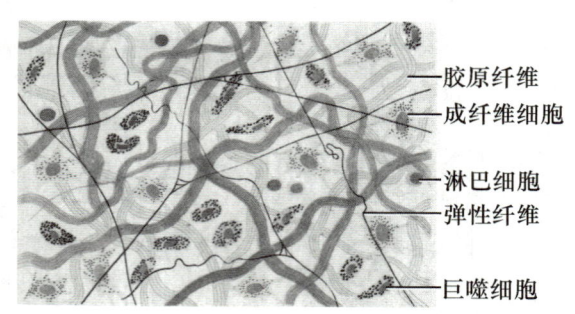

图 2-14 疏松结缔组织铺片模式图

1. 疏松结缔组织

疏松结缔组织被认为是一种充填组织，广泛地分布在机体各种细胞、组织和器官之间。该组织由多种细胞和大量细胞间质（细胞外基质）构成（图 2-14）。

细胞有成纤维细胞、巨噬细胞、浆细胞、肥大细胞、脂肪细胞和未分化的间充质细胞。间质的主要成分有胶原纤维、弹性纤维、网状纤维等多种纤维和基质，具有连接、支持、防御和修复等功能。

2. 致密结缔组织

致密结缔组织主要含大量粗大的纤维，而细胞和基质甚少。其中，绝大多数的致密结缔组织以大量胶原纤维为主，极少数以弹性纤维为主。

分布在真皮、硬脑膜、巩膜和内脏器官的被膜等处的致密结缔组织，其细胞间质内主要含大量粗大、排列不规则的胶原纤维束。

分布在肌腱、腱膜等处的致密结缔组织细胞间质内的胶原纤维束平行排列，腱细胞（成纤维细胞）沿纤维的长轴排列。以大量粗大的弹性纤维束为主的致密结缔组织，分布在韧带等处时，其弹性纤维常平行排列成束；分布在大动脉等处时，其弹性纤维多编织成网。

3. 网状结缔组织

网状结缔组织主要由网状细胞和细胞间质组成，是构成造血器官和淋巴器官的基本组织成分。基质是流动的淋巴液或组织液。网状纤维分支交互成网，与网状细胞共同形成一个适宜造血细胞生长发育、增殖和分化的微环境。网状结缔组织主要分布在红骨髓、胸腺、淋巴结、脾脏和扁桃体等处。

4. 脂肪组织

脂肪组织由大量脂肪细胞聚集而成。疏松结缔组织和血管形成薄层的隔，把脂肪细胞分隔成若干小叶，大量分布在皮下组织、肠系膜、网膜等处，并包裹心脏、肾和肾上腺等器官。神经系统、肺、阴茎和眼睑等处无脂肪组织。脂肪组织是机体内最大的"能量库"，同时具有支持、缓冲保护和保温等作用。

（二）软骨与骨

1. 软骨

软骨由软骨组织及周围的软骨膜构成。软骨较硬，略有弹性，是胚胎早期的主要支架成分，能承受压力、耐摩擦，有一定的支持和保护作用。

软骨组织为固态的结缔组织，由软骨细胞、基质及纤维构成。电镜下软骨细胞的胞质内含丰富的粗面内质网和发达的高尔基复合体，有合成纤维和基质的功能。基质的主要成分为蛋白多糖和水，纤维成分埋于基质中，使软骨具有一定的韧性和弹性。软骨表面有软骨膜，为致密结缔组织。软骨有三种类型，即透明软骨、纤维软骨和弹性软骨。

软骨的生长方式有两种：软骨膜下生长（又称附加性生长）和软骨内生长（又称间质性生长）。

2. 骨组织

骨组织是坚硬的结缔组织，构成全身各骨的主要部分。骨组织由细胞和钙化的细胞外骨基质构成。

（1）骨基质 由有机成分和无机成分组成。有机成分约占骨组织质量的35%，含有大量胶原纤维和少量蛋白多糖及其复合物，使骨质具有韧性。无机成分主要为骨盐，使骨质坚硬，约占骨组织质量的65%，其化学结构为羟基磷灰石结晶。骨盐沉着于呈板层状排列的胶原纤维上，形成坚硬的板状结构，称骨板。成人骨绝大多数为板层骨。

（2）骨组织的细胞 骨组织的细胞包括骨原细胞、成骨细胞、骨细胞及破骨细胞四种类型（图2-15）。

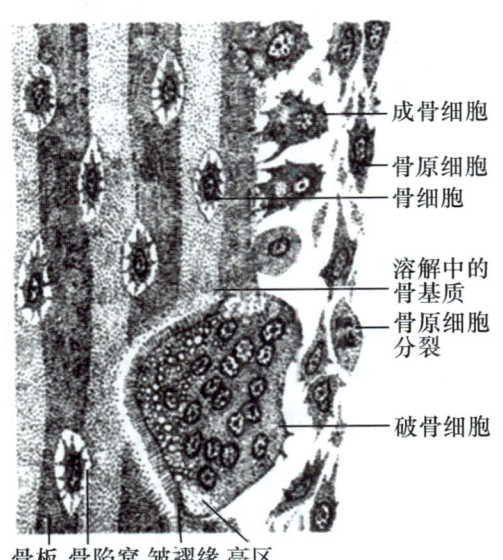

图 2-15 骨组织的各种细胞模式图

骨原细胞是骨组织的干细胞，可增殖分化为成骨细胞。成骨细胞产生胶原纤维和基质，形成类骨质，类骨质钙化为骨基质。成骨细胞被埋于骨基质中，转变为骨细胞。骨细胞具有一定的溶骨和成骨作用，参与调节钙、磷平衡。破骨细胞可释放溶酶体酶和乳酸等，有溶解和吸收骨基质的作用。

骨膜是分别被覆于除关节面以外的骨外表面及内表面的一层膜。在外表面的称骨外膜，分为两层：外层主要是粗大的胶原纤维束；内层疏松，含骨原细胞。衬于骨髓腔面、骨小梁表面、中央管及穿通管的内表面的称为骨内膜。

3. 骨的发生

骨的发生包括膜内成骨和软骨内成骨。

膜内成骨是指在将要成骨的部位，间充质细胞分化为结缔组织膜，在该处骨原细胞通过分裂增殖分化为成骨细胞。成骨细胞合成和分泌类骨质，并被包埋其中成为骨细胞。钙盐沉积于类骨质形成骨基质，此过程为膜内成骨。只有额骨、顶骨、枕骨、面颅骨等扁骨和不规则骨以此种方式成骨。

软骨内成骨是由间充质首先形成软骨雏形，此后软骨不断生长并不断被骨组织所替换。人体的大多数骨（如四肢骨、躯干骨和部分颅底骨等）都以此方式发生。

4. 骨的老化

骨组织具有较明显的年龄变化，主要表现在骨组织的化学组成和结构方面。从 50 岁开始，骨中无机质逐渐减少，钙的含量降低。有机质中的蛋白多糖明显减少，胶原蛋白增多，胶原纤维增粗且排列变得不规则，骨密质萎缩变薄，骨松质中骨小梁减少并变细，以致骨密度降低，骨组织呈多孔、疏松状态。由于骨的弹性减弱，脆性增大，抗压力降低，老年人和妇女绝经期后易发生骨折或压缩性变形等，属于原发性骨质疏松症。继发性骨质疏松症则是由某些疾病或药物所引起，如长期服用糖皮质激素、甲状腺素、抗凝药、抗癫痫药、免疫抑制剂等，临床上称之为药源性骨质疏松症。

一些药物（如二磷酸盐、降钙素）可抑制骨吸收，另一些药物（如氟制剂、同化类固醇）可刺激骨形成，从而达到防治骨质疏松的目的。而钙剂、维生素 D 及其活性代谢物可促进骨的矿化，对抑制骨的吸收、促进骨的形成也起一定作用。

三、肌组织

肌组织主要由肌细胞组成，细胞间少量的结缔组织。肌细胞细长，又称肌纤维。肌细胞膜称肌膜，肌细胞质称肌浆（又称肌质），肌浆中含有大量与细胞长轴平行的肌丝，肌丝是肌纤维收缩与舒张的物质基础。肌纤维内的滑面内质网，称肌质网。根据肌组织的结构和功能特点，将肌组织分为三类：骨骼肌、心肌和平滑肌。

（一）骨骼肌

骨骼肌借肌腱附着于骨骼上。肌纤维有明暗相间的横纹，其收缩有力，受意识支配，属于随意肌。每条肌纤维周围包有少量结缔组织，称肌内膜，若干条肌纤维平行排列形成肌束，外包的结缔组织称肌束膜，若干肌束组成一块肌肉，外包的结缔组织称肌外膜。

1. 骨骼肌纤维的光镜结构

肌纤维呈长圆柱形，含数十到数百个椭圆形细胞核，位于肌膜下方（图 2-16）。肌浆内含有大量肌原纤维，肌原纤维之间含有丰富的线粒体、糖原、脂滴等。

肌原纤维呈细丝状，与细胞长轴平行排列。每条肌原纤维上都有明暗相间的横纹（图 2-16），明带又称 I 带，暗带又称 A 带。明带中央有一条深色的 Z 线，暗带中部有一条染色浅的 H 带，H 带中央有一条深色的 M 线。相邻两条 Z 线之间的一段肌原纤维称肌节。每个肌节由 1/2I 带 + A 带 + 1/2I 带组成。它是骨骼肌收缩和舒张功能的基本结构单位。

2. 骨骼肌纤维的电镜结构

（1）肌原纤维　由粗、细两种肌丝有规律地排列而成。粗肌丝位于肌节 A 带，中央固定于 M 线上，两端游离，由肌球蛋白分子组成。粗肌丝的球形头部与一小段杆状桥臂一起作为粗细肌丝之间相互连接的横桥。细肌丝一端固定于 Z 线上，另一端游离，插入粗肌丝之间，止于 H 带外缘，由肌动蛋白、原肌球蛋白和肌钙蛋白三种分子组成。I 带内只有细肌丝，H 带内只有粗肌丝，而 A 带其余部分则由粗、细两种肌丝组成（图 2-17）。

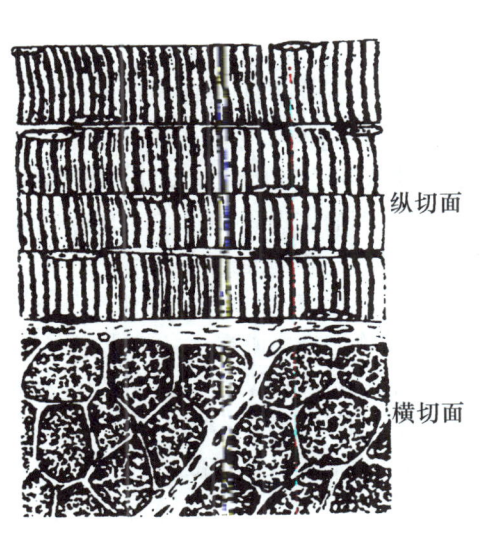

图 2-16　人骨骼肌纵横切面光镜结构像

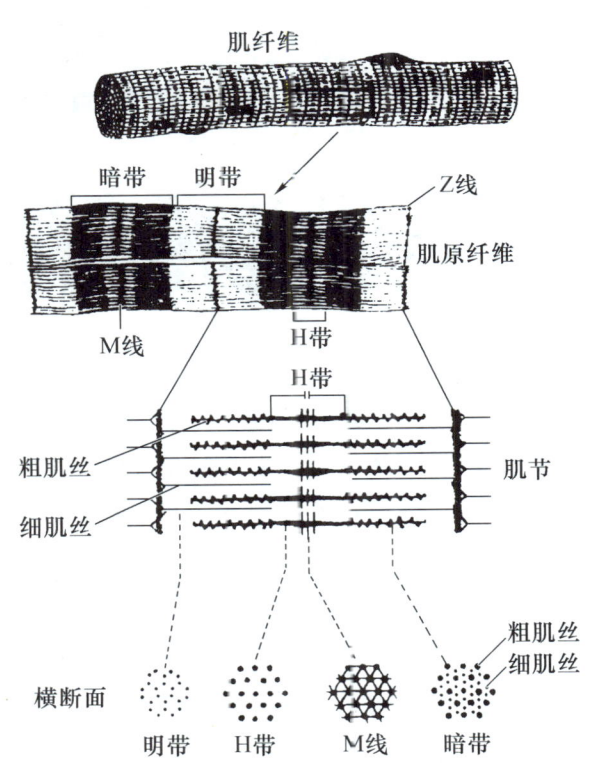

图 2-17　骨骼肌肌原纤维电镜与分子结构示意图

（2）横小管　由肌膜向肌浆内凹陷形成的小管，垂直于肌膜表面，也称 T 小管。哺乳动物骨骼肌横小管位于 I 带与 A 带交界处。横小管的功能是将肌膜的电兴奋快速同步地传至每个肌节。

（3）肌浆网　是肌纤维内特化的滑面内质网，环绕在肌原纤维周围。在横小管两侧，肌浆网汇合为环形扁囊，称终池，终池之间有纵小管吻合成网。每条横小管与其两侧的终池共同构成三联体。肌浆网的功能是调节肌浆内钙离子浓度。

3. 骨骼肌收缩原理

骨骼肌收缩是依据肌丝滑动原理进行的，过程大致如下：①神经冲动经运动终板传给肌膜；②肌膜兴奋经横小管传向终池；③粗肌丝牵引细肌丝向中线滑动，I 带和 H 带缩窄，A 带长度不变，肌节缩短，肌纤维收缩。

（二）心肌

心肌分布于心脏及其相连的大血管近段，属于不随意肌。心肌收缩具有自动节律性。

1. 心肌纤维的光镜结构

心肌纤维为短柱状，有分支，互相连接成网，这有利于兴奋传至整个心房或心室肌，使心房肌或心室肌同步收缩。心肌纤维之间的连接处称为闰盘，在 HE 染色标本中呈深染的横行或阶梯状粗线。心肌纤维的核呈卵圆形，1~2个，居中，核两端肌浆较丰富，内含线粒体、脂滴及脂褐素等。心肌的横纹不如骨骼肌明显（图 2-18）。

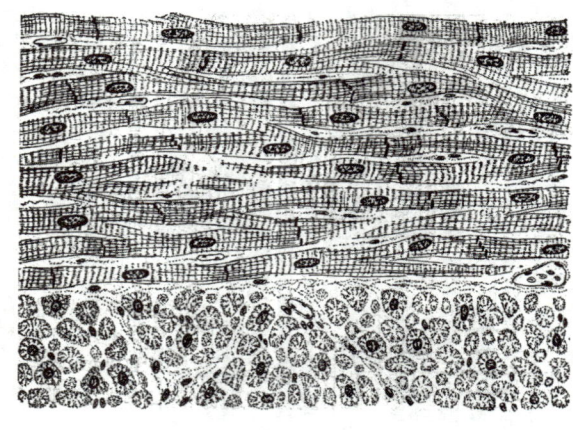

图 2-18 心肌光镜结构纵、横切面模式图

2. 心肌纤维的电镜结构特点

心肌纤维的电镜结构具有以下特点：①大量纵行排列的肌丝组成粗细不等的肌丝束，不形成明显的肌原纤维；②横小管较粗，位于 Z 线水平；③肌浆网稀疏，纵小管和终池不发达，横小管多与一侧终池相贴组成二联体，故储存钙的能力较弱；④闰盘位于 Z 线水平，在横向连接的部分有中间连接和桥粒，在纵向连接的部分有缝隙连接。

（三）平滑肌

平滑肌主要分布于内脏器官的管壁和血管壁，无横纹，其收缩受内脏自主神经支配，缓慢而持久，属于不随意肌。光镜下平滑肌纤维呈长梭形，无横纹；细胞核呈长椭圆形或杆状，居中，收缩时可扭曲呈螺旋形。细胞核两端肌浆较丰富。不同器官平滑肌纤维长短不一，一般为 200 μm，小血管壁平滑肌短至 20 μm，妊娠子宫平滑肌可长达 500 μm。

四、神经组织

神经组织由神经细胞和神经胶质细胞共同组成。神经细胞是神经系统结构和功能的基本单位，亦称为神经元。神经元具有接受刺激、传导神经冲动、整合信息的功能。神经细胞通过突触发生联系形成复杂的神经网络。神经胶质细胞不具备神经元的上述功能，仅对神经元起支持、保护、营养、修复和绝缘等作用。

（一）神经元

神经元为多突起细胞，分为细胞体和突起两部分（图 2-19）。

1. 细胞体

细胞体有多种形态，呈锥形、梨形、梭形、星形和圆形等。直径大小不等，为 4~

120 μm。细胞核大而圆，着色浅，核仁明显。细胞质内含有下述特有的结构。

（1）尼氏体　光镜下，尼氏体呈嗜碱性斑块或细颗粒。电镜下为密集排列的粗面内质网和游离核糖体，表明细胞体具有旺盛的合成蛋白质功能（图2-20）。

（2）神经原纤维　光镜下，镀银标本中神经原纤维是棕黑色、交错排列的细丝。电镜下，神经原纤维由神经丝和神经微管组成。神经原纤维构成神经元的细胞骨架，并参与营养物质、神经递质等神经元内的物质运输（图2-20）。

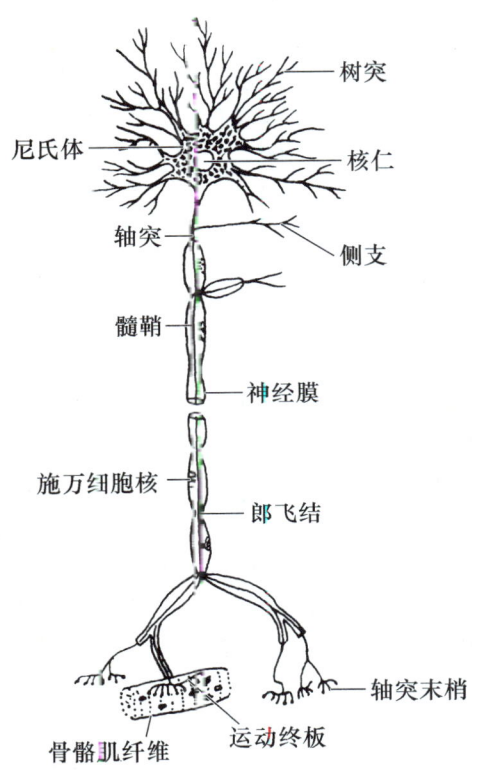

图2-19　神经元结构模式图

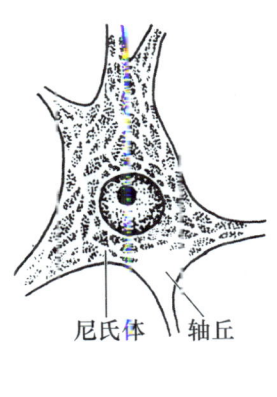

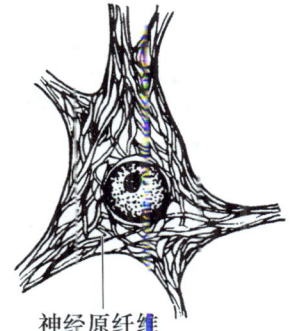

图2-20　尼氏体、轴丘、神经原纤维结构模式图

2. 突起

神经元的突起可分为树突和轴突两种。

（1）树突　一个神经元有一个或多个树突。树突短而粗，反复分支呈树枝状，表面有许多棘状的小突起，称树突棘，是神经元之间发生联络的主要部位。树突接受刺激，并将神经冲动传给细胞体。

（2）轴突　一个神经元只有一个轴突。短者几微米，长者可达1m以上。轴突表面光滑，细而长，分支少，仅有少数呈直角发出的细小分支，轴突终末分支呈爪样，与其他神经元或效应细胞形成突触。细胞体发出轴突的起始部有一圆锥状浅染区，称为轴丘，轴丘及轴突内均无尼氏体。轴突的主要功能是传导神经冲动和运输。

（二）神经胶质细胞

神经胶质细胞简称神经胶质，数量较神经元多。其形态多样，也有突起，但无轴突和树突之分，也没有传导神经冲动的功能。神经胶质细胞广泛分布于神经元周围，对神经元起支持、保护、营养、修复和绝缘等作用。

中枢神经系统的胶质细胞包括四种类型：①星形胶质细胞，对神经元起支持和营养作用。②少突胶质细胞，形成中枢神经系统有髓神经纤维的髓鞘。③小胶质细胞，具有吞噬功能。当中枢神经损伤时，可吞噬细胞碎屑和溃变的髓鞘。④室管膜细胞，被覆于脑室和脊髓中央管腔面，形成室管膜，防止脑脊液进入脑、脊髓组织中。

周围神经系统的胶质细胞包括两种类型：①神经膜细胞，又称为施万细胞，形成周围神经纤维的髓鞘。②卫星细胞，又称为被囊细胞，包裹在神经节细胞的周围，对神经节细胞有营养和保护作用。

（三）神经纤维和神经

1. 神经纤维

神经纤维由神经元长突起和包绕其外的神经胶质细胞共同构成，分为有髓神经纤维和无髓神经纤维两种类型。

（1）有髓神经纤维　神经元的长突起构成神经纤维的中轴，称为轴索。施万细胞或少突胶质细胞同心圆包裹轴突形成髓鞘。电镜下，其是神经胶质的细胞膜反复包卷轴突形成的同心圆排列的板层结构。一个施万细胞包卷一段轴索，构成一个结间体。相邻施万细胞之间无髓鞘，轴膜裸露，称为郎飞结。该处电阻低，利于神经冲动传导。有髓神经纤维传导神经冲动是从一个郎飞结跳跃到相邻的另一个郎飞结（图2-19）。因此，结间体越长，传导速度越快。

（2）无髓神经纤维　轴突外仅有单层施万细胞的细胞膜包绕，无髓鞘。一个施万细胞常可包绕多个轴突。中枢神经系统的无髓神经纤维就是裸露的轴突。无髓神经纤维的传导速度较慢。

2. 神经

多条神经纤维及其周围的结缔组织、血管和淋巴管共同构成一条神经。在一条神经内，神经纤维多为混合型，包括感觉、运动以及自主性神经纤维；每条神经含若干神经束，而每一神经束又含许多神经纤维。神经、神经束和神经纤维的周围都有结缔组织包裹。这些结缔组织分别称为神经外膜、神经束膜和神经内膜。

> **练习题**

一、名词解释

1. 单位膜　2. 肌节　3. 肌原纤维　4. 尼氏体　5. 神经原纤维　6. 染色质和染色体　7. 细胞凋亡

二、简答题

1. 简述细胞膜的结构特点。

2. 试述疏松结缔组织的一般特点。
3. 细胞中主要有哪几种细胞器？各有何结构特点和生理功能？
4. 简述上皮组织的结构特点及其分类。
5. 简述细胞凋亡的含义及其生物学意义。
6. 简述神经元的基本结构特点。

第三章

细胞的基本功能

> **学习目标**
>
> **掌握：**
> 细胞膜的物质转运功能；细胞静息电位和动作电位的概念、特征及其产生机制；动作电位的引起和传导；神经-骨骼肌接头处兴奋的传递；兴奋与兴奋性。
>
> **了解：**
> 细胞跨膜信号转导；骨骼肌的收缩机制；兴奋-收缩耦联；骨骼肌收缩的外部表现和力学分析；影响骨骼肌收缩的主要因素。

第一节 细胞膜的物质转运功能

细胞是人体的基本结构和功能单位，其结构包括细胞膜、细胞器和细胞核。人体内所有的生理和生化过程都是在细胞及其产物的物质基础上进行的。只有了解细胞的基本功能，才能对整个人体和人体各部分的功能及其机制有更深入的理解和认识。

细胞在新陈代谢过程中，不断有各种物质进出细胞。细胞膜以不同的方式允许这些物质选择性地进出细胞，从而维持细胞内液和外液不同的物质成分和比例，并满足细胞新陈代谢对物质的需要。常见的细胞膜转运物质的形式介绍如下。

一、被动转运

被动转运是指物质分子或离子顺着浓度梯度或电-化学梯度进行的跨膜转运，不消耗能量。根据物质的转运过程是否需要膜上蛋白质的帮助，被动转运又分为单纯扩散和易化扩散。

（一）单纯扩散

单纯扩散是一种最简单的物质转运方式，是指脂溶性物质由膜的高浓度一侧向低浓度一侧扩散的现象，它是一种物理现象。单纯扩散的动力是该物质在细胞膜两侧的浓度差，或称浓度梯度，又称化学驱动力。单纯扩散的速率除了与化学驱动力有关之外，还与细胞膜对该物质的通透性有关。

在人体内，以单纯扩散方式进出细胞的物质很少，比较肯定的有 O_2 和 CO_2 等气体分子。单纯扩散的特点是物质顺浓度差转运，不需要细胞代谢提供能量，没有膜蛋白的参与。单纯扩散时不消耗细胞本身的能量，扩散时所需能量来自高浓度物质本身所包含的势能。

（二）易化扩散

非脂溶性物质或脂溶性小的物质，在特殊膜蛋白质的帮助下，由高浓度一侧通过细胞膜向低浓度一侧扩散的现象，称为易化扩散。例如，细胞外液中的高浓度葡萄糖进入细胞，Ca^{2+}、K^+、Na^+等离子在某些情况下迅速地顺着浓度差进出细胞膜，都是通过这种方式实现的。易化扩散所借助的膜蛋白主要有载体和通道两种，因而易化扩散可分为以下两种形式。

1. 经载体的易化扩散

经载体的易化扩散是某些分子量较大但脂溶性很低的物质跨膜被动转运的方式之一。例如，葡萄糖、氨基酸、核苷酸等物质，一般不能以单纯扩散方式通过细胞膜，而是由称为载体的膜蛋白介导穿越细胞膜。这种跨膜转运的具体过程为细胞膜上的某些具有载体功能的蛋白质与某些物质结合，发生结构变异，将该物质由高浓度一侧运向低浓度一侧，再与该物质分离。载体蛋白质在运输中并不消耗能量（图3-1）。

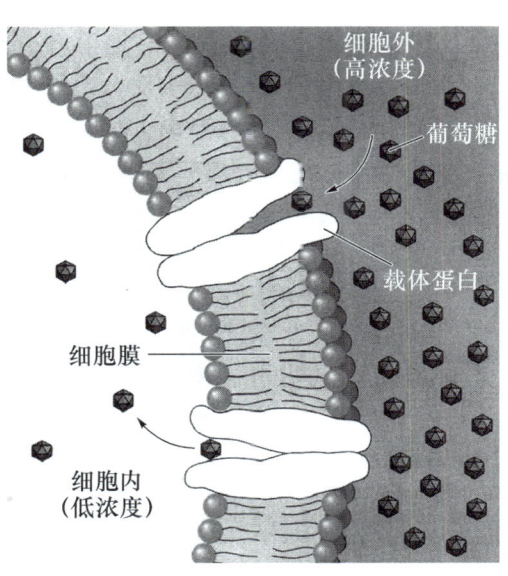

图3-1 葡萄糖经载体的易化扩散示意图

以载体为中介的易化扩散具有以下特点：①高度的结构特异性，即某种载体只选择性地与某种物质做特异性结合，对于分子组成或结构不同的其他物质，没有结合能力或不易结合，对于结构相同而旋光特性不同的物质也不易结合。②饱和现象，即当细胞膜一侧的物质浓度增加到一定限度时，扩散量就不再随浓度的增加而增大。这是因为膜载体蛋白质的数量及其结合位点相对固定，所以载体蛋白质转运某物质有一个最大限度。③竞争性抑制。如果一个载体蛋白同时对A和B两种结构相似的物质都有转运能力，那么增加A物质的浓度，将会使该载体对B物质的转运减少。葡萄糖是组织细胞的能源物质，它跨膜进入细胞的过程就是典型的经载体的易化扩散。中介这一过程的膜蛋白是右旋葡萄糖载体，或称葡萄糖转运体。

2. 经通道的易化扩散

经通道的易化扩散是在被称为离子通道的膜通道蛋白的帮助下完成的，也称通道转运。一些离子，如Na^+、K^+、Ca^{2+}等顺浓度差转运，就属于通道转运。如图3-2所示，通道蛋白像贯通细胞膜并带有闸门装置的管道一样，可迅速地开放和关闭，并受通

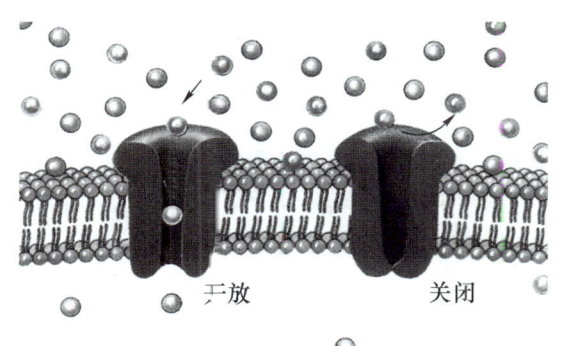

图3-2 经通道的易化扩散示意图

道闸门所控制。通道闸门开放时，物质顺浓度差或顺电位差经过通道转运；关闭时，即使细胞膜两侧存在浓度差或电位差，物质也不能通过。通道闸门由通道蛋白质的带电分子或基团（如羧基和磷酸基）所构成。闸门的开放与关闭，依赖于某些化学物质（如激素、递质）的作用或受膜电位的控制。因此，根据引起闸门开关的机制不同，可将通道分为电压依从性通道（也称电压门控通道）和化学依从性通道（也称化学门控通道）。经通道的易化扩散的扩散量依通道的状态而定，当其受到某些因素影响而开放时，允许某些离子迅速顺浓度差移动（细胞膜对某种离子的通透性增大），其扩散量增大；否则扩散量减小。闸门的开关是由通道蛋白构象改变引起的，在通道蛋白不同构象时通道会突然开放或关闭。

不同的离子通道对所通透的离子有不同程度的选择性，称为离子选择性。根据离子选择性的不同，可将通道分为 Na^+ 通道、K^+ 通道和 Ca^{2+} 通道等。决定离子通道选择性的因素主要是通道的口径、化学结构和带电状况。

易化扩散是细胞膜转运物质的一种重要而普遍存在的形式。人体的许多重要生理功能，如营养物质进入细胞、生物电的产生、兴奋的传导以及肌肉的收缩等，都与易化扩散有密切关系。更重要的是，易化扩散可以调控，通过调控通道闸门的开关或者载体与物质的结合，可以控制物质能否进出细胞及其进出的数量，从而调整人体的生理功能。

易化扩散的特点是：①顺浓度差转运，不耗能，即物质分子或离子移动的动力来自物质本身的热运动，因而只能由高浓度一侧移向低浓度一侧。②结构特异性，即对物质分子或离子转运起易化作用的蛋白质分子本身有结构特异性，一种蛋白质分子只能帮助一种（或少数几种）物质分子或离子通过，亦称选择性。③可变性，即由于镶嵌在膜脂质中的蛋白质，其结构和功能经常受到膜两侧（主要是膜外）环境因素改变的调控，因而与它有关的物质的扩散量或其通透性就会随之发生改变。

二、主动转运

主动转运是指细胞通过本身的耗能过程，将某种物质的分子或离子逆电化学梯度进行跨膜转运的过程。主动转运的特点是：①消耗能量。由于能量来自细胞的代谢活动，因此主动转运与细胞代谢有关。低温、缺氧及代谢抑制，均可使原来由主动转运所造成的细胞内外 Na^+、K^+ 的浓度差减小，而在细胞代谢恢复正常活动后，Na^+、K^+ 的浓度差又可恢复。②逆浓度梯度和电位梯度进行。例如，肠上皮细胞及肾小管上皮细胞对葡萄糖的吸收、细胞内外各种离子浓度差的维持，都与细胞膜的主动转运密切相关。

在各种生物泵中，钠-钾泵的作用最重要，存在最广泛，对它的研究也最充分。已知细胞内液 K^+ 浓度高、细胞外液 Na^+ 浓度高的离子浓度差的形成和维持，是靠细胞膜中钠-钾泵完成的。钠-钾泵又称为钠泵。它是镶嵌在细胞膜上的一种特殊蛋白质，通过构型的改变来转运物质。钠泵是由 α 和 β 两个亚单位组成的二聚体蛋白质，具有 ATP 酶的活性。在消耗能量的情况下，钠泵将 Na^+ 逆浓度梯度由细胞内液移向细胞外液，同时将细胞外液中的 K^+ 移向细胞内液，形成并维持细胞内、外离子浓度梯度。钠泵还具有酶的功能，当细胞内 Na^+ 浓度增高或细胞外 K^+ 浓度增加时，钠泵被激活，分解三磷酸腺苷（ATP），使其转换成二磷酸腺苷（ADP），同时释放出能量用于物质转运。1 个分子 ATP 分解释放的能量可以将

3个Na^+运到细胞外,而将2个K^+运入细胞内,故钠泵也称为钠-钾依赖式ATP酶(图3-3)。毒毛花苷可抑制钠泵的ATP酶活性,使钠泵转运Na^+和K^+的能力降低。钠泵的活动具有重要的生理意义,如维持细胞内外Na^+、K^+的浓度差,形成细胞外高Na^+、细胞内高K^+的不均衡分布,这是细胞生物电产生的基础。同时,钠泵的生理意义还在于维持细胞内、外离子浓度梯度,从而完成正常代谢与其他功能。

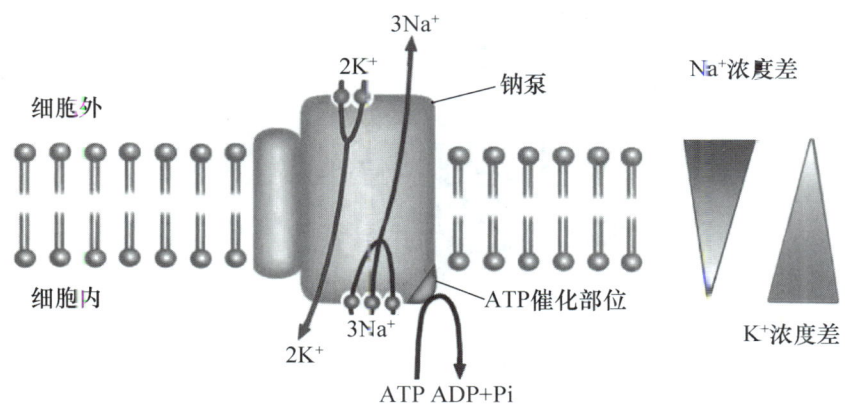

图3-3 钠泵的功能活动及分子结构示意图

三、入胞和出胞作用

(一)入胞作用

细胞外的大分子物质或物质团块进入细胞的过程称为入胞,如侵入体内的细菌、病毒、异物或大分子营养物质。在入胞过程中,细胞膜首先"识别"并与其接触,然后细胞膜内陷,把物质包裹起来;此后包裹的细胞膜融合、断裂,使物质连同包裹它的细胞膜一起进入细胞,形成吞噬小泡;接下来吞噬小泡与溶酶体融合,溶酶体中的蛋白水解酶将被吞入的物质消化分解(图3-4)。

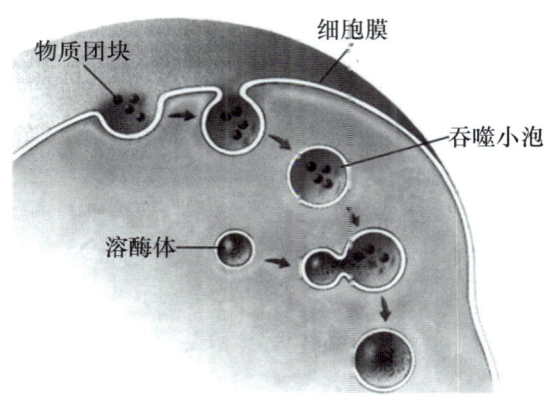

图3-4 入胞过程示意图

入胞又分为两种方式:吞噬和吞饮。如进入的物质是固体,称为吞噬,形成的小泡叫吞噬体;如进入的物质是液体,则称为吞饮,形成的小泡叫吞饮泡。

(二)出胞作用

大分子或团块物质由细胞内排出的过程称为出胞,主要见于细胞的分泌活动以及神经细胞突触末梢的递质释放活动,如消化腺细胞分泌消化酶、内分泌细胞分泌激素、神经末梢释放递质等。如图 3-5 所示，大分子物质在细胞内形成后，被一层膜性物质包裹形成囊泡；当分泌活动开始时，囊泡向细胞膜移动，最后囊泡膜与细胞膜融合，进而在融合处向外破裂，囊泡内的储存物质一次性地全部排出细胞。

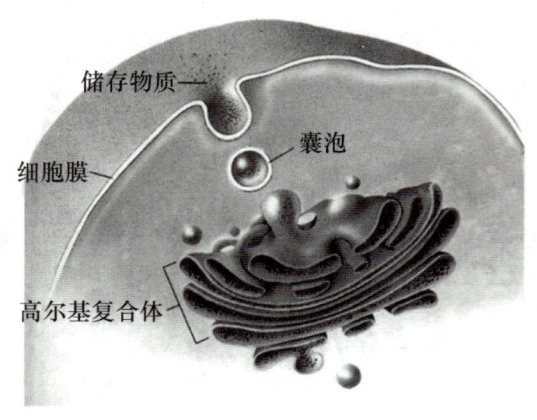

图 3-5 出胞过程示意图

第二节 细胞的跨膜信号转导

细胞的信号转导是指生物学信息（兴奋或抑制）在细胞间或细胞内转换和传递，并产生生物效应的过程；通常所说的信号转导是指跨膜信号转导，即生物活性物质（激素、神经递质和细胞因子等）通过受体或离子通道的作用而激活或抑制细胞功能的过程，亦即信号从细胞外转入细胞内的过程。细胞信号转导的核心在于通过特定信号通路进行生物信息的细胞内转换与传递过程，并涉及对相关蛋白质基因表达过程的调控。

临床上治疗疾病所用的药物也可作为特殊的信号分子影响细胞的功能从而发挥药理作用。除了少数脂溶性的信号分子或药物（如类固醇激素、甲状腺激素等）可以直接进入细胞，与胞内受体结合后发挥生理效应外，大多数必须首先作用于细胞膜上的受体，通过膜受体影响细胞膜上另外的一种或几种功能蛋白质以实现跨膜信号转导，进而改变细胞内的功能活动。根据膜受体及其相关联的信号分子种类的不同，跨膜信号转导主要有以下几种途径。

一、G 蛋白耦联受体介导的跨膜信号转导

G 蛋白耦联受体介导的跨膜信号转导一般需要细胞膜上三类蛋白质的参与，即 G 蛋白耦联受体、G 蛋白和效应器分子。外来信号分子，即配体与受体结合后激活 G 蛋白，由激活的 G 蛋白进一步影响效应器分子的功能，从而引起细胞的生物效应。

（一）G 蛋白耦联受体

G 蛋白耦联受体位于细胞膜上，因其能与 G 蛋白相耦联而得名。虽然针对不同配体的

这类受体种类很多，但都同属于一个蛋白质分子家族，具有相似的结构和功能，即由一条以α螺旋7次穿膜的多肽链构成，其胞外段为N端，胞内段为C端。与配体特异结合的部位在胞外的N端或跨膜螺旋的内部，与G蛋白结合的部位在胞内侧。当受体与配体结合后，其分子构象改变并在膜上发生位移，与G蛋白结合并使之激活（图3-6）。

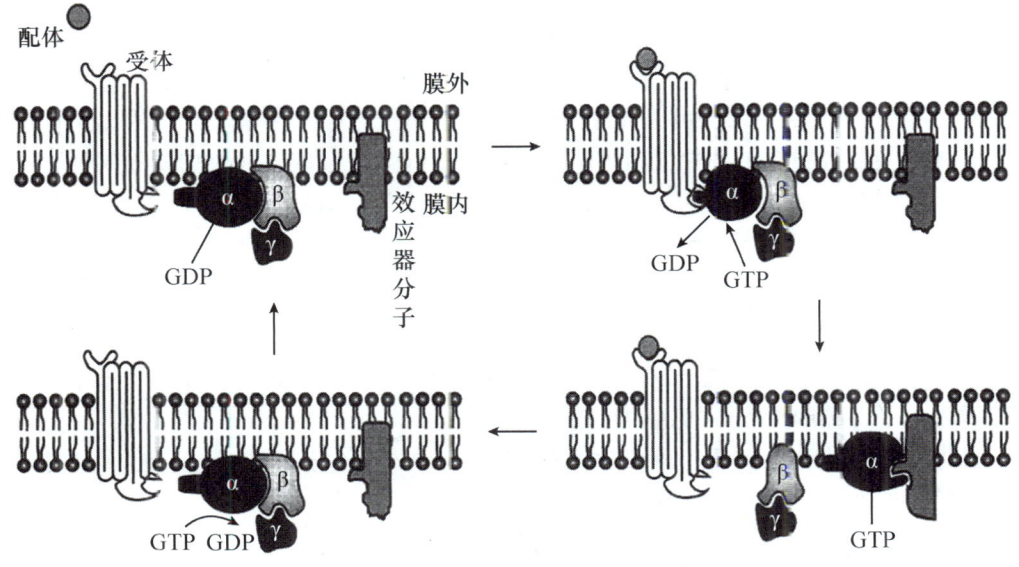

图3-6　G蛋白的工作原理

（二）G蛋白

G蛋白是鸟苷酸结合蛋白的简称，是联系受体与效应器分子之间的中介分子。目前已发现的G蛋白有20多种，同属于一个分子家族，大多数G蛋白由一个大的α亚单位和两个小的β亚单位和γ亚单位构成。α亚单位具有GTP酶的活性，并具有与GTP或GDP结合的位点，是G蛋白行使其功能最重要的部分。如图3-6所示，在没有外来信号作用的情况下，受体、G蛋白和膜的效应器分子彼此分离，这时α亚单位与β亚单位和γ亚单位结合在一起，并与GDP结合处于失活状态。一旦外来信号与受体结合，受体构象改变并与G蛋白结合时，α亚单位与β亚单位和γ亚单位分离，同时释放出GDP而与GTP结合成为激活形式。活化的α亚单位再激活下游的效应器分子，引发进一步的信号转导过程。此后，α亚单位所具有的GTP酶将其结合的GTP水解生成GDP。重新与GDP结合的α亚单位再与β亚单位和γ亚单位结合回到原来的失活形式，从而终止信号转导。由此可见，G蛋白的α亚单位在信号转导过程中起着重要的分子开关作用，当其处于活化状态时，信号通路被激活；当其处于失活状态时，信号通路被阻断。目前发现β二聚体和γ二聚体也可能参与信号转导，影响一些效应器分子的功能。

（三）G蛋白效应器分子

由G蛋白激活的效应器分子主要有两类：一类是酶，另一类是离子通道。如果效应器分子是离子通道，则可直接导致通道的开放，促使离子跨膜扩散，从而影响细胞的功能。下面重点介绍效应器酶。

最重要的效应器酶主要有：腺苷酸环化酶（AC），可催化 ATP 水解生成环磷酸腺苷（cAMP）；磷脂酶 C（PLC），可催化细胞膜磷脂成分二磷酸磷脂酰肌醇（PIP_2）水解生成三磷酸肌醇（IP_3）和二酰甘油（DG）；鸟苷酸环化酶（GC），可催化 GTP 水解生成环鸟苷酸（cGMP）；此外还有磷脂酶 A（PLA）和磷酸二酯酶（PDE）等。

这些 G 蛋白效应器酶作用于特定的底物所生成特殊的分子（如 cAMP、cGMP、IP_3、DG 等），在细胞质中作为第二信使接替细胞膜上的信号分子进一步将外来信号的作用传递到胞内，直接或间接影响胞质中各种蛋白激酶的活性，最终促进某些功能蛋白质的磷酸化，实现对细胞功能的调节。例如，cAMP 可直接激活蛋白激酶 A（PKA）；DG 可直接激活蛋白激酶 C（PKC）；cGMP 可直接激活蛋白激酶 G（PKG）。IP_3 则与内质网或肌质网膜上的 IP_3 受体结合，该受体是一种化学门控的钙通道，其与 IP_3 结合后开放，促使内质网中的 Ca^{2+} 释放入细胞质；细胞质中增加的 Ca^{2+} 可直接引发一些生理效应，也可激活 PKC，还可与钙调蛋白（CaM）结合生成 Ca^{2+}-CaM 复合物，再激活依赖 CaM 的蛋白激酶，进而发挥作用。有的第二信使物质也可直接调控离子通道的活动。

上述跨膜信号转导途径具有逐级放大效应，即一个信号分子可引起下游更多的分子激活，从而导致细胞生理功能明显改变。

二、离子通道型受体介导的跨膜信号转导

离子通道型受体介导的跨膜信号转导是由细胞膜上的通道蛋白实现的跨膜信号转导。这些通道蛋白往往同时扮演着离子通道和受体两种角色。特定的理化刺激首先作用于通道结构中具有受体功能的特殊基团或亚单位，导致通道构象改变而开放，从而介导离子的跨膜转运，引起细胞功能的变化。

（一）配体门控通道介导的跨膜信号转导

配体门控通道蛋白实际上也是受体，当其与特定的化学信号分子——配体结合后，分子构象发生改变使通道开放，离子跨膜流动，导致细胞的功能改变。

最典型的配体门控通道是骨骼肌终板上的 N_2 型乙酰胆碱受体阳离子通道。这种受体是由 2 个 α、1 个 β、1 个 γ 和 1 个 δ 共 5 个亚单位构成的五聚体，其中 α 亚单位是乙酰胆碱（ACh）结合的部位。当 ACh 与 2 个 α 亚单位相结合时，通道的分子构象发生改变，通道开放，终板膜外的 Na^+ 内流，同时也伴随少量膜内 K^+ 外流，使终板发生去极化，产生终板电位（图 3-7），最终实现 ACh 这一特殊的化学信号在骨骼肌细胞膜的跨膜信号转导。

体内其他的一些受体，如 γ-氨基丁酸受体、甘氨酸受体、5-羟色胺受体等，也属于这类配体门控通道。

（二）电压门控通道介导的跨膜信号转导

在电压门控通道的分子结构中，存在一些对膜电位改变敏感的结构域或基团，充当着

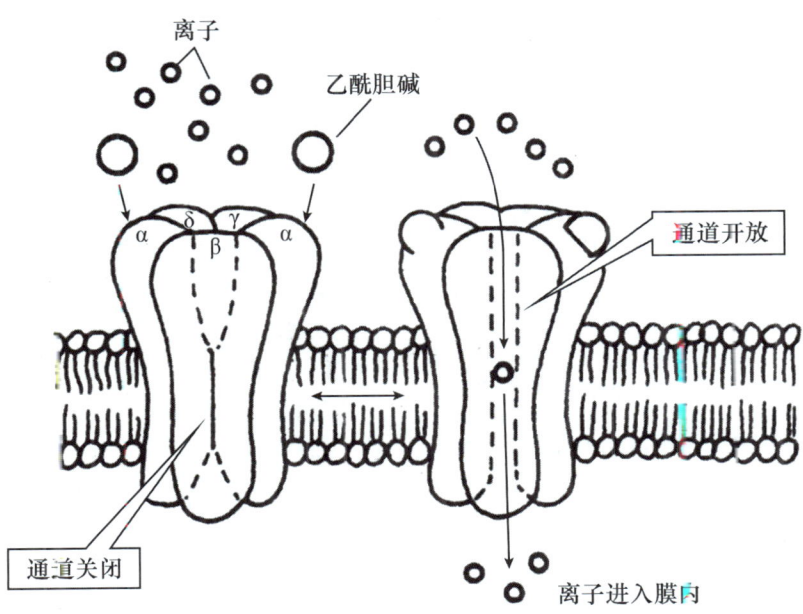

图 3-7　N_2 型乙酰胆碱受体阳离子通道示意图

"受体"的作用，细胞膜内外两侧的跨膜电位，即膜电位的改变首先作用于这些特殊的结构，再诱发整个通道分子构象的改变，使通道开放或关闭，促进或阻碍相应离子的跨膜移动。其将导致细胞生物电活动改变，从而实现跨膜信号转导。神经细胞和肌细胞膜的 Na^+、K^+、Ca^{2+} 通道就属于这类通道。

以骨骼肌细胞膜上的电压门控钠通道为例，该通道由 α、$β_1$ 和 $β_2$ 三个亚单位组成。其中，α 亚单位是形成孔道的主要部分，其结构中具有带正电荷的精氨酸和赖氨酸，膜电位改变时，在电场的作用下，这些基团发生移动，导致整个通道构象的改变，使通道激活或失活。

（三）机械门控通道介导的跨膜信号转导

这类通道对机械刺激敏感，当受到特定的机械刺激时，通道开放或关闭，促进或阻碍相应离子的跨膜移动。其也将导致细胞生物电活动改变，从而实现跨膜信号转导。在内耳毛细胞顶部细胞膜上就存在着这样一类通道，当声波传到内耳，毛细胞顶部纤毛发生摆动，使通道受到机械刺激而被激活开放，引起离子的跨膜移动，从而导致膜电位的变化，这是内耳感音换能的重要基础。

三、酶联型受体介导的跨膜信号转导

酶联型受体介导的跨膜信号转导是由细胞膜上的受体和酶共同完成的。有些受体分子本身也是酶，有些受体本身虽然不是酶，但一旦激活，便可与其他酶分子发生联系并使之激活。外来的化学信号首先与受体分子结合，使受体自身具有的酶活性被激活或与其他酶分子结合并使之激活，再通过这些酶引起胞内的一些生化反应，从而实现跨膜信号转导。

（一）酪氨酸激酶受体介导的跨膜信号转导

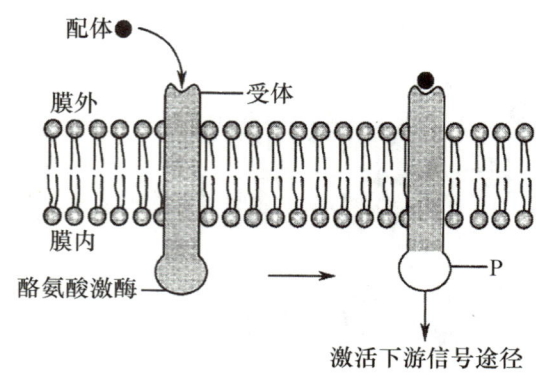

图3-8 酪氨酸激酶受体介导的跨膜信号转导示意图

酪氨酸激酶受体同时具有受体和酪氨酸激酶双重功能，结构中只有一个跨膜α螺旋，胞外段是与配体特异性结合的部位，胞内段是酪氨酸激酶所在部位。一旦受体与配体结合，引起分子构象的改变，位于胞内段的酶就被活化，使受体分子本身的酪氨酸残基或细胞质中其他蛋白质分子的酪氨酸残基磷酸化（图3-8），进而引发一系列细胞内信号转导。大部分生长因子，如表皮生长因子、神经生长因子、胰岛素和一部分肽类激素，通过这类受体将外来信号的作用转导至胞内。

（二）结合酪氨酸激酶的受体介导的跨膜信号转导

结合酪氨酸激酶的受体分子本身没有酶的活性，但与配体结合后，可与胞内其他的酪氨酸激酶结合并使之激活，使相关蛋白质分子的酪氨酸残基磷酸化，从而引发下游的信号转导。一些激素，如红细胞生成素、生长激素和催乳素等，通过这种方式实现跨膜信号转导。

（三）鸟苷酸环化酶受体介导的跨膜信号转导

鸟苷酸环化酶受体的分子结构与酪氨酸激酶受体相似，只是该受体分子的胞内段具有鸟苷酸环化酶（GC）的活性。配体与受体结合，将激活GC，使细胞质内的GTP转化为cGMP，后者可激活依赖cGMP的蛋白激酶G，通过对底物蛋白的磷酸化实现跨膜信号转导。心房钠尿肽（ANP）就是鸟苷酸环化酶受体的一个重要配体。

根据以上阐述，跨膜信号转导的一个共同点是外来信号都必须首先作用于细胞膜上的受体分子或分子中具有"受体"作用的结构，进一步由受体或受体所联系的下游信号分子引发相应的生物效应。实际上，大多数化学药物都是通过作用于细胞膜上特异性的受体而发挥药理作用的。一些药物与受体结合并使之激活，可产生与一些生物信号相似的效应，这类药物为受体的激动剂；一些药物与受体结合后即阻断了相关生物信号的作用，这类药物为受体的拮抗剂。

第三节 细胞的生物电活动

活的细胞无论处于静息状态还是活动状态都存在电现象，这种电现象称为生物电。生物电是一种普遍存在又十分重要的生命现象，也是生理学的重要基础理论。临床应用的心电图、脑电图、肌电图等检查，都是生物电理论在实际工作中的应用。

一、细胞的生物电现象

生物电现象的发生,都是以细胞水平的生物电现象为基础的。而且,生物电是发生在细胞膜两侧的,故称为跨膜电位,简称膜电位,包括静息电位和动作电位。

(一) 静息电位

1. 静息电位的概念

静息电位是指细胞处于静息状态时,存在于细胞膜两侧的电位差。应用细胞内微电极记录法,当微电极未刺入细胞内时,细胞膜表面没有电位差,如图3-9(a)所示。将微电极尖端刺破细胞膜的瞬间,在记录仪上显示出一个电位的突然跃变,即示波器扫描线产生位移,由0 mV变为约-70 mV,这就说明细胞膜内外有电位差存在,如图3-9(b)所示。研究表明,大多数细胞的静息电位都表现为膜内电位低于膜外,如以膜外电位为正,膜内电位便为负,故呈内负外正状态。

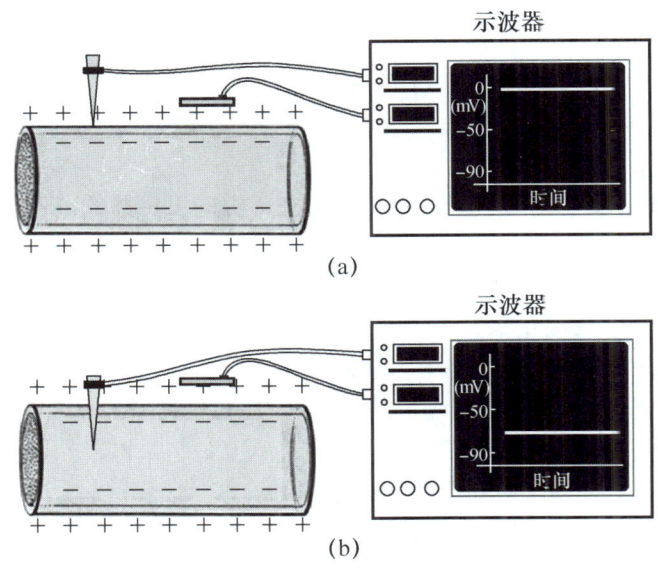

图3-9 细胞静息电位测定示意图
(a) 细胞外记录;(b) 细胞内微电极记录

不同细胞的静息电位的数值有所不同。通常将细胞静息状态下膜内为负、膜外为正的状态称为极化状态。静息电位减小的过程或状态称为去极化;反之,如果静息电位值(绝对值)增大,如从-70 mV到-80 mV,表明膜内外电位差增大,极化状态加强,称为超极化。

2. 静息电位的产生机制

哺乳类动物神经细胞内的K^+浓度高于细胞外,而细胞外的Na^+浓度高于细胞内。细胞内外Na^+和K^+的浓度差是由钠-钾泵的活动来维持的。细胞内的负离子主要是大分子的有机负离子(A^-),多是蛋白质离子,而细胞外有机负离子极少。如果细胞膜允许这些离子

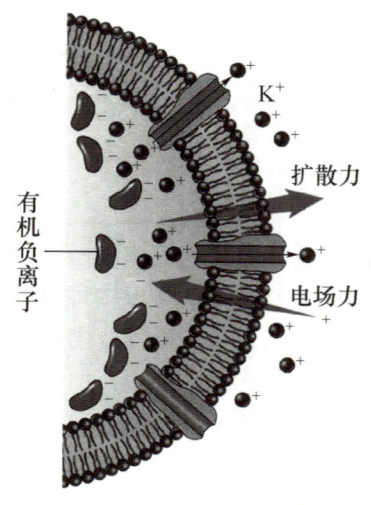

图 3-10 静息电位形成机制示意图

自由通过，将顺浓度差产生 K^+、A^- 的外向流及 Na^+ 的内向流。但是，细胞处于静息状态时，细胞膜对 K^+ 的通透性较大，对 Na^+ 的通透性很小，仅为 K^+ 通透性的 1/100～1/50，而对 A^- 几乎没有通透性。因此，细胞静息时，K^+ 顺浓度差外流，则必然带有正电荷的向外转移，同时膜内的 A^- 不能通过细胞膜而留在细胞内，这样就形成了细胞膜外侧带正电荷，电位升高，细胞膜内侧带负电荷，电位降低的状态。但是，K^+ 外流并不能无限制地进行下去，因为随着 K^+ 顺浓度差外流形成的外正内负的电场力会阻止带正电荷的 K^+ 继续外流。当浓度差形成的促使 K^+ 外流的扩散力与电场力形成的阻止 K^+ 外流的力量达到平衡时，K^+ 的净移动就会等于零，此时，细胞膜两侧就形成了一个相对稳定的电位差，这就是静息电位。因为静息电位主要是 K^+ 外流达到平衡时的电位，所以又称它为 K^+ 平衡电位（图 3-10）。

（二）动作电位

1. 动作电位的概念

动作电位是指细胞受刺激时在静息电位基础上产生的可传播的电位变化。动作电位是膜电位的一个连续变化过程，它一旦在细胞膜某一部位产生，就会迅速向四周传播。动作电位是细胞处于兴奋状态的标志。

用微电极细胞内记录法记录动作电位的变化过程，如图 3-11 所示，当细胞受刺激兴奋时，膜电位发生迅速的变化。首先，膜内电位很快升高，由 -70 mV 升高到 0 mV，即膜发生了去极化过程，膜电位由膜外带正电、膜内带负电变为膜内外带电相同且膜内外电位差消失。之后，膜内电位继续升高，由 0 mV 升高到 +30 mV，称为超射，此时膜内带正电，膜外带负电，极化状态逆转，简言之"内正外负"，称为反极化。膜内电位迅速升高的过程（去极化和反极化）形成动作电位的上升支。上升支是细胞膜的带电状态由极

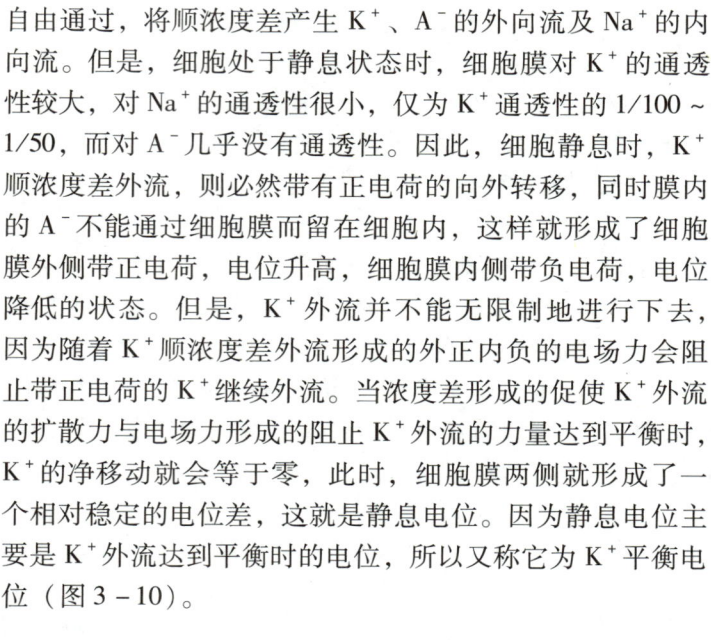

图 3-11 细胞动作电位模式图

化经过去极化到反极化的变化过程，也是膜内电位由负到零再到正的变化过程。上升支历时很短，大约为 0.5 ms。一般为了叙述简便，常把去极化和反极化统称为去极化。

动作电位的上升支达到顶点（+30 mV）后立即快速下降，膜内电位由正又回到负，直到接近静息电位水平，构成动作电位的下降支。膜内电位迅速下降的过程称为复极化。所谓复极化，是在去极化和反极化的前提下，极化状态的恢复，即膜的带电状态由内正外负又变

为外正内负。动作电位的上升支和下降支形成尖锋一样的波形，称为锋电位，锋电位是动作电位的标志。

锋电位的下降相往往不是立即降到静息电位的水平。有一些可兴奋细胞下降的后段突然明显减缓，这部分电位称为负后电位；随后复极化曲线可超过原静息电位水平，其膜内电位比静息电位更低，这部分电位称为正后电位。以上二者合称为后电位。后电位的时程比较长。只有在后电位结束之后，膜电位才恢复到静息电位的水平。

2. 动作电位的产生机制

前已述及，细胞外 Na^+ 的浓度比细胞内高，它有从细胞外向细胞内扩散的趋势，但 Na^+ 能否进入细胞是由细胞膜上 Na^+ 通道的状态来控制的。当细胞受到刺激产生兴奋时，首先是受刺激部位细胞膜上少量的 Na^+ 通道开放，对 Na^+ 的通透性开始增大，少量 Na^+ 顺浓度差进入细胞，使静息电位减小。当静息电位减小到一定数值（阈电位）时，会引起膜上大量电压门控 Na^+ 通道开放，对 Na^+ 的通透性在短时间内突然增大，此时在 Na^+ 浓度差和电位差（外正内负）的共同作用下，细胞外的 Na^+ 快速、大量内流，细胞内正电荷迅速增加，电位急剧上升，形成膜的去极化和反极化，就是锋电位陡峭的上升支。当膜内侧的正电位增大到足以制止 Na^+ 内流时，膜电位达到一个新的平衡点，这就是 Na^+ 平衡电位。随后，大量 Na^+ 通道迅速失活而关闭，导致 Na^+ 内流停止，K^+ 通道（电压门控通道）则被激活而开放，并产生 K^+ 的快速外流，细胞内电位迅速下降，形成锋电位的下降支，也就是复极化。这时，细胞的膜电位基本恢复，但离子分布状态并未恢复，因为去极化进入细胞的 Na^+ 和复极化流出细胞的 K^+ 并未回归原位。虽然它们的量与细胞外高 Na^+ 和细胞内高 K^+ 相比很小，但如反复发生动作电位，也会影响细胞内外 Na^+、K^+ 的浓度差，这就需要通过钠泵的活动，将流入细胞内的 Na^+ 泵出，流出细胞的 K^+ 泵入，恢复细胞膜两侧 Na^+、K^+ 原先的不均衡分布状态。虽然钠泵的活动对细胞内的电位影响很小，但可能是后电位产生的原因之一。由于钠泵转运 Na^+、K^+ 是逆浓度差进行的，属于主动转运，故后电位阶段需要细胞代谢供能。

综上所述，锋电位或动作电位的上升支主要是细胞膜对 Na^+ 的通透性增大而 Na^+ 突然大量、迅速内流所致；而其下降支主要是 Na^+ 通透性下降，K^+ 通透性增加，K^+ 大量而迅速外流所致。人们发现，河豚毒素可阻断 Na^+ 通道，四乙胺可阻断 K^+ 通道，故可以用它们作为工具药来研究 Na^+ 通道、K^+ 通道对动作电位产生的影响。

3. 动作电位的传导

动作电位一旦在细胞膜的某一点产生，就不会停留在起始部位一点上，而是沿着细胞膜传给与它相邻的膜结构，表现为动作电位沿整个细胞膜的传播。在同一细胞膜上动作电位的传播称为传导，而在神经纤维上传导的动作电位称为神经冲动。

动作电位传导的原理可以用局部电流学说来解释。下面以无髓神经纤维为例加以说明。如图3-12（a）所示，在兴奋点产生动作电位，出现内正外负的反极化状态时，与它相邻的未兴奋点仍为外正内负的极化状态，这样在膜两侧的兴奋点与未兴奋点之间就有了电位差，因此会产生由正电位到负电位的电流流动。其流动的方向是：在膜外侧，电流由未兴奋点流向兴奋点；在膜内侧，电流则由兴奋点流向未兴奋点。这种在兴奋点与未兴奋点之间产生的电流称为局部电流。局部电流流动的结果：与兴奋点相邻的未兴奋点的膜内电位上升，膜外电位下降，

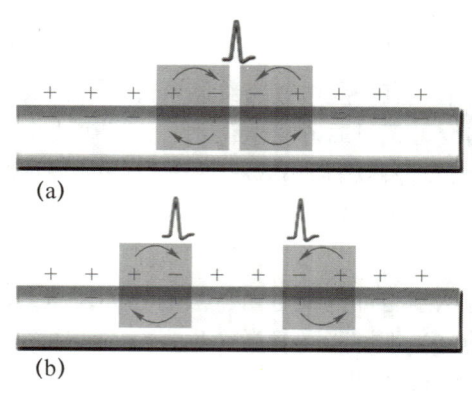

图 3-12 动作电位在无髓神经纤维上的传导

即产生去极化。去极化达到阈电位时，即触发相邻未兴奋点爆发动作电位，使它转变为新的兴奋点。这样，兴奋点与相邻未兴奋点之间产生的局部电流不断地向周围移动，如图 3-12（b）所示，动作电位迅速地向四周传播，直到整个细胞膜都发生动作电位。可见，动作电位的传导是局部电流作用的结果。动作电位从受刺激的兴奋点可向两侧未兴奋点传导，称为双向传导。无髓神经纤维动作电位的传导是从兴奋点依次传遍整个细胞的，故传导的速度较慢。

有髓神经纤维轴突的外面包有一层髓鞘，髓鞘呈节段性分布，中断处称郎飞结，如图 3-13 所示。髓鞘的电阻较大，基本是不导电的，又不允许离子通过。在郎飞结处，髓鞘中断，轴突膜是裸露的，故跨膜电流较大，膜电位的波动容易达到阈电位。因此，当有髓神经纤维的某处受到刺激而兴奋时，动作电位只能在郎飞结处产生，兴奋传导时的局部电流亦只能出现在兴奋处的郎飞结和未兴奋处的郎飞结之间，于是动作电位在相邻的郎飞结相继出现，这种传导称为跳跃式传导。跳跃式传导也是一种局部电流的传导，其传导速度要比无髓神经纤维快得多，而且有髓神经纤维轴突较粗，电阻小，这也是有髓神经纤维传导速度较快的又一原因。例如，人的 A 类有髓神经纤维的传导速度可高达 120 m/s，而 C 类无髓神经纤维的传导速度仅为 0.2~0.6 m/s。

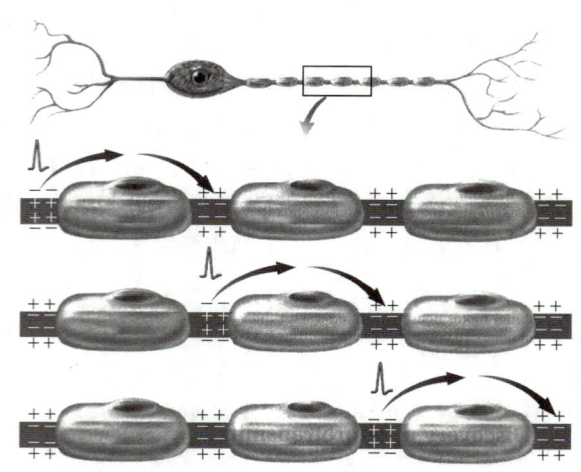

图 3-13 动作电位在有髓神经纤维上的传导

兴奋在同一细胞上传播的特点是双向传导，即受刺激而兴奋的某部位的动作电位可同时向相反的两个方向传导，只要相邻部位的结构和功能不发生改变，兴奋就可以一直传播下去。人工利用一些药物和毒物选择性地阻断膜内的某些离子通道，如河豚毒素、四乙季铵等，可阻断动作电位的传播。

（三）阈电位的概念

用直流电刺激神经纤维，当刺激强度低于阈值时，在放置刺激电极的正、负两极处，细胞膜将分别发生一定程度的超极化和去极化，这称为局部反应。局部反应是一种等级性电位的变化，其大小可随刺激强度的增大而增大。当刺激强度达到或超过阈值时，在置有负极的细胞膜局部，去极化能使膜电位降到某一临界值水平而爆发动作电位。细胞膜去极化所能达到的可引发动作电位的膜电位临界值，称为阈电位。阈电位的绝对值通常比正常静息电位的绝对值小 10～20 mV。相反，在置有正极的细胞膜局部，不同强度的刺激则引起不同程度的超极化，超极化将使膜电位远离阈电位水平而不能爆发动作电位。研究表明，动作电位之所以能在膜去极化达到阈电位水平时爆发，是因为此时膜上某种能引起动作电位上升支的离子通道（电压门控通道）大量开放。在神经和骨骼肌细胞中，Na^+ 通道大量开放，造成 Na^+ 大量内流，使 K^+ 外流不足以抵消 Na^+ 内流所造成的去极化，于是膜进一步去极化，而去极化本身又促进更多的 Na^+ 通道开放。这个正反馈过程称为再生性循环。其使膜以极大的速度去极化和反极化，直至 Na^+ 平衡电位，形成动作电位陡峭的上升支。

与阈值相比，阈电位的概念更为重要。尽管二者都是引起组织细胞兴奋的必要条件，但二者的着眼点不同，前者是从外部加给细胞各种刺激的强度来考虑的，后者则是从细胞本身膜电位的水平来考虑的。阈值的作用是使细胞膜由静息电位去极化到阈电位；而在膜电位去极化达到阈电位水平后，膜本身将依其自身的特性和速度进一步去极化，此时的去极化不再依赖于原来所给刺激强度的大小，也不管刺激是否继续存在。这可用以解释为什么动作电位一旦产生，其幅度就达到最大，其时程和波形都非常恒定。这是由膜本身的生理特性所决定的，与刺激强度无关。

二、细胞的兴奋和兴奋性

（一）兴奋性

机体所处的环境是经常发生变化的，正常情况下，机体会对环境的变化做出适当的反应。生理学上常将能引起机体发生一定反应的内、外环境条件的变化称为刺激，而将刺激引起机体的变化称为反应。反应的表现有两种形式：细胞或组织由相对静止状态变为活动状态，或活动由弱变强，称为兴奋；细胞或组织由原来活动状态变为相对静止，或活动由强变弱，称为抑制。

刺激引起兴奋必须具备三个条件（三要素），即足够的强度、足够的作用时间和刺激强度对时间的变化率。任何性质的刺激如果没有足够的强度，都不会引起组织细胞发生兴奋。若将刺激强度固定，时间过短也不能引起组织细胞发生兴奋。刺激强度对时间的变化率是指刺激强度随时间的变化而发生变化的速度。实验表明，当刺激强度以较慢的速率增长时，这样的刺激必须作用较长时间，才能最终使刺激强度达到一个较大值，组织细胞才会发生兴奋；并且，如果刺激的增强过慢，无论刺激延续多久，都不能引起组织细胞兴奋。

若将刺激作用时间和刺激强度对时间的变化率固定不变，只改变刺激强度，则刚能引起组织细胞产生兴奋的最小刺激强度称为阈强度，简称阈值。刺激强度小于阈值的刺激称为阈下刺激，刺激强度大于阈值的刺激称为阈上刺激。

组织细胞对刺激所产生的兴奋是多种多样的，如肌肉表现为收缩、腺体表现为分泌、神经表现为产生和传导冲动等。但它们在这些表现之前都会产生一种共同的生物电反应——动作电位。近代生理学将组织细胞对刺激产生动作电位的能力称为兴奋性，将对刺激能产生动作电位的组织称为可兴奋组织，将组织细胞受刺激后产生动作电位的现象称为兴奋。

兴奋性是机体生命活动的基本特征之一，但不同组织细胞或同一组织细胞在不同情况下，对刺激产生兴奋的能力并不相同，即组织细胞的兴奋性是不同的。用什么来衡量组织细胞的兴奋性呢？最常用的指标就是刺激阈值。兴奋性越高的组织细胞，对弱的刺激越易产生兴奋，即其刺激阈值越低；只对很强的刺激才产生兴奋的组织，其兴奋性较低，刺激阈值较高。简言之，组织细胞兴奋性的高低与刺激阈值的大小呈反变关系，即

$$兴奋性 \propto 1/刺激阈值$$

（二）兴奋性的周期变化

刺激能否引起组织细胞的兴奋，与组织细胞当时的生理状况有关。组织细胞在接受一次刺激并发生兴奋后的一段时间内，其兴奋性将经历一系列有序的变化，然后才恢复正常。这就是兴奋性的周期性变化。它包括以下几个时期（图3-14）。

1. 绝对不应期

在组织细胞受到刺激并发生兴奋后的一段较短的时间内，无论给予多大的刺激，都不能产生新的兴奋，即在这一时期内，组织细胞的兴奋性降低到零。这个时期称为绝对不应期（图3-14中 ab 段）。

2. 相对不应期

在绝对不应期之后的一段时间内，如果给予较强的刺激，组织细胞有可能产生新的兴奋。可见，这一时期内，组织细胞的兴奋性正在逐渐恢复，但仍小于正常值。这个时期称为相对不应期（图3-14中 bc 段）。

3. 超常期

在相对不应期后，组织细胞的兴奋性稍高于正常水平，此时只要给予较小的刺激，即能产生新的兴奋。这个时期称为超常期（图3-14中 cd 段）。

4. 低常期

超常期后，组织细胞又进入兴奋性低于正常的时期，即需要较强的刺激才能引起兴奋。这个时期称为低常期（图3-14中 de 段）。

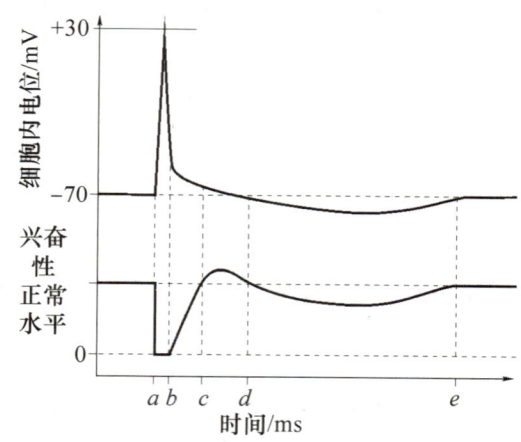

图3-14 动作电位与兴奋性变化的关系

不同的组织细胞在受刺激兴奋后的兴奋性变化规律大致相同，但各期时程可有不同。例如，神经和骨骼肌细胞的绝对不应期只有0.5~2.0 ms；而心肌细胞的绝对不应期可长达200~400 ms。多数细胞绝对不应期的长短，相当于或略短于锋电位的持续时间。绝对不应期的存在使细胞在兴奋时不可能接受新的刺激而产生新的兴奋，所以，动作电位总是相互分

离的，不会发生融合叠加。由此可推断，动作电位频率的最大理论值不会超过其绝对不应期的倒数。例如，蛙的有髓神经纤维的绝对不应期为 2 ms，它每秒产生的动作电位不会超过 500 次。

三、局部兴奋及其总和

（一）局部兴奋的概念

局部反应的概念已在前文提出，而局部兴奋仅指其中的去极化部分，即由阈下刺激引起的局部细胞膜的微小去极化。由于它达不到阈电位水平，因而不能引发动作电位。在神经和骨骼肌细胞中，局部兴奋由受刺激的局部细胞膜上 Na^+ 通道少量开放，Na^+ 少量内流而产生。单个局部兴奋虽不能引发动作电位，但能减小膜电位与阈电位的差距；如果此时局部细胞膜又受到另一适当刺激，就有可能使膜电位去极化达到阈电位而爆发动作电位。所以，局部兴奋能提高细胞膜的兴奋性。

（二）局部兴奋的特点

局部兴奋具有以下特点。

1. 等级性现象

局部兴奋不是"全或无"的，而是随着刺激强度的增大而增大，持续时间也随之延长。

2. 衰减性传播

局部兴奋可向周围传播，但随传播距离的增加，其去极化幅度迅速减小以至于消逝，这种方式称为电紧张性传播，也称衰减性传播。所以，局部兴奋不能在细胞膜上进行远距离传播。

3. 总和现象

局部兴奋无不应期，且能持续一段时间，所以两次或两次以上的阈下刺激引起的局部兴奋可发生融合叠加，称为总和。总和有两种方式：一种是时间性总和，即细胞膜的同一部位先后接受两次或两次以上阈下刺激，在前一个局部兴奋尚未消失以前，紧接着出现的后一个局部兴奋可以叠加在前一个局部兴奋之上。另一种是空间性总和，即在细胞膜的邻近部位，同时给予两次或两次以上阈下刺激，所产生的局部兴奋可通过电紧张性传播互相叠加起来。局部兴奋总和的结果如果达到阈电位，即可爆发动作电位（图 3-15）。

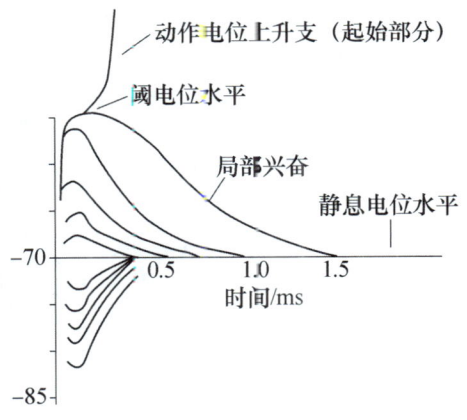

图 3-15 局部兴奋及其总和以及与动作电位产生的关系示意图

综上所述，兴奋的引起有两条途径：①给予一次阈刺激或阈上刺激，即可使膜电位去极化达到阈电位水平而爆发动作电位；②给予多次阈下刺激，使局部兴奋发生总和，也可使膜电位减小到阈电位水平，从而使局部兴奋转化为可远距离传播的动作电位。

第四节 骨骼肌的兴奋与收缩

骨骼肌是人体最多的组织,按质量计算占人体的 40% 左右。人体通过骨骼肌的收缩和舒张,完成躯体运动,使位移做功成为可能。骨骼肌是由大量成束的肌纤维组成的。每条肌纤维就是一个肌细胞,是一个独立的结构单位和功能单位。它们接受运动神经末梢的支配,在中枢神经系统的控制下完成肌肉的活动。

一、神经 – 骨骼肌接头处兴奋的传递

(一) 神经 – 骨骼肌接头的结构

支配骨骼肌的神经为躯体运动神经,骨骼肌只有在支配它的神经纤维有神经冲动传来时才能发生兴奋和收缩。神经冲动传播至骨骼肌经过的结构称为神经 – 骨骼肌接头。如图 3 – 16 所示,神经 – 骨骼肌接头由接头前膜、接头后膜和接头间隙三部分组成。接头前膜是运动神经末梢嵌入肌细胞膜的部位,因此,接头前膜就是神经轴突的细胞膜。接头后膜,又称运动终板或终板膜,是与接头前膜相对应的肌细胞膜。它较一般的肌细胞膜厚,并有规则地向细胞内凹陷,形成许多皱褶,这样可以扩大它与接头前膜的接触面积,有利于兴奋的传递。接头前的神经末梢中含有许多囊泡,称为接头小泡,一个小泡内约含有 1 万个乙酰胆碱(ACh)分子。在接头后膜上有与 ACh 特异结合的 N 型乙酰胆碱受体,它是化学门控通道的一部分,属于离子通道耦联受体。接头前膜与接头后膜并没有原生质的联系,它们之间有一个充满细胞外液的间隙,即接头间隙。

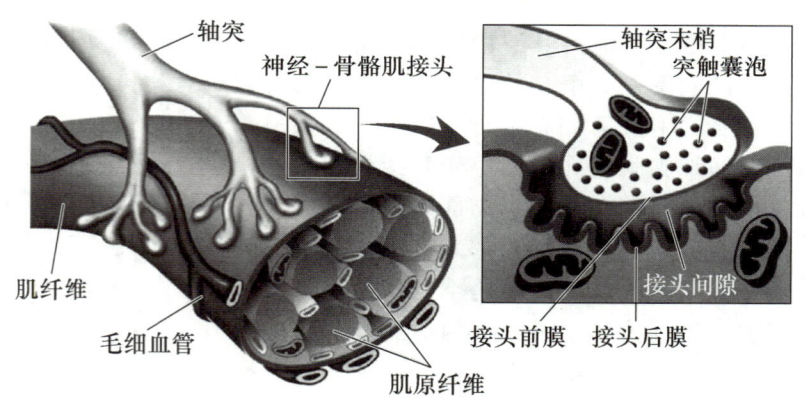

图 3 – 16 神经 – 骨骼肌接头的结构示意图

(二) 神经 – 骨骼肌接头处兴奋的传递过程

如图 3 – 17 所示,当运动神经兴奋,神经冲动传到轴突末梢时,接头前膜的电压依从性使 Ca^{2+} 通道开放,使轴突末梢膜对 Ca^{2+} 的通透性增加,Ca^{2+} 顺电化学梯度由细胞外进入膜内,膜内的 Ca^{2+} 浓度增高,触发囊泡向接头前膜移动,并与接头前膜发生融合后破裂;囊泡内的 ACh 以出胞的方式释放到接头间隙,ACh 与终板膜上的特异性受体(N 受体)相结

合，使通道开放。这种通道可允许 Na^+、K^+ 和少量的 Ca^{2+} 通过细胞膜，主要是 Na^+ 内流、少量 K^+ 外流，结果是膜内电位绝对值减小，即出现膜的去极化。由于这一电位变化产生在终板膜上，因此称之为终板电位。终板电位属于局部电位，具有局部电位的特点，即具有等级性。终板电位的大小与 ACh 释放量有关，递质释放量多，产生的终板电位就大；递质释放量少，终板电位就小。终板电位可发生总和，并向周围肌细胞膜扩布。当终板电位达到阈电位时，爆发动作电位，使肌细胞兴奋。

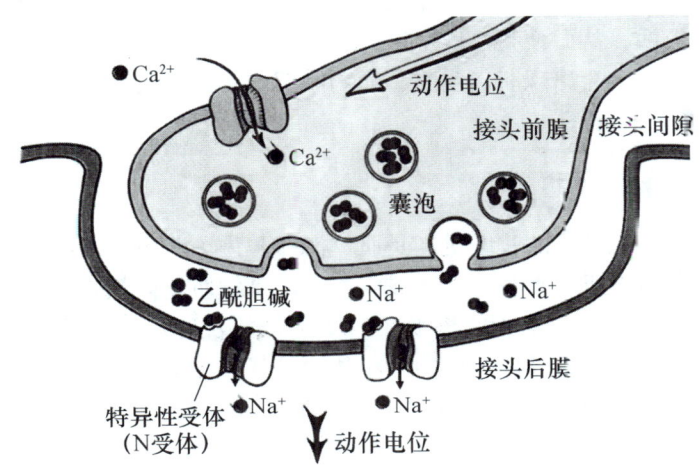

图 3-17　神经-骨骼肌接头处兴奋传递过程示意图

正常情况下，运动神经冲动所释放的 ACh 量及其引起的终板电位，是引起肌细胞动作电位所需阈值的 3~4 倍，很容易引起邻近肌膜去极化达到阈电位，使肌膜上爆发动作电位。因此，神经-骨骼肌接头处的兴奋传递是一对一的，即运动神经每有一次神经冲动到达末梢，都能"可靠"地使肌细胞兴奋一次，诱发一次收缩。接头前膜释放的 ACh 并没有进入肌细胞，它只起到传递信息的作用，很快就被位于接头间隙和接头后膜处的胆碱酯酶分解清除，从而保证了一次神经冲动只引起一次肌肉兴奋和收缩。否则，释放的 ACh 在接头间隙中积聚起来，将使骨骼肌细胞持续地兴奋和收缩而发生痉挛。

综上所述，运动神经的动作电位（电变化）经 ACh 和 N 型乙酰胆碱受体（化学物质）的作用，引起骨骼肌细胞膜产生动作电位（电变化），所以神经-骨骼肌接头传递的过程可概括为电-化学-电，也称为化学传递。神经末梢释放的在细胞间传递信息的化学物质称为递质，ACh 就是神经-骨骼肌接头处兴奋传递的递质。

（三）神经-骨骼肌接头处信息传递的特征

神经-骨骼肌接头处的兴奋传递与动作电位在神经纤维上的传导不同，它有以下特点。

1. 单向性传递

信息只能由接头前膜（神经末梢膜）传向接头后膜（细胞膜）而不能逆传。这是因为 ACh 只存在于神经轴突的囊泡中，而 ACh 受体仅存在于接头后膜。

2. 时间延搁

这一过程非常复杂，耗时较长，需要 0.5～1.0 ms，所以化学传递的速度远比神经冲动的传导慢得多。

3. 易受环境变化的影响

这一点具有重要的实用价值。人们可以通过调控这一过程的任一环节来研究它的功能或治疗骨骼肌的疾病。例如，箭毒能与 ACh 争夺受体，使之不能引发终板电位，起到抑制肌细胞兴奋而使骨骼肌松弛的作用，故将箭毒称为 ACh 受体的阻断剂；有机磷酸酯类能与胆碱酯酶结合而使其失活，从而使得 ACh 在终板膜处堆积，导致骨骼肌持续兴奋和收缩，故有机磷酸酯类农药中毒时会出现肌肉震颤，而药物解磷定能恢复胆碱酯酶的活性，是治疗有机磷酸酯类中毒的特效解毒药。

二、骨骼肌的收缩活动

目前，公认的骨骼肌细胞的收缩机制是肌丝滑行学说。其主要内容是：肌细胞收缩时肌原纤维的缩短，并非由于肌丝本身的缩短或卷曲，而是细肌丝向粗肌丝中间滑行所致。肌丝滑行学说的实验证据是：当肌细胞收缩变短时，暗带的长度不变（A），而明带变短（I），H 区变窄，暗带中粗细肌丝重叠部分增加，相邻的 Z 线互相靠拢，肌小节缩短（图 3-18）。这说明，肌小节是骨骼肌收缩的基本单位，由粗肌丝和细肌丝交叉排列组成；在肌肉收缩时，粗肌丝和细肌丝的长度都不变，只是细肌丝在粗肌丝之间向 M 线方向滑行。

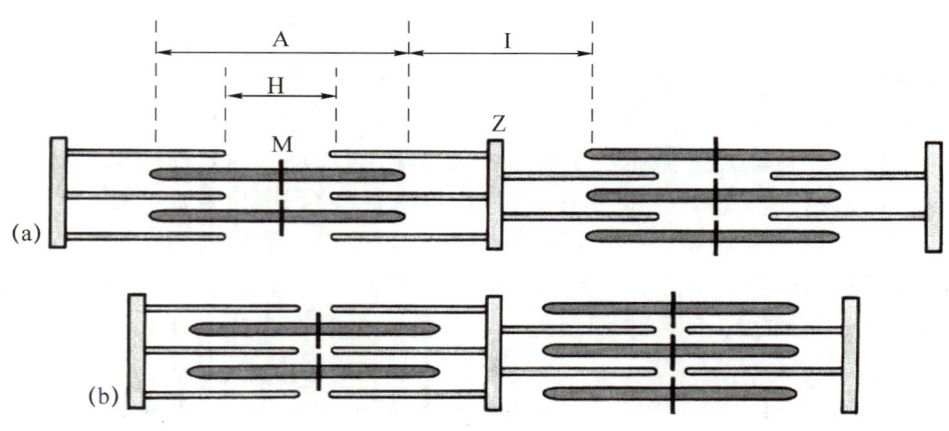

图 3-18 肌丝滑行示意图
(a) 收缩前；(b) 收缩后

（一）肌丝的分子组成

粗肌丝主要由肌凝蛋白（也称肌球蛋白）组成，一条粗肌丝含有 200～300 个肌凝蛋白分子。一个肌凝蛋白分子有球形膨大的头部和长杆状的杆状部（也称尾部）。在组成粗肌丝时，肌凝蛋白的杆状部朝向 M 线，呈束状排列，形成粗肌丝的主干；球形头部则有规律地裸露在 M 线两侧的粗肌丝的主干表面，形成所谓的横桥（图 3-19）。肌凝蛋白中，头部和杆部之间有极易弯曲的交链区，具有节段柔性，可使头部与杆部之间的角度发生改变。当肌肉舒张时，横桥与主干的方向垂直，由粗肌丝表面伸出。横桥在粗肌丝表面的分布位置是有严格的规则的，且一个横桥对应一条细肌丝。这种对应关系显然与肌肉的收缩有关，是拉动细肌丝滑行的直接发动者。横桥的主要作用是：①横桥与细肌丝上的位点结合，引起横桥向M线方向摆动，这种结合是可逆性的，继而出现分离，再与细肌丝上新的位点结合，从而产生同方向连续的摆动，拉动细肌丝向M线方向滑行。②横桥具有ATP酶的作用，可分解ATP，释放能量，供横桥摆动时利用。

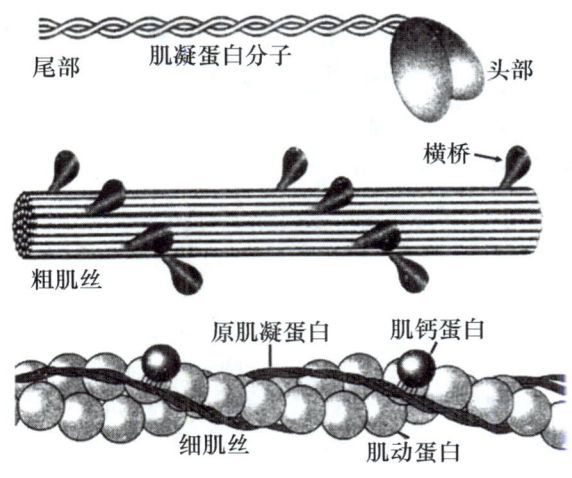

图3-19 肌丝分子结构示意图

细肌丝由三种蛋白质分子组成，分别是肌纤蛋白（也称肌动蛋白）、原肌凝蛋白和肌钙蛋白（图3-19）。肌动蛋白单体呈球形，最后聚合成双螺旋结构形成细肌丝主干。在肌纤蛋白上含有与横桥结合的结合位点。原肌凝蛋白分子首尾相接，也聚合成双螺旋结构，缠绕在肌动蛋白上，遮盖与横桥结合的位点，阻止它们结合。肌钙蛋白呈球形，由三个亚单位组成，分别以C、T、I代表（图3-20）。亚单位C中有一些带双负电荷的结合位点，与肌浆中的Ca^{2+}有较高的亲和力，称为Ca^{2+}受体；亚单位T的作用是将肌钙蛋白结合于原肌凝蛋白上；亚单位I的作用是将亚单位C结合Ca^{2+}后的信息传给原肌凝蛋白，引起后者构象的改变，解除其对横桥和肌纤蛋白的阻碍作用，使横桥与肌纤蛋白的结合位点结合，引起肌肉收缩。

肌凝蛋白和肌纤蛋白与肌丝滑行有直接关系，因此统称为收缩蛋白。而原肌凝蛋白和肌钙蛋白均不直接参与肌肉收缩，但可影响和控制收缩蛋白之间的相互作用，故称之为调节蛋白。

（二）肌肉的收缩过程

肌纤维（肌细胞）兴奋与肌纤维收缩联系起来的中介过程为兴奋-收缩耦联，其耦联部位在三联管，Ca^{2+}为耦联因子。在兴奋-收缩耦联过程中，当终池内的Ca^{2+}进入肌浆，Ca^{2+}浓度升高时，Ca^{2+}与肌钙蛋白结合，使原肌凝蛋白分子构象发生改变，并发生位置的移动，使肌动蛋白上与横桥结合的位点暴露出来，解除对横桥和肌动蛋白结合的阻隔作用，引发横桥与

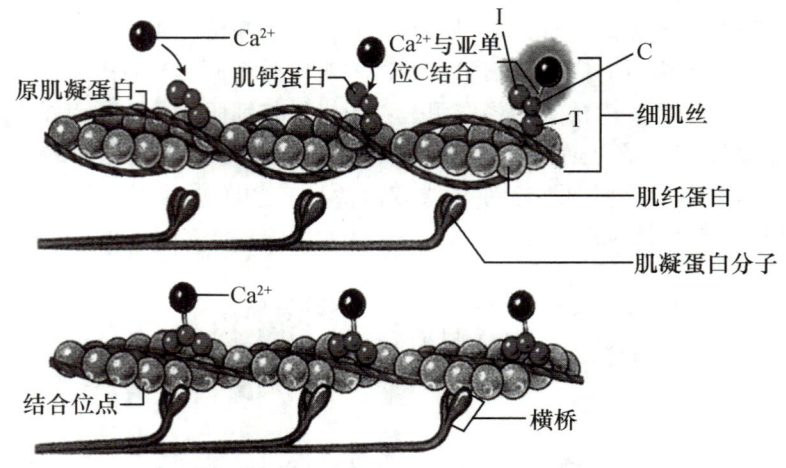

图 3-20 细肌丝组成示意图

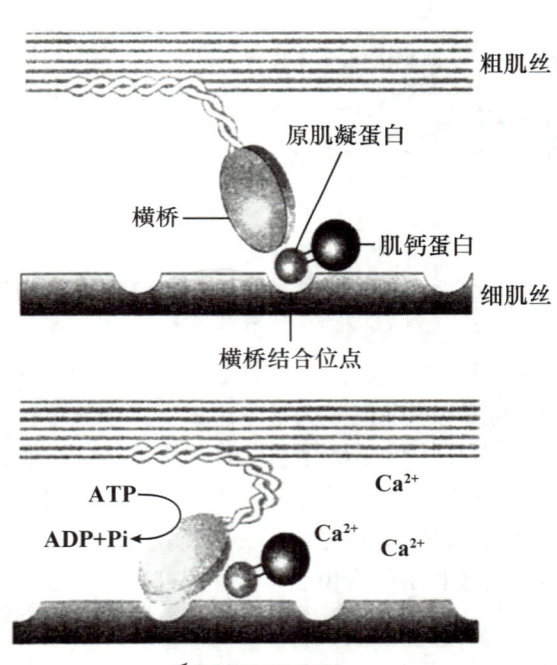

图 3-21 肌丝滑行机制示意图

肌动蛋白结合，激活横桥含有的 ATP 酶，分解 ATP 提供能量，促使横桥发生摆动，牵拉细肌丝向 M 线方向滑行，肌节缩短，这就是肌细胞收缩的过程（图 3-21）。

当肌浆中的 Ca^{2+} 被转运回终池，肌浆内 Ca^{2+} 降低时，Ca^{2+} 即与肌钙蛋白分离，原肌凝蛋白构象恢复、复位，重新遮盖住肌动蛋白与横桥结合的位点，使横桥与肌动蛋白分离，横桥停止摆动，细肌丝恢复到收缩前的位置，结果是肌小节变长，这就是肌细胞舒张的过程。

三、骨骼肌收缩的外部表现

（一）等长收缩与等张收缩

肌肉收缩时只有张力的增加而无长度的缩短，称为等长收缩；肌肉收缩时只有长度缩短而张力保持不变，称为等张收缩。

等长收缩时，由于没有肌肉长度的缩短，纵然产生了很大的张力，被肌肉作用的物体也不会发生位移。等长收缩的作用主要是维持人体的姿势。例如，人体站立时，为了对抗重力和维持一定姿势而发生的有关肌肉的收缩主要就是等长收缩。但在正常人体内，骨骼肌的收缩大多是混合的，既有张力改变，又有长度变化。肌肉开始收缩时，只有张力的增加，当张力等于或超过负荷时，肌肉才会出现缩短。例如，移动一个重物时，在肌肉刚开始收缩后的一段时间内，仅表现为肌肉张力的增加，而肌肉长度并不缩短，这段时间内的肌肉收缩形式便为等长收缩；当肌肉张力增加到足以移动该重物时，肌肉开始缩短，但肌肉张力却不再增加，恰等于被移动的重物的重量，此时的肌肉收缩形式就是等张收缩。

(二) 单收缩与强直收缩

1. 单收缩

单个肌细胞或整块肌肉在受到一次短促的有效刺激后，首先爆发一次动作电位，引起一次收缩，称为单收缩。如图3-22所示，单收缩可分为三个时期：①潜伏期（A），是指从给予刺激到肌肉开始收缩的时间。这段时间虽然很短，但是发生了许多的生理变化。②收缩期（B），是指从肌肉开始收缩到收缩达到顶点的时间。③舒张期（C），是指从肌肉收缩从顶点回到收缩基线的时间。舒张期略长于收缩期。不同细胞的单收缩持续的时间不同。

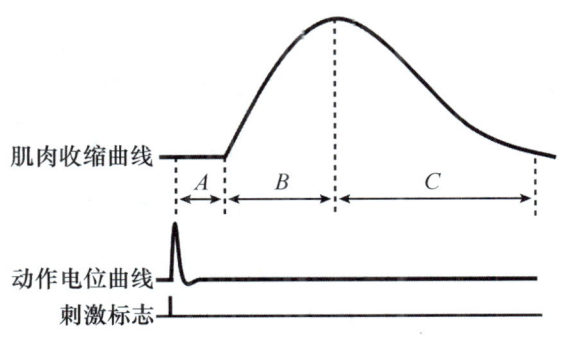

图3-22　骨骼肌的单收缩曲线示意图

2. 强直收缩

在连续刺激下，肌肉处于持续的收缩状态，产生单收缩的复合，称为强直收缩。若给予肌肉连续的电脉冲刺激，记录到的肌肉收缩曲线可随刺激频率不同而不同。当刺激频率较低时，如果每次刺激都在前一次刺激引起的单收缩结束后出现，记录到的将是多个独立的单收缩；适当增加刺激频率，使后一次收缩落在前一次收缩的舒张期，便可观察到收缩波的叠加，即收缩反应发生总和，此时记录到的曲线呈锯齿状，这种肌肉收缩形式称为不完全强直收缩；如果继续增加刺激频率，当两次刺激的间隔时间逐渐缩短并使后一次收缩总是落在前一次收缩的收缩期时，则可记录到收缩波变成平滑的曲线，其幅度将明显增大，这种肌肉收缩形式称为完全强直收缩，如图3-23所示。完全强直收缩时产生的肌张力可达到单收缩时的4倍左右。体内骨骼肌的收缩几乎全是完全强直收缩。

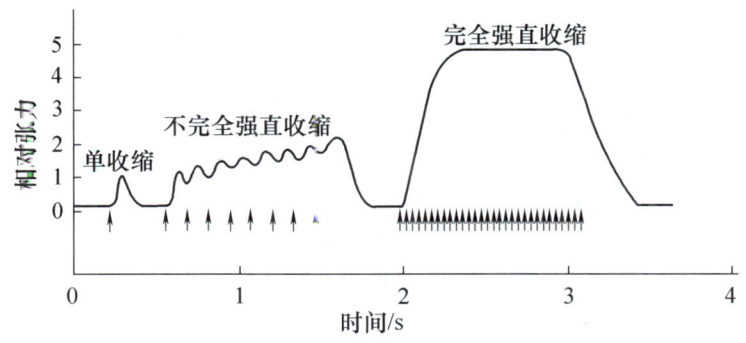

图3-23　骨骼肌的强直收缩曲线示意图

四、影响骨骼肌收缩的主要因素

影响骨骼肌收缩的主要因素有肌肉收缩前或收缩时所承受的负荷、肌肉自身的收缩能力。

(一) 前负荷

前负荷是指肌肉收缩前所承受的负荷。前负荷决定了肌肉收缩前的长度,即肌肉的初长度。如图3-24所示,增加前负荷,肌肉的初长度随之增加,肌肉收缩所产生的张力也逐渐增大,当前负荷达到某一程度时,肌肉收缩张力达到最大;若继续增加前负荷,肌肉收缩张力则随前负荷的增加而逐渐减小。能使肌肉产生最大张力的前负荷,称为最适前负荷。最适前负荷时的肌肉初长度,称为最适初长度。这是因为,此时粗肌丝的横桥与细肌丝结合位点的结合数量最多,所以它的做功效率也最高。但是,当前负荷和初长度继续增加时,肌肉收缩张力则减小,呈反变关系。这是因为,超过最适初长度后,横桥与细肌丝结合位点的结合数量减少,所以肌肉收缩时张力下降。

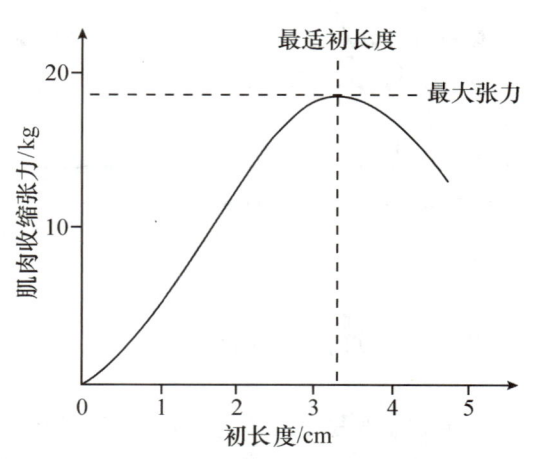

图3-24 初长度对肌肉收缩张力的影响

(二) 后负荷

后负荷是指肌肉收缩过程中承受的负荷。它是肌肉收缩的阻力或做功对象。它不能改变肌肉的初长度,但能影响肌肉缩短的长度和速度。实验证明,当肌肉在有后负荷的条件下进行收缩时,肌肉在缩短前先产生张力变化,然后出现肌肉的缩短;一旦肌肉开始缩短,其张力将不再增加。在一定范围内,不同的后负荷产生的张力不同,后负荷越大,产生的张力就越大,且肌肉开始缩短的时间推迟,肌肉缩短速度就越慢。因此,在有后负荷的条件下,肌肉所产生的张力和它收缩时的初速度呈反变关系,并且当后负荷增加到某一数值时,肌肉产生的张力达到它的最大限度,此时肌肉可完全不出现缩短,初速度等于零。将不同后负荷与肌肉缩短速度的关系绘制成坐标图即骨骼肌张力-速度曲线 (图3-25)。当后负荷为0时,肌肉缩短速度为无限大;当后负荷大于一定限度 (P_o) 时,则肌肉缩短速度为0。后负荷在0与 P_o 之间,则它与肌肉缩短速度呈反变关系。当后负荷过大时,虽张力增大,但肌肉缩短速度和缩短程度将减少甚或为0,不利于做功;当后负荷过小时,肌肉缩短速度和缩短程度虽增大,但张力产生减小,也不利于做功。因此,后负荷过大或过小对肌肉做功效率都是不利的。肌肉只有在适度的后负荷时,即产生最大张力和肌肉缩短速度最快时,才能获得肌肉做功的最佳效果。所以,适

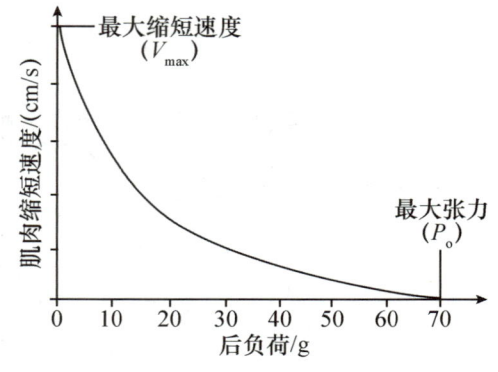

图3-25 骨骼肌张力-速度曲线

度的后负荷才能获得肌肉做功的最佳效率。

(三) 肌肉收缩能力

肌肉收缩能力是指与前负荷和后负荷无关的肌肉内在的收缩特性，它主要取决于兴奋－收缩耦联期间肌浆中 Ca^{2+} 的水平和横桥的 ATP 酶活性。前文提到的前、后负荷的改变对肌肉张力、缩短速度和缩短程度的影响，是在肌肉本身功能状态恒定的情况下对所处负荷条件改变所做的不同反应。而在这些条件不变时，肌肉收缩能力增强，可以使肌肉收缩的张力增加、收缩的速度加快，从而使肌肉做功效率提高。体内有许多因素能影响肌肉收缩能力。例如，缺氧、酸中毒、低 Ca^{2+}、能源物质缺乏等，可使肌肉收缩能力减弱；而 Ca^{2+} 和肾上腺素等体液因素，能使肌肉收缩能力加强。此外，肌肉收缩能力也受神经系统功能的影响。

练习题

一、名词解释

1. 单纯扩散 2. 易化扩散 3. 主动转运 4. 钠－钾泵 5. 载体 6. 跨膜信号转导 7. G蛋白 8. 受体 9. 总和 10. 第二信使 11. 配体 12. 兴奋性 13. 兴奋 14. 静息电位 15. 极化状态 16. 去极化 17. 超极化 18. 复极化 19. 动作电位 20. 阈强度 21. 阈电位 22. 局部电位 23. 绝对不应期 24. 相对不应期 25. 兴奋－收缩耦联 26. 终板电位 27. 等长收缩 28. 等张收缩 29. 前负荷 30. 后负荷

二、简答题

1. 主动转运与被动转运有什么区别？
2. 要引起组织或细胞反应，刺激必须具备哪些条件？为什么？
3. 神经细胞受到一次阈上刺激发生兴奋时，其兴奋性会发生哪些规律性变化？
4. 什么是动作电位？简述其产生机制。
5. 试比较以载体为中介和以通道为中介的易化扩散的特点。
6. 试述钠－钾泵的作用及生理意义。
7. 试述可兴奋细胞在兴奋及恢复过程中兴奋性变化的特点及其产生的基本原理。
8. 试比较局部电位与动作电位的不同。
9. 试述神经－骨骼肌接头处兴奋传递的过程及原理。
10. 什么是骨骼肌的兴奋－收缩耦联？试述其过程。
11. 什么是前负荷和后负荷？它们对肌肉收缩各有何影响？
12. 简述动作电位传导的原理，并比较有髓神经纤维和无髓神经纤维动作电位传导的差别。
13. 与兴奋在单根神经纤维上的传导相比，兴奋在神经－骨骼肌接头处的传递有何特点？

第四章

运动系统的结构与功能

> **学习目标**
>
> **掌握：**
> 骨的构造；滑膜关节的基本结构和辅助结构；肩关节、髋关节和膝关节的形态构造。
>
> **了解：**
> 各部位骨的位置及名称；椎骨的形态及躯干骨的主要连结形式；肘关节的形态构造；骨的形态分类；各部位肌群的名称和位置。

运动系统由骨、骨连结和骨骼肌三部分组成。骨与骨借连结结构形成骨骼，起支持和保护的功能。骨骼肌附着于骨，在神经系统调节下肌收缩与舒张，以关节为支点牵动骨，完成各种运动。

第一节 骨与骨连结

一、骨

成人全身骨共有 206 块（图 4-1）。每块骨可以看作一个器官，具有一定的形态和功能。全身骨依其所在部位，可分为躯干骨、颅骨和附肢骨三部分。

（一）骨的构造

骨由骨质、骨膜和骨髓构成，并有丰富的血管和神经分布（图 4-2）。

1. 骨质

骨质由骨组织构成，按其结构可分为骨密质和骨松质。骨密质位于骨的表层，致密坚实；骨松质位于骨的内部，由片状或小柱状的骨小梁交织排列而成，呈疏松的海绵状。骨小梁的排列方向与其所承受的压力和张力方向一致。

2. 骨膜

骨膜是由致密结缔组织构成的薄膜，包裹于除了关节面和被滑膜覆盖处以外的骨面的骨膜称骨外膜，衬覆在骨髓腔内面的骨膜称骨内膜。骨膜含丰富的血管和神经，对骨起营养和感觉作用。骨膜内的成骨细胞和破骨细胞对骨的生长、发育和损伤后的修复起主要作用。

3. 骨髓

骨髓充填在骨髓腔和骨松质的间隙内，分为红骨髓和黄骨髓两类。红骨髓有造血功能，胎儿和婴幼儿的骨髓都是红骨髓，内含不同发育阶段的红细胞和某些白细胞，至6岁左右，长骨内的红骨髓逐渐被脂肪代替，成为黄骨髓。但髂骨、胸骨和椎骨等处的骨松质间隙内终身保持红骨髓。临床检查骨髓造血功能时，常选用这些骨作为穿刺抽取骨髓的部位。

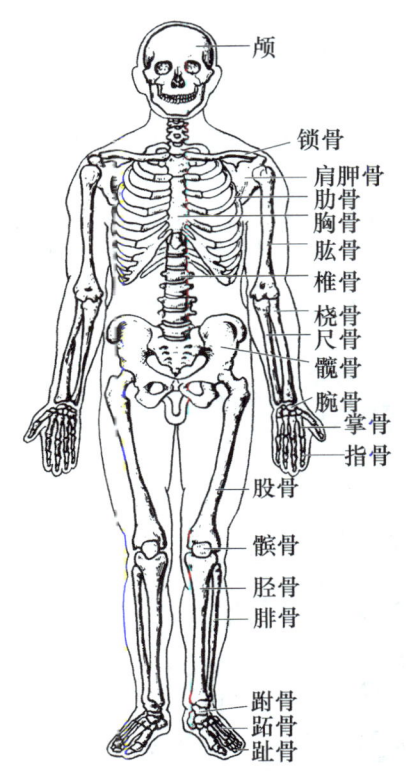

图4-1 人体全身骨骼示意图

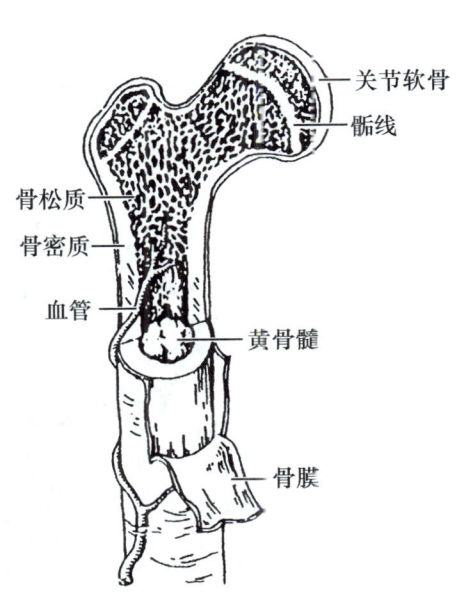

图4-2 骨的构造

（二）骨的分类

骨依外形可分为四类，即长骨、短骨、扁骨和不规则骨（图4-1）。长骨呈长管状，分为一体两端。体部称骨干，中空的管腔称髓腔，内含骨髓。两端膨大称骺，其表面有光滑的关节面（活体覆有关节软骨）。幼年时骨干与骺之间借透明软骨相连，称骺软骨。骺软骨的不断增生与骨化使骨增长。成年后骺软骨完全骨化遗留下的痕迹称骺线。长骨主要分布于四肢。短骨近似立方形，主要位于承受压力而运动轻微的部位，如手部的腕骨和足部的跗骨。短骨承受的压力大，连接牢固。扁骨呈板状，主要位于颅腔、胸腔和盆腔的壁，如顶骨、胸骨和髋骨等。扁骨可保护各腔内的脏器。不规则骨的形态不规则，如椎骨、颞骨和蝶骨等。

（三）骨的化学成分和物理特性

骨含有有机质和无机质两种成分。有机质主要由骨胶原和黏多糖蛋白构成，使骨具有韧性和弹性。无机质主要是钙盐，使骨坚硬。成人的骨有机质占1/3，无机质占2/3。

骨的有机质和无机质的比例，随年龄不同而变化，幼儿的骨有机质较多，骨的韧性较大而硬度较小。老人骨的无机质增多，有机质减少，骨质变脆，而较易发生骨折。

（四）人体骨的分部与名称

人体骨按部位分为颅骨，躯干骨和上、下肢骨（图4-1）。

1. 颅骨

颅骨有23块，颅骨分为脑颅骨和面颅骨两部分，脑颅骨有8块，成对的脑颅骨有顶骨和颞骨，不成对的脑颅骨有额骨、枕骨、蝶骨、筛骨；面颅骨有15块，成对的面颅骨有上颌骨、颧骨、泪骨、鼻骨、腭骨、下鼻甲，不成对的面颅骨有犁骨、下颌骨、舌骨。

颅底的内面观：颅底内面承托脑，高低不平，分颅前、中、后三个窝（图4-3）。

（1）颅前窝 两侧为额骨眶部，与眶相邻。中央为筛骨的筛板，板上有许多筛孔，有嗅神经通过。

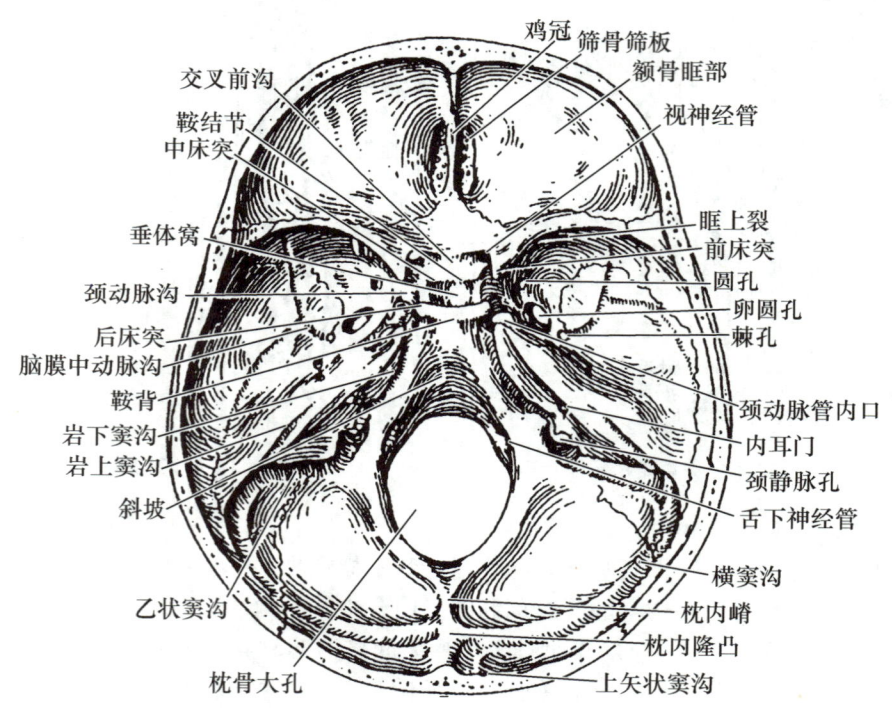

图4-3 颅底的内面观

（2）颅中窝 中间部由蝶骨体构成，体上面为呈鞍状的蝶鞍，其中部有凹陷的垂体窝容纳垂体。垂体窝的前外侧有视神经管，与眶相通，有视神经通过。视神经管外侧蝶骨大小翼之间的裂隙为眶上裂通入眶腔，有动眼神经、滑车神经、三叉神经的第1支和展神经通过。蝶骨体两侧，由前向后，依次可见圆孔、卵圆孔和棘孔，分别有三叉神经第2支、第3支和脑膜中动脉通过。颅中窝外侧与颅后窝之间的锥形隆起为颞骨岩部，在岩部的前面弓状隆起与颞骨鳞部之间的薄骨板，称鼓室盖，其深方为鼓室。

（3）颅后窝　窝中央为枕骨大孔。孔的前方的斜面称斜坡。大孔两侧前外缘上有舌下神经管的内口。枕骨大孔的后上方为有十字形的隆起，其交会处称枕内隆凸。隆凸向两侧续为横窦沟，并与乙状窦沟相连，其末端续于颈静脉孔。在颞骨岩部后面近中部有内耳门。

颅的侧面中部为外耳门，自外耳门向前的骨梁为颧弓。颧弓根的后下方为下颌窝，窝的前缘隆起，称关节结节。颧弓上方大而浅的窝称颞窝，窝的内侧壁有额骨、顶骨、颞骨和蝶骨，四骨嵌合处称翼点。翼点骨质较薄，此处若发生骨折，可伤及行经其内的脑膜中动脉，引起颅内出血（图4-4）。

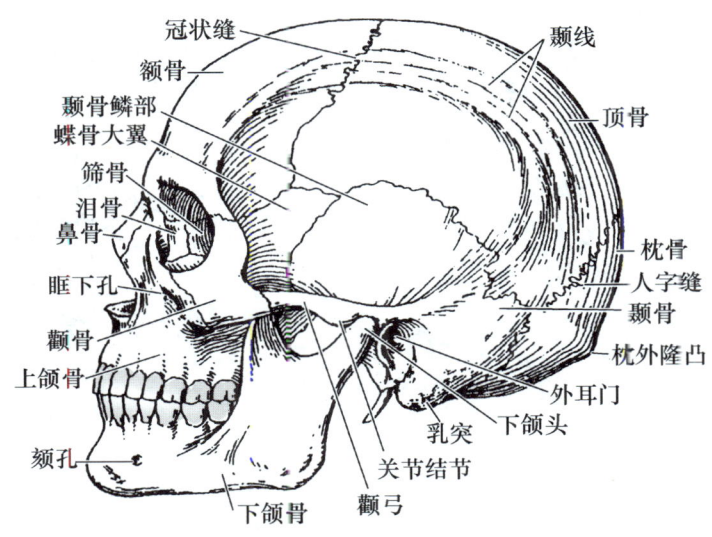

图4-4　颅的（侧面观）解剖结构示意图

2. 躯干骨

躯干骨由椎骨、胸骨和肋组成。幼儿椎骨共33块，按其部位分为颈椎7块、胸椎12块、腰椎5块、骶椎5块、尾椎4块。成人骶椎和尾椎融合成骶、尾骨各1块。故成人有24块椎骨。

（1）椎骨　椎骨由椎体和椎弓两部分构成。椎体位于椎骨的前部，呈短圆柱状，表面为一层骨密质，内部主要是骨松质。椎弓位于椎骨的后部，呈半环形，椎体与椎弓共同围成椎孔（图4-5）。全部椎孔贯通，形成椎管，容纳脊髓。椎弓借前方窄细的椎弓根连于椎体，椎弓的其余部分为较宽扁的椎弓板。相邻的上、下两个椎弓根围成椎间孔，其间有脊神经和血管通行。椎弓发出7个突起，向后方伸出一个棘突，向两侧伸出一对横突，向上、下各伸出一对上关节突和一对下关节突。

骶骨由5块骶椎融合而成，呈三角形，前面有4对骶前孔，后面有4对骶后孔均通入椎管，分别有脊神经前支、后支通过。

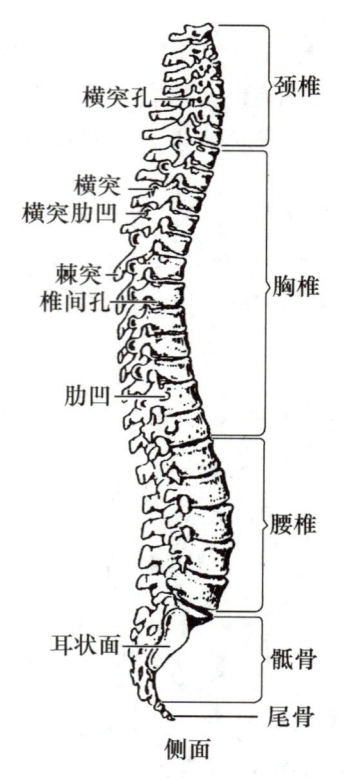
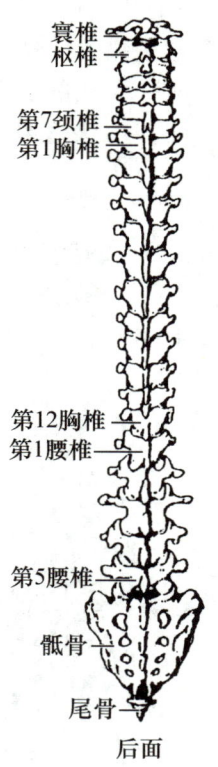

图 4-5 脊柱

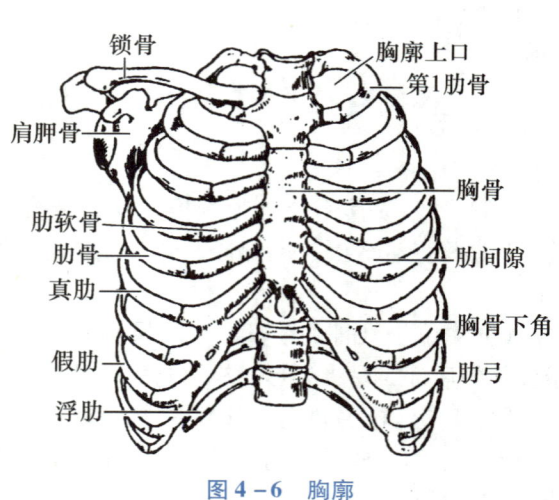

图 4-6 胸廓

(2) 肋 包括肋骨和肋软骨。典型肋骨分为一体两端（图 4-6）。肋体呈弓状弯曲，内面下缘处有一浅沟，称肋沟，肋间血管和神经在此经过。肋骨前端稍宽，接肋软骨。上 7 对肋骨的前端借肋软骨连于胸骨，称真肋；下 5 对肋软骨不与胸骨相连，称假肋；其中第 8~10 对肋的肋软骨依次连于上位肋软骨而构成肋弓。第 11~12 对肋的前端游离，称浮肋。

(3) 胸骨 为长形扁骨，位于胸前壁正中，自上向下分为胸骨柄、胸骨体和剑突三部分（图 4-6）。胸骨柄和体连结处，形成向前微突的角，称胸骨角，此角的两侧平对第 2 肋，是计数肋的重要骨性标志。

3. 上肢骨

上肢骨（图 4-1）包括属于上肢带的锁骨和肩胛骨；属于自由上肢骨的是肱骨、尺骨、桡骨和手骨（腕骨、掌骨、指骨）。

（1）锁骨　位于胸廓前上方，体部呈 S 形弯曲，内侧 2/3 凸向前，外侧 1/3 凸向后。

（2）肩胛骨　位于胸廓后外侧上分，呈三角形的扁骨，有 3 个角分别称为外侧角、上角和下角。外侧角肥大，称关节盂，与肱骨头相关节。后面有一斜向外上方的骨嵴，称肩胛冈，肩胛冈上、下两个窝，分别称冈上窝和冈下窝。

（3）肱骨　位于臂部，上端膨大，内上部有半球形的肱骨头。肱骨头与体交界处稍细，称外科颈，为骨折易发部位。体中部后方有自内上斜向外下的浅沟，称桡神经沟。肱骨下端较宽扁，其下端有两个关节面，外侧称肱骨小头，内侧称肱骨滑车。滑车的后方有一大的鹰嘴窝。肱骨下端的内外侧各有一突起，分别称内上髁和外上髁。外上髁后方有尺神经沟。

（4）桡骨　位于前臂骨的外侧部。上端有稍膨大的桡骨头。头的周围有环状关节面，头下方稍细，称桡骨颈，颈下方的前面有桡骨粗隆。下端的外侧缘向下突出成桡骨茎突；下面有腕关节面。

（5）尺骨　位于前臂骨的内侧部。上端较粗大，前面有深陷的滑车切迹。切迹前方的突起称冠突，切迹后方的突起称鹰嘴。尺骨下端称尺骨头，头的后内侧向下伸出尺骨茎突。

（6）手骨　包括腕骨、掌骨和指骨。

腕骨共有 8 块，排成两列。由桡侧向尺侧，近侧列为手舟骨、月骨、三角骨和豌豆骨；远侧列为大多角骨、小多角骨、头状骨和钩骨。

掌骨共有 5 块，由桡侧向尺侧分别称第 1~5 掌骨，每块掌骨的近侧端为底，中间为体，远侧端为头。

指骨共有 14 块，拇指为 2 节，其余各指为 3 节，由近侧至远侧依次称近节指骨、中节指骨和远节指骨。

4. 下肢骨

下肢骨（图 4-1）包括属于下肢带的髋骨和属于自由下肢骨的股骨、髌骨、胫骨、腓骨和足骨（跗骨、跖骨、趾骨）。

（1）髋骨　由髂骨、耻骨和坐骨融合而成。髋骨中部外侧面有一深窝，称髋臼。髋臼的前下方有由耻骨和坐骨围成的闭孔。

（2）股骨　位于大腿部，上端有朝向内上的股骨头，头与体交界处有较细的股骨颈，颈与体交界处上外侧的隆起称大转子，下内侧的隆起称小转子。股骨体后面上部有粗糙的臀肌粗隆。股骨下端有两个突向后的膨大部，称内侧髁和外侧髁。

（3）髌骨　是人体最大的籽骨，位于股四头肌腱内，上宽下尖，参与构成膝关节。

（4）胫骨　位于小腿骨的内侧部，上端膨大，向两侧突出成内侧髁和外侧髁。胫骨体上端前面的隆起，称胫骨粗隆。下端稍膨大，其内下方的突起称内踝。

（5）腓骨　位于小腿的外侧部，上端膨大，称腓骨头，下端膨大，形成外踝。

（6）足骨　包括跗骨 7 块（距骨、跟骨、足舟骨、内侧楔骨、中间楔骨和外侧楔骨及骰骨）、跖骨 5 块（由内侧向外侧分别为第 1~5 跖骨）和趾骨 14 块。

二、骨连结

骨连结可分为直接连结和间接连结两类。直接连结是骨与骨之间借纤维结缔组织、软骨或骨直接相连。间接连结又称关节或滑膜关节（图4-7），其特点是骨与骨的相对面之间有间隙，活动度大。

滑膜关节的基本结构包括关节面、关节囊和关节腔（图4-7）。

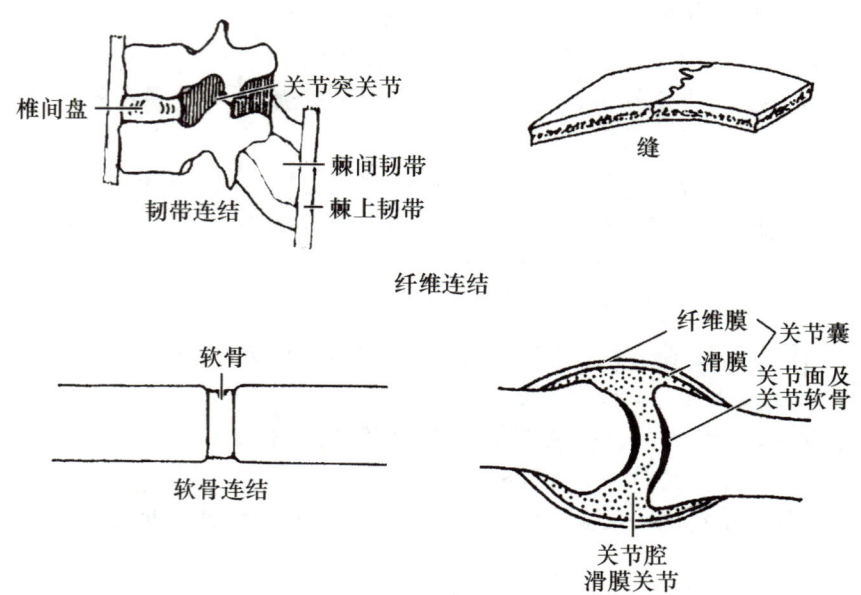

图4-7 关节的分类示意图

关节面是构成关节的相邻骨面，表面覆盖一层关节软骨。关节软骨有减轻摩擦、吸收震荡和使骨的关节面更为相互适应的作用。

关节囊是由致密结缔组织构成的包囊，附于关节面周围的骨面上。关节囊分为内、外两层。外层称纤维层，厚而坚韧；内层称滑膜层，贴于纤维层的内面，并附于关节软骨的周缘，表面光滑，可分泌滑液，以减轻关节的摩擦并营养关节软骨。

关节腔是关节囊的滑膜层和关节软骨共同围成的密闭腔隙。腔内为负压，含有少量滑液。其不仅有利于关节的运动，而且对维持关节的稳定有一定作用。

除上述主要结构外，有些滑膜关节还具有韧带和关节盘等辅助结构。韧带由致密结缔组织构成，位于关节周围或关节腔内，分别称为囊外韧带和囊内韧带，韧带可增强关节的稳固性和限制关节的运动。关节盘是位于关节面之间的纤维软骨板，其周围缘附于关节囊纤维层的内面，可使相邻关节面更加相互适应，并能缓冲震荡，增大关节的运动形式和范围。膝关节的关节盘呈半月形，称半月板。

滑膜关节的运动形式有屈、伸、收、展、旋转和环转。屈和伸是指关节围绕冠状轴进行的运动，两骨接近或角度减小称屈，反之为伸。收和展是指关节围绕矢状轴进行的运动，骨向正中线靠近为收，反之为展。旋转是骨围绕垂直轴的运动，骨的前面转向内侧称内旋，前面转向外侧称外旋。环转是骨的近端在原位转动，远端做圆周运动，即依次做屈、展、伸、收运动。

（一）躯干骨连结

1. 椎骨间的连结

椎骨之间借椎间盘、韧带和滑膜关节相连结（图4-8）。

椎间盘位于相邻的两个椎体之间，盘的中央部称髓核，是富有弹性的胶状物，盘的周围部分称纤维环，由多层同心圆排列的纤维软骨环组成。椎间盘既牢固连结椎体，又有弹性，可缓冲压力和震动。椎间盘纤维环的后外侧部薄弱，破裂时髓核易向后外脱出，突入椎管或椎间孔，压迫脊髓或脊神经，临床上称椎间盘脱出。

连结椎骨的韧带较多。位于椎体前面的前纵韧带，可防止脊柱过伸。位于椎体后面的后纵韧带，可限制脊柱过度前屈。黄韧带，又称弓间韧带，连于相邻椎弓板

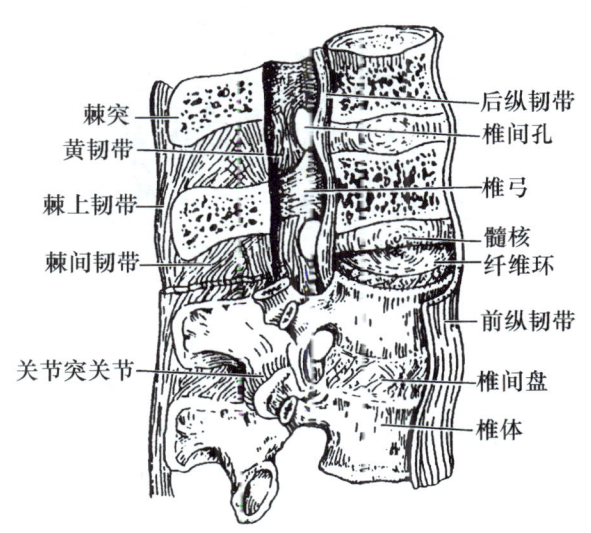

图4-8 椎骨间的连结示意图

之间，由弹性纤维构成。棘间韧带，位于相邻椎骨棘突间。棘上韧带，为连于全部棘突尖端的韧带。

滑膜关节包括关节突关节、寰枕关节和寰枢关节。关节突关节由相邻椎骨的上、下关节突构成。

2. 脊柱

成人的24块椎骨、1块骶骨和1块尾骨，借椎间盘、韧带和椎间关节连结形成脊柱（图4-5）。脊柱上承托颅，下部与髋骨相连构成骨盆，并将人体重力传给下肢。从前面看脊柱，椎体由上向下依次增大。从侧方观察脊柱，其有四个生理性弯曲，颈曲和腰曲凸向前，胸曲和骶曲凸向后。脊柱除具有支持身体、缓冲震荡、保护脊髓和内脏器官的功能外，还可做屈、伸、侧屈、旋转及环转运动。

3. 胸廓

12块胸椎、1块胸骨和12对肋借骨连结形成胸廓（图4-6）。胸廓具有支持和保护胸、腹腔器官，参与呼吸运动的功能。

（二）上肢骨连结

1. 肩关节

肩关节由肩胛骨的关节盂和肱骨头构成。肩关节的特点是：关节头大，关节窝小而浅，关节囊松弛，肩关节运动灵活，可做屈、伸、收、展、旋转和环转运动（图4-9）。

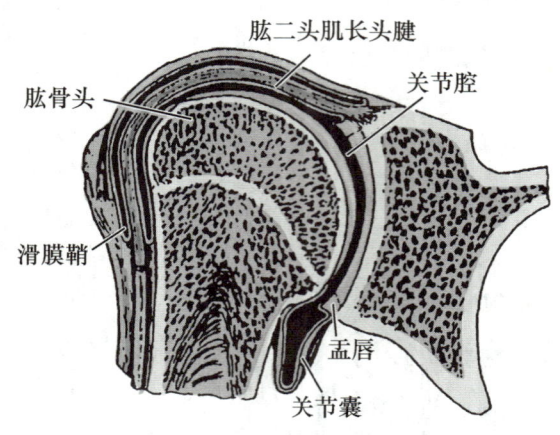

图4-9 肩关节示意图

2. 肘关节

肘关节是由肱骨下端和尺骨、桡骨上端构成的复关节，包括肱尺关节、肱桡关节和桡尺近侧关节，3个关节包裹在一个关节囊内。肘关节可做屈、伸、旋前、旋后运动。

3. 桡腕关节

桡腕关节又称腕关节，由桡骨下端与手舟骨、月骨和三角骨上面构成，桡腕关节可做屈、伸、收、展和环转运动。

手的关节还包括腕骨间关节、腕掌关节、掌指关节和指间关节。

（三）下肢骨连结

1. 骨盆

骨盆由左、右髋骨、骶骨和尾骨以及其间的连结构成。骨盆以界线（由骶骨岬向两侧经弓状线、耻骨梳、耻骨结节至耻骨联合上缘构成的环形界线）分为上方的大骨盆和下方的小骨盆。小骨盆的内腔称骨盆腔，骨盆的功能主要是支持体重及保护盆腔内器官。女性骨盆又是胎儿娩出的通道。

2. 髋关节

髋关节由髋臼和股骨头构成。关节囊向上附于髋臼周围，向下附于股骨颈前面全部及后面内侧2/3，故股骨颈骨折分为囊内骨折、囊外骨折。关节囊的周围有韧带加强，前方有强大的髂股韧带，其次还有前下方的耻股韧带和后方的坐股韧带。关节囊后下壁薄弱，故股骨头脱位易向下方。关节囊内有股骨头韧带，连于股骨头凹和髋臼间，韧带内含营养股骨头的血管。髋关节可做屈、伸、收、展、旋转和环转运动，但运动幅度不如肩关节，而具较大稳固性。

3. 膝关节

膝关节为人体内最大、最复杂的关节，由股骨下端、胫骨上端和髌骨构成。关节周围有韧带加强。关节囊的前壁有髌韧带，两侧有胫侧副韧带和腓侧副韧带。关节腔内有前交叉韧带和后交叉韧带连结股骨和胫骨，可防止胫骨前后移位。关节腔内垫有两块半月形纤维软骨板，分别称内侧半月板和外侧半月板，半月板可增大关节窝深度，使膝关节稳固，同时可缓冲震荡。膝关节可做屈、伸运动，在半屈位时，小腿还可做轻度旋内和旋外运动。

4. 距小腿关节

距小腿关节亦称踝关节，由胫骨、腓骨下端和距骨滑车构成，两侧有韧带加强。踝关节能做背屈（伸）和跖屈（屈）运动。

足的关节还包括跗骨间关节、跗跖关节、跖趾关节和趾骨间关节。

（四）颅骨的连结

颅的各骨借结缔组织缝牢固连成一个整体，下颌骨与颞骨形成下颌关节，舌骨存在于颈前肌群中。

新生儿颅骨有许多尚未发育，各骨之间的缝尚未形成，而被结缔组织膜连结，这些交接处的间隙称颅囟，如前囟、后囟、蝶囟等。

第二节 肌

一、肌的形态、构造与功能

运动系统讲述的肌是骨骼肌，属横纹肌。骨骼肌一般附于骨上，少数附着于皮肤，如表情肌。骨骼肌可随人的意志而收缩或舒张，故又称随意肌。骨骼肌收缩牵动骨产生运动。每块肌都有一定的形态、结构，有丰富的血管和淋巴管分布，并接受一定的神经支配，骨骼肌失去神经支配则发生瘫痪。

骨骼肌由中间的肌性部分和两端的腱性部分构成（图4-10）。肌性部分由肌纤维组成，具有收缩和舒张功能。腱性部分由腱纤维组成，强韧而无收缩功能。肌借腱附于骨骼。

肌的形态大致可分为长肌、短肌、阔肌和轮匝肌四种（图4-10）。

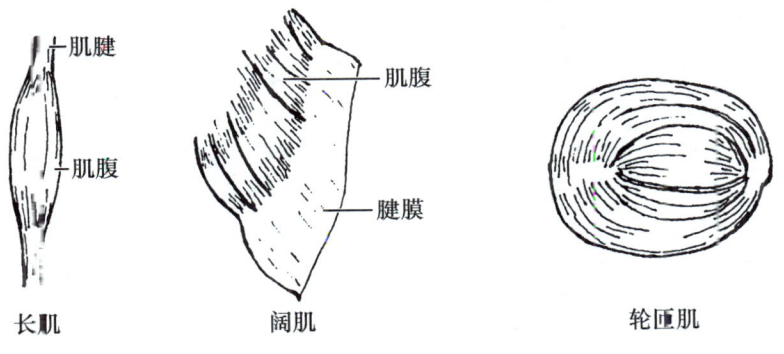

图4-10 肌的形态示意图

二、肌的分布

人体的肌可分为躯干肌、头肌、上肢肌和下肢肌四部分（图4-11）。

（一）躯干肌

躯干肌可分为背肌、颈肌、胸肌、膈、腹肌和会阴肌等。

1. 背肌

浅层有背上部的斜方肌和背下部的背阔肌。斜方肌可上提或下降肩胛骨，使两肩胛骨向脊柱靠拢。背阔肌的作用使肱骨内收、旋内和后伸，如背手动作。深层主要是竖脊肌，位于脊柱两侧，主要作用为伸脊柱、仰头和维持人体直立姿势。

2. 颈肌

胸锁乳突肌位于颈部两侧的浅层。作用：一侧收缩使头向同侧倾斜，面部转向对侧；两侧同时收缩使头后仰。颈深层肌位于颈椎前方及两侧，可屈颈或使颈侧屈。

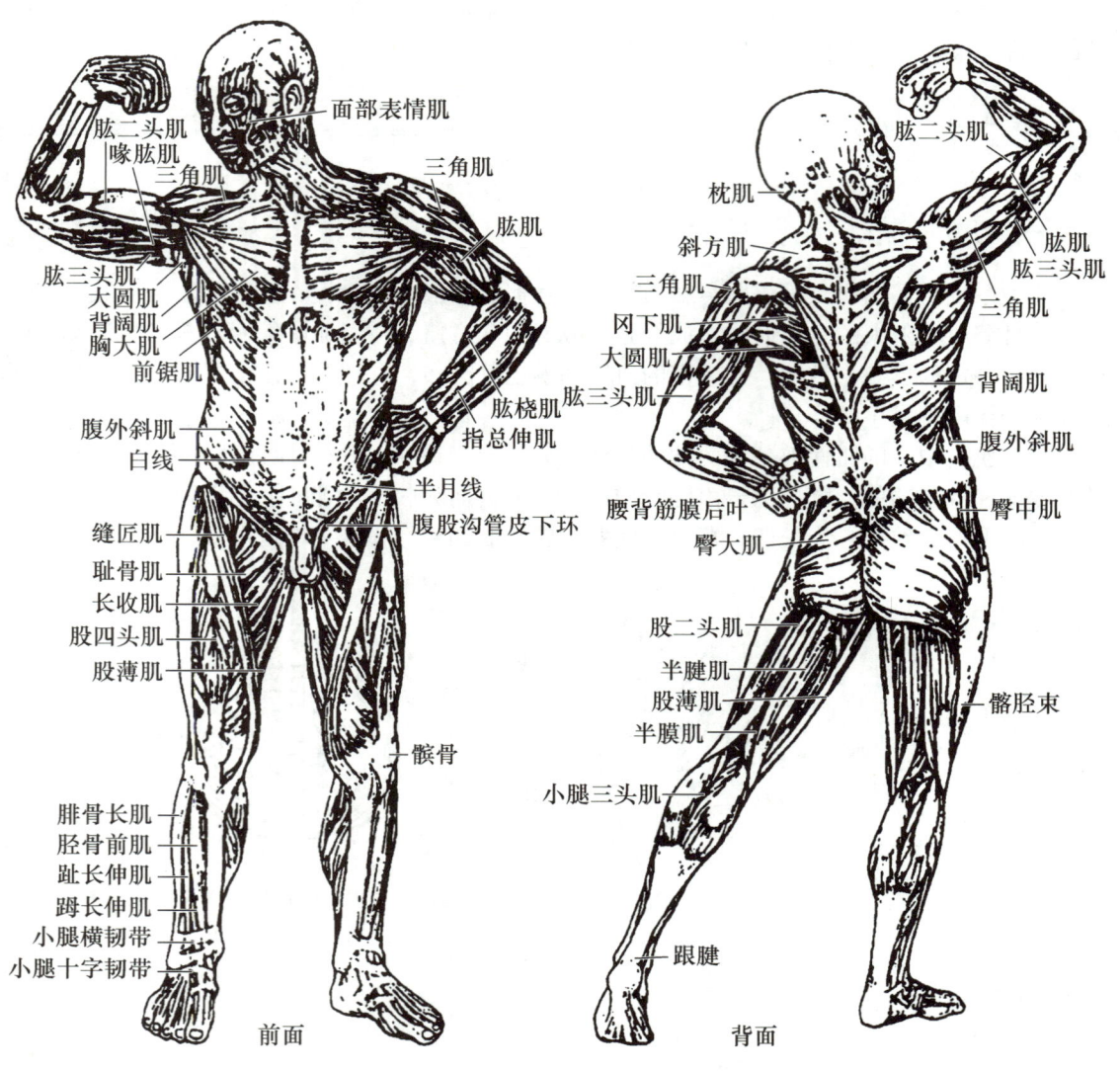

图 4-11 全身肌肉（前面、背面）示意图

3. 胸肌

胸大肌位于胸部前上部浅层，作用：使肱骨内收、内旋和前屈。肋间肌位于肋间隙内，浅层的称肋间外肌，可提肋助吸气；深层的称肋间内肌，可降肋助呼气。

4. 膈

膈位于胸腹腔之间，为向上膨隆的穹窿形扁薄阔肌。起于胸廓下口的周缘和腰椎前面，止于膈中央的中心腱。膈有三个裂孔：主动脉裂孔，有主动脉和胸导管通过；食管裂孔，有食管和迷走神经；腔静脉裂孔，有下腔静脉通过。膈为主要呼吸肌，收缩时，膈穹窿下降，胸腔容积扩大，以助吸气；松弛时，膈穹窿上升至原位，胸腔容积减小，以助呼气。膈与腹肌同时收缩能增加腹压，协助排便、呕吐及分娩等活动。

5. 腹肌

腹肌上附着于胸廓下部，下附着于骨盆。腹前壁正中线的两旁是腹直肌；腹前外侧壁是三层扁肌，即腹外斜肌、腹内斜肌和腹横肌。腹外斜肌腱膜的下缘卷曲增厚连于髂前上棘和耻骨结节之间，称腹股沟韧带。腹股沟韧带内侧半上方约 1.5 cm 处，腹前外侧壁肌和腱之间有一斜行的裂隙，长约 4.5 cm，为腹股沟管。管内通行结构在男性为精索，女性为子宫圆韧带。腹股沟管为腹壁薄弱部位，在病理情况下，腹腔内容物可以经此管突出腹腔而形成疝，称腹股沟斜疝。

（二）头肌

头肌分面肌和咀嚼肌两部分。

1. 面肌

面肌又称表情肌。位置表浅，主要分布于眼裂、口裂和鼻孔周围，有开大或关闭孔裂的作用，同时牵动皮肤显示各种表情。

2. 咀嚼肌

咀嚼肌包括咬肌、颞肌、翼内肌和翼外肌，它们都作用于颞下颌关节，参与咀嚼运动。

（三）上肢肌

上肢肌可按部位分为上肢带肌、臂肌、前臂肌和手肌。

1. 上肢带肌

上肢带肌位于肩关节周围，可使肩关节产生运动。上肢带肌主要为三角肌，其主要作用是使臂外展。

2. 臂肌

臂肌位于肱骨周围，可为分前、后两群。前群主要为屈肌，后群主要为伸肌。前群主要有肱二头肌，主要作用为屈肘关节。后群主要为肱三头肌，作用是伸肘关节。

3. 前臂肌

前臂肌位于桡、尺骨周围，分为为前、后两群，大多为长肌，肌腹位于近侧，细长的腱位于远侧，并跨过数个关节，完成前臂和手的运动。前群主要为屈肘、屈腕、屈指和前臂旋前的肌。后群主要为伸腕、伸指和前臂旋后的肌。

4. 手肌

手肌位于手的掌侧，可分为外侧群、中间群和内侧群。外侧群称鱼际肌，收缩时可使拇指做屈、收、展和对掌运动；内侧群称小鱼际肌，收缩时可使小指做屈、展和对掌运动。中间群主要由骨间肌组成，可使 2、4、5 指向中指靠拢（收）和以中指中线为中心外展运动。

（四）下肢肌

下肢肌可分为髋肌、大腿肌、小腿肌和足肌。

1. 髋肌

髋肌主要起于骨盆内面和外面，跨过髋关节，止于股骨上部。按位置可分为前、后两群。前群主要有髂腰肌，由髂肌和腰大肌组成，收缩时使髋关节屈和旋外。后群主要有臀大肌，位于臀部浅层，可后伸大腿。

2. 大腿肌

大腿肌位于股骨周围，可分为前群、内侧群和后群。前群主要有股四头肌，可屈髋关节、伸膝关节。内侧群又称内收肌群，可使髋关节内收。后群包括外侧的股二头肌和内侧的半腱肌和半膜肌，具有屈膝关节和伸髋关节的作用。

3. 小腿肌

小腿肌可分为三群。前群主要是伸趾肌，使踝关节背屈并可伸趾。外侧群有腓骨长肌和腓骨短肌，使足外翻和踝关节跖屈。后群主要是腓肠肌和比目鱼肌，合称小腿三头肌。二肌合成一条跟腱，止于跟骨。作用是使踝关节跖屈。

足背肌弱小；足底肌配布和作用与手肌相似。

练习题

一、名词解释

1. 骨膜　2. 椎间孔　3. 椎间盘　4. 翼点　5. 脊

二、简答题

1. 简述骨的构造。
2. 椎间盘位于何处？是如何构成的？
3. 膈上有哪些裂孔？分别通行什么结构？
4. 肩关节是如何构成的？可做哪些运动？
5. 肘关节是如何构成的？包括哪些关节？
6. 膝关节是如何构成的？可做哪些运动？
7. 斜方肌位于何处？有何作用？
8. 咀嚼肌有哪些？
9. 肱二头肌位于何处？有何作用？
10. 股四头肌位于何处？有何作用？
11. 小腿三头肌包括哪些肌？有何作用？

第五章

血液的组成与功能

> **学习目标**
>
> **掌握：**
> 血细胞的生理特性和功能；生理性止血的概念、过程和意义；血液凝固的基本过程。
>
> **了解：**
> 抗凝系统的作用和纤维蛋白溶解；血小板在生理性止血中的作用；血液的组成及理化特性；红细胞生成的调节与破坏。

第一节 血液组成及理化特性

一、血液的组成和血量

（一）血液的组成

血液是由血浆和悬浮于其中的血细胞所组成的流体组织。相对于血液的各种成分（血浆和血细胞）而言，血液又称全血。

1. 血细胞

血细胞包括红细胞、白细胞和血小板三类，其数量以红细胞为最多，血小板次之，白细胞则最少。

将一定量的血液与抗凝剂混匀，并置于比容管中，以 3 000 r/min 的速度离心 30 分钟。由于血细胞与血浆的比重不同，血液可出现分层现象。比容管中，上层淡黄色的透明液体是血浆，下层深红色的沉淀物就是红细胞。在血浆和红细胞之间有一薄层白色不透明的物质，是白细胞和血小板。血细胞在全血中所占的容积百分比称为血细胞比容（图 5-1）。血细胞比容因人而异，正常成年男性的血细胞比容为 40%~50%，女性为 37%~48%，新生儿约为 55%。由于血液中白细胞和血小板的比容不足 1%，因此，血细胞比容主要反映红细胞的相对浓度。贫血病人的血细

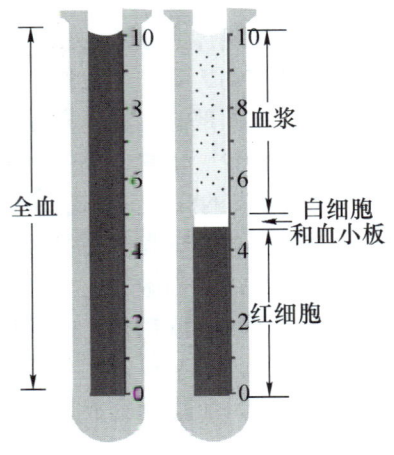

图 5-1 血液的基本组成

胞比容较低，而红细胞增多症或大面积烧伤病人的血细胞比容则较高。

2. 血浆

血浆是一种混合性溶液，其中91%~93%是水，溶质包括多种血浆蛋白、电解质、小分子有机化合物和一些气体。

血浆中的电解质绝大部分以离子的形式存在，其中正离子主要有Na^+、K^+、Ca^{2+}、Mg^{2+}等，负离子主要有Cl^-、HCO_3^-、HPO_4^{2-}、SO_4^{2-}等。由于血浆中这些电解质和水都很容易通过毛细血管壁与组织液进行交换，因此，血浆与组织液中的电解质含量基本相同。临床上通过检测血浆中各种电解质的浓度，可大致判断组织液中这些物质的浓度。

血浆的另一成分是血浆蛋白，是血浆中多种蛋白的总称。用盐析法可将血浆蛋白分为白蛋白、球蛋白和纤维蛋白原三类，用电泳法可将球蛋白进一步分为$α_1$球蛋白、$α_2$球蛋白、$β$球蛋白和$γ$球蛋白等。正常成人的血浆蛋白总量为65~85 g/L，其中白蛋白40~48 g/L、球蛋白15~30 g/L，白蛋白/球蛋白的值为（1.5~2.5）：1。白蛋白和多数球蛋白主要由肝脏产生，所以当肝脏出现疾病时，白蛋白/球蛋白的值常下降。

血浆蛋白的主要生理功能是：

（1）形成血浆胶体渗透压（主要是白蛋白），保持血浆中的水分。

（2）运输功能　血浆中的脂类、糖类都可与血浆蛋白结合成脂蛋白、糖蛋白而转运入组织；氨基酸、维生素、激素及药物也可通过血浆蛋白转运。

（3）免疫防御功能　血浆中的球蛋白多为免疫球蛋白，如IgG、IgA、IgM、IgD等特异抗体，能与补体结合参与机体的体液免疫。

（4）参与生理止血　血浆中绝大多数凝血因子、抗凝物质及纤溶物质都是蛋白质。

（5）缓冲功能　白蛋白和它的钠盐组成缓冲对，与其他无机盐缓冲对一起，缓冲血浆的酸碱变化，维持体液中pH值的相对稳定。

（6）营养功能　血浆蛋白还可作为储备蛋白为机体提供营养。

（二）血量

血量是指机体内血液的总量。人体内的血量可分为两部分。其中，大部分在心血管系统中快速循环流动，称循环血量；小部分滞留于肝、肺、腹腔及皮下静脉丛中，流动很慢，称储存血量。这两部分血量可相互转换，在剧烈运动、大失血等应激状态下，储存血量可被动员进入循环血量。正常成人的血量为体重的7%~8%，即每千克体重有70~80 ml血液。一个体重为60 kg的人，其血量为4 200~4 800 ml。

正常人体的血量是相对稳定的。这对保持心血管系统的充盈以维持正常血压和血流量，保证器官、组织和细胞的正常血液供应具有重要的生理意义。成人一次失血不超过血量的10%时，一般无临床症状，血量和血液中的主要成分将很快恢复正常。这种情况下，机体可通过神经和体液调节以及组织液回流加速等，促进血液中的水和电解质在1~2小时恢复；血浆蛋白可由肝脏加速合成，约在24小时或更长时间内逐渐恢复；而红细胞由骨髓造血功能提供，约需1个月才能完全恢复。当失血达到血量的20%时，由于机体代偿功能不足，将会出现一系列临床症状。严重失血达到血量的30%及以上时，若不及时抢救，将危及生命。

二、血液的理化特性

（一）血液的颜色

血液的颜色主要取决于红细胞内的血红蛋白。动脉血中，红细胞所含的血红蛋白大部分为氧合血红蛋白，呈鲜红色；而静脉血中，红细胞所含的血红蛋白约有 1/3 是还原血红蛋白，故呈暗红色。

（二）血液的比重

正常人全血的比重为 1.050～1.060，血液中红细胞数量越多，全血的比重就越大。血浆的比重为 1.025～1.030，其大小取决于血浆蛋白的含量。红细胞的比重为 1.090～1.092，其大小与红细胞内血红蛋白的含量呈正相关关系。利用红细胞和血浆比重的差异，可以进行血细胞比容、红细胞沉降率的测定，以及红细胞和血浆的分离。

（三）血液的黏度

血液是一种黏度较大的体液，血液的黏度来源于血液内部分子或颗粒之间的相互摩擦，即内摩擦。血液或血浆的黏度通常是指它们与水的相对黏度，可通过测量它们与水在体外流过等长毛细管所需的时间，计算求得二者之比。如以水的黏度为 1，则全血的相对黏度为 4～5，血浆的相对黏度为 1.6～2.4。

全血的黏度主要取决于血细胞比容，而血浆的黏度则取决于血浆蛋白的含量。例如，贫血病人的红细胞数量减少，血液黏度将下降；大面积烧伤的病人，由于血浆中的水分渗出，血液浓缩，血液黏度将升高。此外，血液黏度是形成血流阻力的重要因素之一。当某些疾病使微循环血流速度显著减慢时，红细胞将会发生叠连和聚集，血液黏度升高，使血流阻力增大，从而影响微循环的正常灌注。

（四）血浆渗透压

血浆渗透压由血浆中的晶体和胶体颗粒共同构成，因此血浆渗透压可分为晶体渗透压和胶体渗透压两部分。晶体渗透压是指由晶体物质所形成的渗透压。血浆中的晶体物质主要是 Na^+ 和 Cl^-。胶体渗透压是指由蛋白质所形成的渗透压。血浆中的胶体物质主要是蛋白质，尤其是白蛋白，白蛋白的分子量小，其数量远多于球蛋白和纤维蛋白原。正常血浆渗透压平均为 300 mOsm，相当于 5 790 mmHg 或 770 kPa。由于晶体物质的颗粒数目极多，因而晶体渗透压占血浆渗透压的绝大部分，而胶体渗透压所占比例很小，仅为 1.3 mOsm，相当于 25 mmHg 或 3.3 kPa。

由于水和晶体物质能自由透过毛细血管壁，因此，血浆与组织液的晶体物质浓度比较接近，它们所形成的晶体渗透压也基本相等。但血浆和组织液的晶体物质绝大部分不易透过细胞膜，所以，细胞外液晶体渗透压的相对稳定对保持细胞内外的水平衡极为重要。当细胞外液晶体渗透压降低时，细胞可因进水而引起水肿；反之，当细胞外液晶体渗透压升高时，细胞则会发生脱水。虽然血浆中含有大量的蛋白质，但因蛋白质的分子量大，分子数目少，因此渗透压较小，一般只有 1.5 mmol/L，相当于 25 mmHg。由于血浆蛋白的分子量较大，不能自由通过毛细血管壁，故组织液中蛋白质的含量低于血浆，使得血浆胶体渗透压高于组织液，有利于吸引组织液中的水分进入血管，这对调节血管内外水平衡、维持正常循环血量起到至关重要的作用。如果某些疾病造成血浆蛋白减少，会使血浆胶体渗透压降低，组织液不易回流进血管，导致水肿。可见，血浆胶体渗透压虽小，但对调节毛细血管内外水平衡以保持循环血量十分重要。

（五）血浆 pH 值

正常人血浆的 pH 值为 7.35~7.45。血浆和红细胞中存在多个由弱酸与弱酸盐组成的缓冲对，其中最重要的是血浆中的 $NaHCO_3/H_2CO_3$，只要其值保持在 20，血浆的 pH 值就能维持相对稳定。在正常情况下，缓冲对能有效减轻进入血液的酸性或碱性物质对血浆 pH 值的影响，并通过肺和肾将体内过多的酸或碱排出体外，因此，血浆 pH 值的波动范围极小。在病理状况下，体内酸性或碱性物质产生过多不能及时排出，就会超过缓冲对的缓冲能力，机体将发生酸中毒或碱中毒，严重时可危及生命。

第二节 血细胞的形态和功能

一、红细胞

（一）红细胞的形态、数量和功能

1. 红细胞的形态

红细胞是血液中数量最多的细胞。正常的成熟红细胞无核，呈双凹圆碟形，直径为 7~8 μm，周边最厚处约为 2.5 μm，中央最薄处约为 1 μm。红细胞保持正常的双凹圆碟形需要消耗能量。成熟的红细胞无线粒体，糖酵解是其获得能量的唯一途径。红细胞从血浆中摄取葡萄糖，通过糖酵解产生 ATP，维持细胞膜上钠泵的活动，以保持红细胞内外 Na^+、K^+ 的正常分布以及细胞容积和双凹圆碟形的形态。

2. 红细胞的数量

凡血液中红细胞数量或血红蛋白浓度低于正常值下限者，称为贫血。据统计，我国正常成年男性的红细胞数量为 $(4.0~5.5)\times10^{12}/L$，血红蛋白浓度为 120~160 g/L；女性的红细胞数量为 $(3.5~5.0)\times10^{12}/L$，血红蛋白浓度为 110~150 g/L。红细胞数量和血红蛋白浓度不仅有性别差异，而且存在年龄差异。新生儿的红细胞数量可超过 $6.0\times10^{12}/L$，出生后数周内逐渐减少，且在整个儿童期都低于成人，直到青春期才接近成人水平。红细胞数量在儿童期无明显性别差异，青春期后因受雄激素的影响，男性的红细胞多于女性。

3. 红细胞的功能

红细胞的主要功能是运输 O_2 和 CO_2。血液中，约 98.5% 的 O_2 以氧合血红蛋白的形式存在；而 CO_2 则主要以碳酸氢盐（约占 88%）和氨基甲酰血红蛋白（约占 7%）的形式存在。此外，红细胞内含有多种缓冲对，如血红蛋白钾盐/血红蛋白等，因而具有缓冲酸碱的作用，它们与血浆缓冲对一起，共同维持血液的酸碱平衡。

（二）红细胞的生理特性

1. 红细胞可塑变形性

正常红细胞在外力作用下具有变形的能力或特性，称为红细胞可塑变形性。红细胞在全身血管中循环运行时，必须经过变形才能通过口径比它小的毛细血管和血窦孔隙。如果红细胞可塑变形性降低，红细胞在通过这些小血管时就有可能被挤破。红细胞可塑变形性受多个因素的影响：①红细胞表面积与体积的比值。比值越大，可塑变形性越大。这是因为正常红细胞呈双凹圆碟形，这种形态使之具有较大的表面积与体积的比值，因而其可塑变形性远大于异常情况下可能出现的球形红细胞。②红细胞的黏度。黏度越大，可塑变形性越小。当红细胞内血红蛋白变性或其浓度过高时，红细胞的黏度增大，可塑变形性减小。③红细胞膜的弹性。如衰老红细胞膜的弹性降低，也会使其可塑变形性降低。

2. 红细胞渗透脆性

红细胞在低渗盐溶液中发生膨胀破裂的特性称为红细胞渗透脆性。正常时，红细胞内液与血浆的渗透压基本相等。将红细胞置于与血浆等渗的 0.85% NaCl 溶液中，其形态与大小保持不变，如图 5-2（b）所示。若将红细胞置于高渗溶液中，在渗透压差的作用下，水渗出细胞，细胞皱缩，如图 5-2（c）所示。若将红细胞置于不同程度的低渗 NaCl 溶液中，在渗透压差的作用下，水进入红细胞，引起红细胞不同程度的膨胀，如图 5-2（a）所示；当 NaCl 溶液降至 0.42% 时，部分红细胞开始破裂溶血；当 NaCl 溶液降至 0.35% 时，则全部红细胞破裂溶血。这一现象说明，红细胞膜对低渗盐溶液有一定的抵抗力。红细胞渗透脆性越大，对低渗溶液的抵抗力越小，越容易破裂溶血。在生理情况下，衰老红细胞的渗透脆性较大，抵抗力较小；而新生红细胞的渗透脆性较小，抵抗力则较大。有些疾病可影响红细胞渗透脆性，如遗传性球形红细胞增多症病人的红细胞渗透脆性较大。因此，测定红细胞渗透脆性有助于诊断某些血液病。

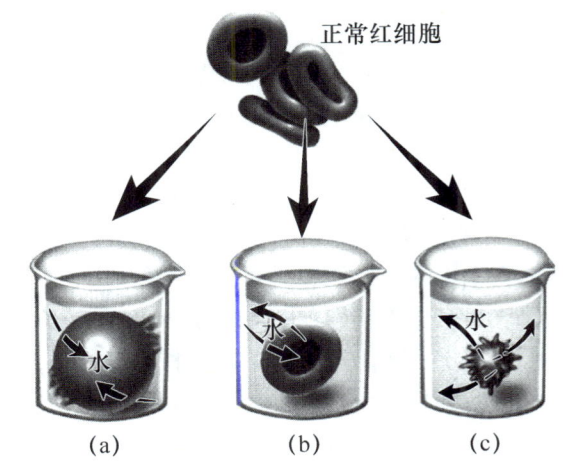

图 5-2 不同晶体渗透压溶液对红细胞形态的影响示意图
(a) 低渗溶液细胞膨胀；(b) 等渗溶液细胞正常；(c) 高渗溶液细胞皱缩

不同溶质的等渗溶液不一定都能使红细胞的体积和形态保持正常。例如，1.9% 的尿素溶液与血浆等渗，但红细胞置于其中很快发生溶血。这是因为尿素能够自由通过红细胞膜，不能使溶液保持与红细胞相等的渗透压。临床上常将能使悬浮于其中的红细胞保持正常体积和形状的溶液称为等张溶液。0.85% 的 NaCl 溶液既是等渗溶液，也是等张溶液；而 1.9% 的尿素溶液是等渗溶液，但不是等张溶液。

3. 红细胞悬浮稳定性

将加入抗凝剂处理的全血置于血沉管中垂直静置，红细胞因其比重较血浆大而呈下沉趋势，但下沉速度通常十分缓慢。红细胞能相对稳定地悬浮于血浆中的特性称为红细胞悬浮稳定性。这一特性可用红细胞沉降率来衡量。红细胞沉降率（ESR）简称血沉，是指红细胞在血沉管中于第 1 小时末下沉的距离。正常成年男性的红细胞沉降率为 0～15 mm/h，女性为 0～20 mm/h。血沉快表示悬浮稳定性小，反之则表示悬浮稳定性大。

如前所述，红细胞的双凹圆碟形能使红细胞具有较大的表面积/体积值，因此，红细胞与血浆之间的摩擦力也较大，红细胞下沉受到阻碍。当红细胞彼此以凹面相贴时，可叠连成红细胞团块，红细胞团块总表面积与总体积的比值较小，与血浆的摩擦力也较小，因而血沉加快。例如，发生风湿热和活动性肺结核时，血沉加快。研究表明，决定红细胞沉降快慢的因素不在于红细胞本身，而在于血浆成分的改变，其中白蛋白有利于提高悬浮稳定性，使红细胞下沉减慢；而球蛋白和纤维蛋白原可降低悬浮稳定性，使红细胞下沉加快。例如，妊娠和急性感染时，血浆中纤维蛋白原增多，血沉加快。

（三）红细胞的生成与破坏

1. 红细胞的生成

（1）红细胞生成的部位与基本过程　胚胎早期由卵黄囊造血；胚胎第 2 个月起，肝、脾及骨髓均能造血；出生后几乎完全依靠骨髓造血；约 18 岁以后，仅脊椎骨、髂骨、肋骨、胸骨、颅骨和长骨的近端骨骺处才有造血骨髓。红细胞起源于造血干细胞，造血干细胞具有自我复制和多向分化的能力。在造血骨髓中，造血干细胞首先分化成红系定向祖细胞，再经过原始红细胞、早幼红细胞、中幼红细胞、晚幼红细胞及网织红细胞等阶段，最终分化成熟为终末红细胞，并有规律地释放到循环血液中去。造血干细胞定居、增殖、分化和成熟的场所称为造血微环境。当机体受放射线或某些药物（抗癌药物、氯霉素）的作用时，造血微环境可发生改变，使骨髓造血功能受到抑制，引起红细胞生成减少，称为再生障碍性贫血。

（2）红细胞生成的原料　红细胞的主要成分是血红蛋白，血红蛋白（Hb）由珠蛋白和亚铁血红素组成，所以红细胞生成的主要原料是蛋白质和铁。铁的来源有两部分：一部分是从食物中摄取的"外源性铁"，一般为 1～2 mg/d；另一部分是红细胞破坏后释放出来的"内源性铁"，约 25 mg/d，大部分可供骨髓造血时重复利用。所以，正常成人铁的需求量很少，一般每天只需 0.5～1.0 mg，以补充胃肠道黏膜脱落以及胆汁、尿液和汗液中丢失的铁。各种慢性失血性疾病，铁摄入不足，胃肠道吸收障碍，儿童生长期，妇女月经、妊娠和哺乳期等对铁的需求量增加时，应考虑多供给含铁物质。上述任何原因造成机体缺铁时，可使幼红细胞中血红蛋白合成不足，生成减少，即缺铁性贫血；而且病人红细胞中血红蛋白量降低，循环血液中红细胞数目减少，细胞体积减小，因此也称小细胞性贫血。虽然蛋白质不足也可引起红细胞生成受阻，但红细胞可优先利用体内的氨基酸合成所需的蛋白质，故因单纯缺乏蛋白质而发生的贫血极为少见，但对贫血病人也应补充质量好的动物蛋白。

（3）影响红细胞成熟的因素　在红细胞早期生成和发育过程中，细胞需要经过多次分裂，在此期间需要不断合成新的 DNA。DNA 的合成必须有维生素 B_{12} 和叶酸作为辅助因子（合成核苷酸的辅酶）。当维生素 B_{12} 和叶酸缺乏时，DNA 合成障碍，细胞分裂次数减少，引起巨幼红细胞性贫血，特征是红细胞体积变大，但数量减少。维生素 B_{12} 主要存在于动物的肌肉和肝脏中，胃腺壁细胞分泌的内因子可以促进维生素 B_{12} 在回肠吸收。叶酸存在于肝脏、绿色蔬菜及多种水果中。食物中缺乏维生素 B_{12} 和叶酸，或胃大部切除及萎缩性胃炎，可造成体内维生素 B_{12} 不足而引起大细胞性贫血。

(4) 红细胞生成的调节　红系祖细胞在不同发育阶段的生长主要受以下物质的调节。

爆式促进激活物：爆式促进激活物是一种糖蛋白，可促使早期红系祖细胞从细胞周期的静息状态进入 DNA 合成期，从而促进早期红系祖细胞的增殖。

促红细胞生成素：促红细胞生成素是机体红细胞生成的主要调节物，也是一种糖蛋白，主要由肾脏产生，肝脏也能少量生成。促红细胞生成素主要促进晚期红系祖细胞的增殖，并向原红细胞分化；也加速幼红细胞的增殖和血红蛋白的合成，促进网织红细胞的成熟与释放；此外，还能促进早期红系祖细胞的增殖和分化。贫血时，血中血红蛋白减少，红细胞携氧能力降低，会导致组织缺氧。缺氧可促进肾脏合成和分泌促红细胞生成素，通过刺激红细胞的生成，改善组织缺氧。例如，肾脏氧供不足或肾血流量减少，肾实质严重破坏或肾脏切除，由于促红细胞生成素生成减少，可引起肾性贫血。

性激素：雄激素可直接刺激骨髓造血，加速幼红细胞合成 DNA 和血红蛋白，促进红细胞分裂增殖；也能促进肾脏和肝脏合成促红细胞生成素，从而使红细胞生成增多。雌激素则可降低红系祖细胞对促红细胞生成素的反应，抑制红细胞生成。两种不同的性激素对红细胞生成的不同作用是成年男性红细胞数量和血红蛋白含量高于女性的原因之一。

2. 红细胞的破坏

正常人红细胞的平均寿命约 120 天。每天有一定数量的衰老红细胞被破坏，也有相应数量的红细胞生成，因而红细胞数量保持相对稳定。衰老红细胞的变形能力弱、脆性大，难以通过微小的孔隙，因此容易滞留在脾和骨髓中被巨噬细胞吞噬，这个过程称为血管外破坏。以这种形式破坏的衰老红细胞约占红细胞被破坏总量的 90%。被吞噬的红细胞在巨噬细胞内被消化分解，释放出的氨基酸和铁可重新被利用，胆红素则排入胆汁，最终排出体外。其余约 10% 的衰老红细胞在血管内血流湍急处受机械冲击而遭破坏，这个过程称为血管内破坏。红细胞破坏后释出的血红蛋白与血浆中的触珠蛋白结合，然后被肝脏摄取，血红素经代谢释出铁而生成胆红素，后者由胆汁排出。当大量红细胞在血管内被破坏时，血浆中的血红蛋白数量将超出与触珠蛋白结合的数量，那些未与触珠蛋白结合的血红蛋白可从尿中排出，形成血红蛋白尿。

二、白细胞

(一) 白细胞的数量和分类

白细胞是一种无色、有核的细胞，在血液中通常呈球形。初生儿的白细胞数量较高，出生后 3 个月内快速降低，至青春期即与成人基本相同。正常成人的白细胞总数为 $(4.0 \sim 10.0) \times 10^9 / L$。白细胞数量存在明显的生理性波动，一日内，早晨较午后低；进食、疼痛、剧烈运动、情绪激动、分娩等情况下可升高。一般认为，低于 $4.0 \times 10^9/L$ 时称为白细胞减少；而高于 $10 \times 10^9/L$ 时称为白细胞增多，主要见于急性炎症，严重增多则可能是白血病。

白细胞可依其形态、功能和来源，分为粒细胞和无粒白细胞。粒细胞可根据其胞质颗粒的嗜色性分为中性粒细胞、嗜酸性粒细胞和嗜碱性粒细胞；无粒白细胞分为淋巴细胞和单核细胞。血液中各类白细胞的正常值见表 5-1。

表 5-1 白细胞的分类和正常值

名称		均值	百分比	主要功能
粒细胞	中性粒细胞	$4.5 \times 10^9/L$	50%~70%	吞噬细菌与坏死细胞
	嗜酸性粒细胞	$0.1 \times 10^9/L$	0.5%~5%	抑制组胺释放
	嗜碱性粒细胞	$0.025 \times 10^9/L$	0~1%	释放组胺与肝素
无粒白细胞	淋巴细胞	$1.8 \times 10^9/L$	20%~40%	参与特异性免疫
	单核细胞	$0.45 \times 10^9/L$	3%~8%	吞噬细菌与衰老的红细胞

正常人的白细胞总数及分类计数都是相对稳定的。血管内的粒细胞大约只有一半随血液循环流动，称为循环粒细胞；另一半则贴靠在血管壁上，称为边缘粒细胞。这两部分可以相互交换，保持动态平衡。临床常规检查白细胞总数，仅仅反映循环粒细胞的数量。运动、进食、疼痛、情绪激动及妊娠、分娩时，边缘粒细胞可转为循环粒细胞，使得血中粒细胞的总数明显增加，最高可达 $34 \times 10^9/L$。

（二）白细胞的功能

白细胞参与机体的防御功能，这与白细胞的变形、游走、趋化和吞噬等特性有关。除淋巴细胞外，其余白细胞都能做变形运动。白细胞通过变形运动穿过血管壁进入组织的过程称为白细胞渗出。白细胞还具有朝向某些化学物质运动的特性，称为趋化性。能吸引白细胞发生定向运动的化学物质称为趋化因子，包括细菌及其毒素、人体细胞的降解产物及抗原-抗体复合物等。白细胞按照趋化因子的浓度梯度游走到炎症部位，伸出伪足将细菌等异物包围并吞入细胞内的作用，称为吞噬。白细胞的吞噬具有选择性。正常的细胞不易被吞噬，而坏死的组织碎片和外源性颗粒则易被吞噬。各种白细胞的具体功能分述如下。

1. 中性粒细胞

中性粒细胞是体内主要的吞噬细胞，能吞噬衰老的红细胞、坏死的组织碎片、进入体内的病原微生物及其他异物，特别是引起组织发生急性化脓的细菌。白细胞在机体内起抵御感染的第一防线作用。

当细菌入侵机体时，中性粒细胞在趋化因子的作用下，能迅速穿过毛细血管壁，游走到炎症部位吞噬细菌。吞噬的基本过程为：①中性粒细胞识别并黏着细菌；②伸出伪足或细胞膜凹陷，包围细菌，形成吞噬体；③吞噬体与胞内的溶酶体融合，形成吞噬溶酶体，溶酶体释放溶酶体酶，分解被吞入的细菌。当吞噬数十个细菌后，中性粒细胞自身解体，释放出多种酶，溶解周围的组织而形成脓液。通过以上作用，中性粒细胞能将入侵的细菌包围在局部组织，防止病原微生物在体内扩散。因此，当血液中的中性粒细胞减少时，发生感染的危险性将大大增加。中性粒细胞数减少到 $1\times10^9/L$ 时，机体抵抗力明显降低，极易发生感染。机体出现炎症时，由于炎症产物的作用，骨髓内储存的中性粒细胞被大量释放，使循环血液中的中性粒细胞数目显著增高，以利于增强机体抵抗入侵细菌的能力。

2. 嗜碱性粒细胞

嗜碱性粒细胞与组织中的肥大细胞相似，胞质内的嗜碱性颗粒含有组胺、肝素、嗜酸性粒细胞趋化因子 A 和过敏性慢反应物质等多种生物活性物质。其中，组胺和过敏性慢反应物质能增加毛细血管通透性，引起局部充血水肿，也能收缩支气管平滑肌，引起荨麻疹、哮喘等过敏反应症状；嗜酸性粒细胞趋化因子 A 可吸引嗜酸性粒细胞聚集于嗜碱性粒细胞周围，以限制嗜碱性粒细胞在过敏反应中的作用。肝素具有抗凝血作用，使血管保持通畅，有利于吞噬细胞快速到达细菌入侵部位。

3. 嗜酸性粒细胞

嗜酸性粒细胞虽有较弱的吞噬能力，但基本上无杀菌作用，其主要功能是：①限制嗜碱性粒细胞和肥大细胞在速发型过敏反应中的作用。当嗜碱性粒细胞被激活时会释放趋化因子，使嗜酸性粒细胞聚集于它们周围，抑制其合成和释放生物活性物质，也可吞噬它们已释出的颗粒物质，还能释放组胺酶等破坏组胺和其他活性物质。②参与对蠕虫的免疫反应。嗜酸性粒细胞可通过免疫反应黏着于蠕虫，并释放胞质内嗜酸性颗粒中所含的碱性蛋白和过氧化物酶等损伤蠕虫体。机体发生过敏反应或寄生虫感染时，嗜酸性粒细胞常增多。

4. 单核细胞

单核细胞具有较强的变形运动和吞噬能力。由骨髓进入血液的单核细胞属于未成熟细胞，它们在血液中停留 2～3 天后即渗入组织，进一步发育成为巨噬细胞。单核细胞的趋化迁移速度较中性粒细胞慢，循环血液和骨髓中储存的单核细胞数目较少，因此要在炎症较晚期才能在感染部位见到单核细胞。巨噬细胞体积大，溶酶颗粒多，吞噬能力明显增强，可吞噬较大的细菌和颗粒，其吞噬细菌的数量可达中性粒细胞的 5 倍。巨噬细胞的主要功能有：①吞噬并杀灭外来病原微生物；②参与特异性免疫应答的诱导和调节；③已被激活的单核-巨噬细胞可合成、释放多种细胞因子，参与其他细胞生长的调控。

5. 淋巴细胞

淋巴细胞参与机体的特异性免疫反应。淋巴细胞可分为 T 细胞和 B 细胞。T 细胞主要参与细胞免疫，B 细胞主要参与体液免疫。

三、血小板

（一）血小板的形态与数量

血小板是从骨髓中成熟的巨核细胞脱落下来的小块无核胞质，直径为 2～3 μm。血小板呈双面微凸的圆盘状，当血小板受刺激或与玻片相接触时，可伸出伪足，呈不规则形。电镜下可见，血小板内含有 α 颗粒、致密体等血小板储存颗粒。

正常成人的血液中血小板数量为 $(100\sim300)\times10^9/L$。正常血小板计数可有 6%～10%

的变动范围，通常午后较清晨高，冬季较春季高，进餐、运动时血小板数量增加；女性月经期血小板数量减少，妊娠期增加。当血小板数量超过 $1\,000 \times 10^9/L$ 时称为血小板过多，易发生血栓；而低于 $50 \times 10^9/L$ 时则称为血小板减少，可产生出血倾向。

（二）血小板的生理特性

1. 黏附

血小板与非血小板表面的黏着称为血小板黏附。当血管内皮细胞受损时，内皮下胶原纤维暴露，血浆 vWF（冯·维勒布兰德）因子即与胶原纤维结合，引起 vWF 变构，然后血小板膜上的糖蛋白与变构的 vWF 结合，从而使血小板黏附于胶原纤维上。这是血小板开始发挥作用的第一步。

2. 聚集

血小板与血小板的相互黏着称为血小板聚集。血小板聚集有两个时相。第一聚集时相由受损组织细胞释放的 ADP 所引起。这一时相的聚集是可逆的，发生迅速，解聚也很迅速。第二聚集时相则由血小板释放的 ADP 所引起。这一时相的聚集是不可逆的，发生较为缓慢。此外，血小板还释放血栓烷 A_2（TXA_2），而血管内皮则产生前列环素（PGI_2）。前者具有强烈的聚集血小板和缩血管作用，后者的作用则相反，二者保持动态平衡。

3. 释放

血小板受刺激后可将储存于致密体、α 颗粒或溶酶体中的物质排出，这一现象称为血小板释放。血小板释放的主要物质有 ADP、ATP、5-羟色胺、Ca^{2+}、TXA_2、纤维蛋白原、血小板因子和血小板源生长因子等。血小板内并不储存 TXA_2，它是临时合成和即时释放的。这些被释放的物质可进一步促进血小板的活化和聚集，加速止血过程。

4. 收缩

血小板内存在类似肌肉的收缩蛋白系统，包括肌动蛋白、肌球蛋白、微管和各种相关蛋白，因而可发生血小板收缩。血小板收缩由胞质内 Ca^{2+} 浓度增高而触发。当血凝块中的血小板发生收缩时，可使血块回缩而形成坚固的止血栓，堵住出血口。

5. 吸附

血小板的磷脂表面能吸附多种凝血因子（凝血因子Ⅰ、凝血因子Ⅴ、凝血因子Ⅺ、凝血因子ⅩⅢ等），这一作用称为血小板吸附。血管的内皮破损时，血小板在破损局部黏附和聚集，因而能吸附大量凝血因子，使局部凝血因子的浓度明显升高，有利于血液凝固和生理性止血。

（三）血小板的功能

血小板的功能主要在于防止血管内血液的流失。平时，血小板能随时填补血管壁上由于内皮细胞脱落而留下的空隙，并能融合于血管内皮细胞，对血管内皮的修复、保持血管壁的完整性及正常通透性具有重要作用。当血管壁受损而引起出血时，血小板则可通过发挥其黏附、聚集、释放、收缩和吸附等生理特性，参与机体的生理性止血和凝血过程。所以，血小板的减少会影响生理性止血和凝血功能。当血小板低于 $50 \times 10^9/L$ 时，可产生出血倾向，甚至出现自发性出血性紫癜。

第三节　生理性止血和血液凝固

一、生理性止血

正常情况下，小血管破损所引起的出血可在几分钟内自行停止，这种现象称为生理性止血。用针刺破耳垂或指尖，自出血开始到出血自然停止的这段时间称为出血时间。正常人的出血时间为1～3分钟。出血时间在临床上常用以了解生理性止血功能是否正常。生理性止血包括血管收缩、血小板止血栓的形成和血液凝固三个基本过程。这三个过程中都有血小板的参与，因而，血小板在生理性止血过程中居于中心地位。血小板减少时出血时间将延长。

（一）血管收缩

血管受损后首先出现局部血管收缩，使局部血流减少，但持续时间很短。若破口不大，通过血管收缩，破口即可封闭，起到暂时止血的作用。引起血管收缩的主要原因有：①血管损伤刺激引起血管反射性收缩；②血管壁损伤引起局部血管肌源性收缩；③黏附于损伤处的血小板释放5-羟色胺、TXA_2等收缩血管的物质。

（二）血小板止血栓的形成

血管内皮损伤暴露出内皮下胶原，少量血小板即黏附于胶原纤维上，同时血小板活化并释出内源性ADP及TXA_2。于是，血液中的血小板不断发生黏附和聚集，形成血小板止血栓填塞伤口，起到初步止血的作用。

（三）血液凝固

血管内皮破损可触发血液凝固，在创口处迅速形成凝血块，与纤维蛋白交织成网，以加固止血栓。最后，局部纤维组织增生，并长入血凝块，达到永久性止血。

生理性止血的三个过程相继发生并相互重叠、相互促进，使生理性止血能及时而快速地进行。

二、血液凝固

血液凝固是指血液由流动的液体状态变成不能流动的凝胶状态的过程，简称血凝。血凝的本质是血浆中的可溶性纤维蛋白原转变为不溶性的纤维蛋白，它们交织成网，并将血细胞和血液的其他成分网罗其中，形成血凝块。

（一）凝血因子

血浆与组织中直接参与血液凝固的物质，称为凝血因子。目前，已知的凝血因子主要有14种。按照发现的先后，国际上用罗马数字命名的有12个因子（表5-2），即凝血因子Ⅰ～凝血因子ⅩⅢ（简称FⅠ～FⅩⅢ）。其中，FⅥ是血清中活化的FⅤ（FV_a，右下角加a表示活化型），已不再视作一个独立的凝血因子。此外，还有前激肽释放酶、高分子激肽原等。

表 5-2 按国际命名法编号的凝血因子

编号	同义名	编号	同义名
F I	纤维蛋白原	F VIII	抗血友病因子
F II	凝血酶原	F IX	血浆凝血活酶
F III	组织因子	F X	Stuart-Prower 因子
F IV	Ca^{2+}	F XI	血浆凝血活酶前质
F V	前加速素易变因子	F XII	接触因子或 Hageman 因子
F VII	前转变素稳定因子	F XIII	纤维蛋白稳定因子

凝血因子中，除 F IV 是 Ca^{2+} 外，其余均为蛋白质，其中 F II、F VII、F IX、F X、F XI、F XII、F XIII 和前激肽释放酶都是丝氨酸蛋白酶，都以酶原的形式存在，活化后能对特定的肽链进行有限水解。除 F III 分布于组织外，其余都存在于血浆中，且多数由肝脏合成。F II、F VII、F IX、F X 的合成需要维生素 K 的参与。因此，肝功能损害（失代偿性肝硬化和晚期肝癌等）或维生素 K 缺乏（长期低脂饮食、胆道疾病等引起的维生素 K 吸收不良）均可引起多种凝血因子缺乏，导致凝血功能障碍。此外，遗传缺陷也可导致某种凝血因子缺乏，如甲、乙、丙型血友病分别由 F VIII、F IX 和 F XI 缺乏所引起。

（二）血液凝固过程

凝血过程可分为三个基本步骤（图 5-3）：凝血酶原酶激活物的形成；凝血酶原的激活；纤维蛋白的生成。

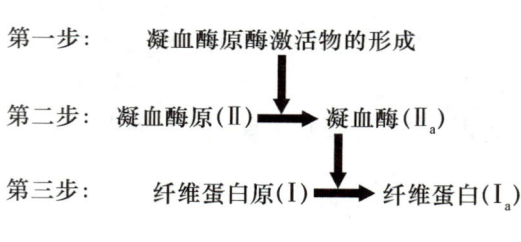

图 5-3 凝血过程的三个基本步骤

1. 凝血酶原酶激活物的形成

凝血酶原酶激活物由 FX_a 和 FV 通过 Ca^{2+} 的连接与活化的血小板磷脂表面结合而形成，其形成可通过内源性和外源性两条凝血途径实现（图 5-4）。内源性和外源性两条凝血途径的区别在于启动方式、FX 的激活过程和参与的凝血因子不同。但两条途径中的某些凝血因子可以相互激活，所以两条途径密切联系。

（1）内源性凝血途径 由 F XII 启动，因参与凝血过程的因子全部来自血浆而得名。

（2）外源性凝血途径 由 F III 暴露于血液中而启动，这一途径因 F III 来自血液之外而得名。

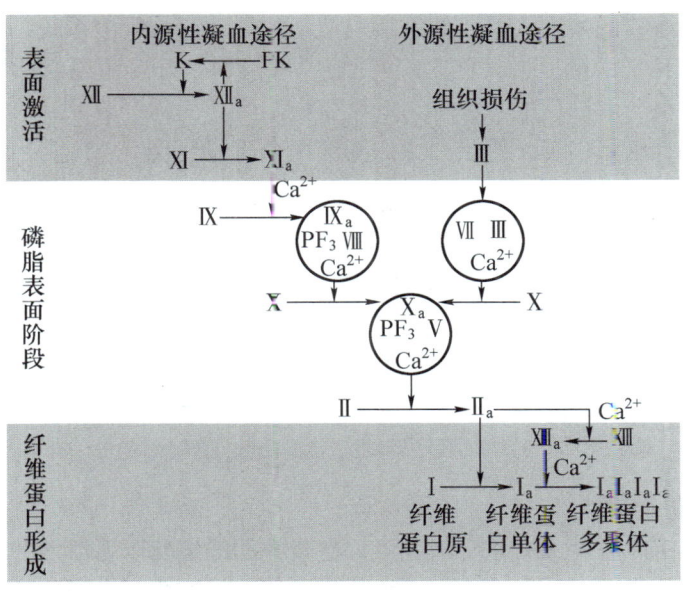

PF$_3$—血小板因子3；FK—前激肽释放酶；K—激肽释放酶。

图 5-4 凝血过程的示意图

2. 凝血酶原的激活和纤维蛋白的生成

凝血酶原（FⅡ）在凝血酶原酶激活物的作用下激活成为凝血酶（FⅡ$_a$）。凝血酶原酶激活物中的 FV 能使 FX$_a$ 激活 FⅡ 的速度提高 10 000 倍，从而大大加快凝血的过程。FⅡ$_a$ 生成后，可迅速催化血浆中的纤维蛋白原（FⅠ）形成纤维蛋白（FⅠ$_a$）单体。FⅡ$_a$ 还能激活 FXⅢ 为 FXⅢ$_a$，后者在 Ca^{2+} 作用下，使 FⅠ$_a$ 单体相互聚合，形成不溶于水的 FⅠ$_a$ 多聚体凝块。纤维多聚体交织成网，将血细胞网罗其中而形成凝血块。

目前认为，外源性凝血途径生成的 FⅡ$_a$ 量虽然不多，但在生理性凝血的启动中起关键作用，而且 FⅦ-FⅢ 复合物能有效地激活 FIX 为 FIX$_a$，因而外源性凝血途径有激活和加速内源性凝血途径的作用；而内源性凝血途径则在凝血反应的维持和巩固中起重要作用。所以，两条凝血途径不能截然分开。由于 FⅢ 镶嵌在细胞膜上，且为生理性凝血的启动物，因而有利于使生理性凝血反应局限于受损血管的局部。此外，血液凝固是一个复杂的酶促反应过程，某些环节还存在正反馈，一旦触发就会迅速连续进行，并且越来越快，直到完成全过程。同时，Ca^{2+} 作为一个重要的凝血因子，参与凝血过程的多个环节。

将静脉血放入玻璃试管中，自采血开始到血液凝固所需的时间称为凝血时间，正常人为 4~12 分钟，主要反映自被异物表面（玻璃）激活至纤维蛋白形成所需的时间。血液凝固后 1~2 小时，血凝块发生回缩并释出淡黄色的液体，即血清。血清与血浆的区别在于，前者缺乏纤维蛋白原和少量凝血因子，但又增添了少量凝血时血小板释放出来的物质。

三、纤维蛋白溶解系统

在生理状态下，小血管损伤后所形成的止血栓在完成止血使命后将逐步溶解，以保持血管的畅通无阻。止血栓的溶解依赖于纤维蛋白溶解系统，简称纤溶系统。纤溶系统包括纤维蛋白溶解酶原（简称纤溶酶原，又称血浆素原）、纤溶酶、纤溶酶原激活物和纤溶抑制物四种成分。纤维蛋白被分解液化的过程称为纤维蛋白溶解，简称纤溶。纤溶的基本过程可分为纤溶酶原的激活和纤维蛋白及纤维蛋白原的降解两个阶段（图5-5）。

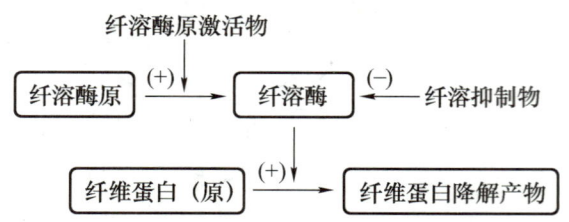

图5-5　纤维蛋白溶解系统激活和抑制的示意图

（一）纤溶酶原的激活

纤溶酶原主要由肝脏生成。正常情况下，血浆中的纤溶酶以无活性的酶原形式存在，须在纤溶酶原激活物的作用下被激活为有活性的纤溶酶。纤溶酶原激活物按其分布位置的不同可分为组织型纤溶酶原激活物（主要由血管内皮细胞产生）、尿激酶型纤溶酶原激活物（主要由肾小管、集合管上皮细胞产生）和激肽释放酶等。前两者较为重要。

当FⅫ启动内源性凝血系统时，通过对激肽释放酶的激活，纤溶系统也被激活，从而使凝血与纤溶互相配合并保持平衡。目前，尿激酶型和组织型纤溶酶原激活物等已被用作溶血栓药物来治疗栓塞性疾病，如心肌梗死、脑栓塞等。

（二）纤维蛋白与纤维蛋白原的降解

在纤溶酶作用下，纤维蛋白或纤维蛋白原分子可被分解成许多可溶性小肽，称为纤维蛋白降解产物，它们一般不再凝固，其中部分小肽还具有抗凝血作用。

（三）纤溶抑制物

血中的纤溶抑制物主要有纤溶酶原激活物抑制物-1和α_2抗纤溶酶。前者主要由血管内皮细胞产生，能与组织型纤溶酶原激活物和尿激酶结合并使之灭活；后者主要由肝脏产生，是一种α球蛋白，能与纤溶酶结合并形成复合物而抑制纤溶酶的活性。纤溶抑制物的作用是使血凝块得以保留，在一定时间内维持止血状态，并防止纤溶过程的弥散化。

凝血与纤溶两个功能系统既对立又统一，二者的功能活动保持动态平衡。这样，既能使机体实现有效的止血，又可防止血块堵塞血管，从而维持血液的正常流动。

练习题

一、名词解释

1. 全血　2. 血浆　3. 血清　4. 血细胞比容　5. 等渗溶液　6. 血沉　7. 红细胞渗透脆性　8. 溶血　9. 血液凝固　10. 凝血因子　11. 生理性止血　12. 红细胞叠连

二、简答题

1. 简述血浆蛋白的种类及其生理功能。
2. 临床上给病人大量输液时，为什么不能用蒸馏水？
3. 血浆晶体渗透压、胶体渗透压各有何生理意义？为什么？
4. 简述血液凝固的基本过程。
5. 血清与血浆的区别是什么？怎样取得血清和血浆？
6. 测定血沉的意义是什么？
7. 血浆蛋白的主要生理功能有哪些？
8. 血凝过程分为哪两条途径？二者的主要区别是什么？
9. 红细胞的正常值是多少？有哪些生理功能？红细胞的生成原料和影响因素有哪些？
10. 简述血小板的生理特性及其在生理性止血过程中的作用。

第六章

循环系统的结构与功能

> **学习目标**
>
> **掌握：**
> 循环系统的组成；心的位置、外形，心内各腔形态结构及心传导系统的构成和功能；肝门静脉的组成和主要属支；心肌生物电活动的特点及其形成机制；心肌的电生理特性及其影响因素；心脏的泵血过程和心排血量的调节；动脉血压的形成及其影响因素；心血管活动的调节。
>
> **了解：**
> 微循环的组成及功能特点；冠状动脉循环的特点；全身主要浅静脉名称及其位置；静脉血压、静脉回心血量及其影响因素。

循环系统是人体内一系列密闭而连续的管道系统，包括心血管系统和淋巴系统两部分。心血管系统中流动着血液；淋巴系统中流动着淋巴，淋巴最终也注入心血管系统。循环系统的主要功能是不断地把消化器官吸收的营养物质和肺吸收的氧气以及内分泌器官分泌的激素等运送到全身各器官和组织，供其新陈代谢之用；同时，又将各器官和组织的代谢产物，如二氧化碳和尿素等运送到肺、肾和皮肤等器官排出体外，以保证人体生理活动的正常进行。

第一节 循环系统的结构

循环系统包括心血管系统和淋巴系统。

心血管系统由心、动脉、静脉和毛细血管组成。心是血液循环的动力器官，分为左、右心房和左、右心室四个腔。动脉是从心室发出运送血液到全身各器官的血管。动脉在行程中不断分支，越分越细，最后延续为毛细血管。静脉是从毛细血管引导血液回流至心房的血管。毛细血管是连于小动脉和小静脉之间的细小血管，相互连接成毛细血管网，血液在此处与组织和细胞进行物质交换。

血液由心室射出，经动脉、毛细血管和静脉又回到心房。血液在心血管系统中按一定方向周而复始地流动，称血液循环。根据循环路径不同，血液循环可分为体循环和肺循环（图6-1）。

体循环（大循环）途径：左心室→主动脉→各级动脉分支→毛细血管→各级静脉→右心房。

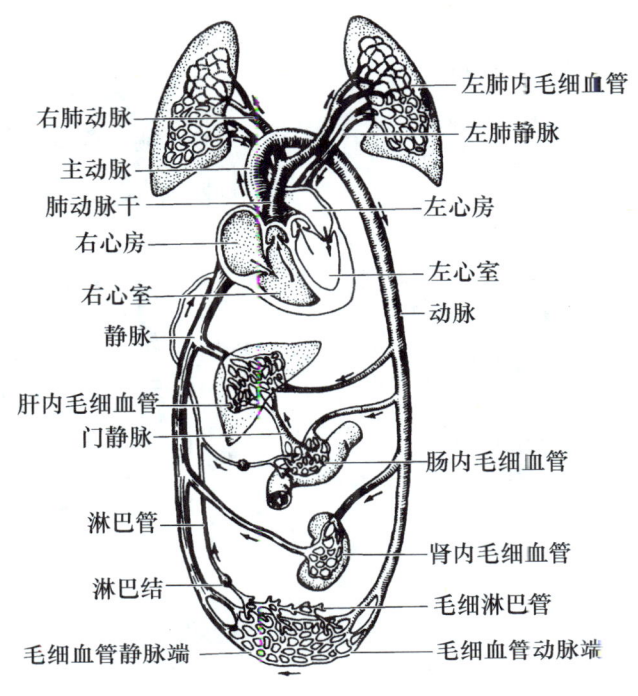

图 6-1 血液循环示意图

肺循环（小循环）途径：右心室→肺动脉干→左、右肺动脉及其分支→肺泡毛细血管→肺静脉→左心房。

一、心

心是中空的肌性器官，主要由心肌构成，心有节律的搏动，推动血液循环。

（一）心的位置、外形和构造

心位于胸腔的中纵隔内，周围包有心包，约 2/3 在身体中线左侧，1/3 在中线右侧。心的前面与胸骨体下半和左侧第 4～5 肋软骨相邻。心的两侧为纵隔胸膜；后方邻食管、迷走神经及胸主动脉；下方贴膈；上方连有出入心的大血管。心似前后略扁的倒置圆锥体，相当于本人拳头大小。心有心底、心尖，前、下两个面和三条沟（图 6-2、图 6-3）。心底朝向右后上方，与出入心的大血管干相连。心尖朝向左前下方，由左心室构成，体表位置在左侧第 5 肋间隙、左锁骨中线内侧 1～2 cm 处。活体在此处可摸到心尖的搏动。心的前面又称胸肋面，大部分由右心房和右心室构成，小部分由左心耳和左心室构成。心的下面又称膈面，贴于膈上，由左、右心室构成。

心的表面有三条沟：近心底处，有一几乎呈环形的冠状沟，是心房与心室在心表面的分界标志；在胸肋面和膈面上，各有一条自冠状沟向下至心尖切迹的纵沟，分别称前室间沟和后室间沟，是左、右心室在心表面的分界标志。上述三条浅沟中均有心的血管行经及脂肪组织填充。

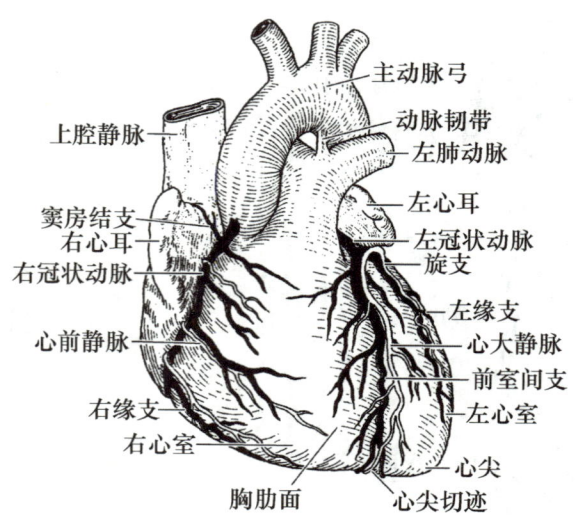

图6-2 心的外形与血管（前面）模式图

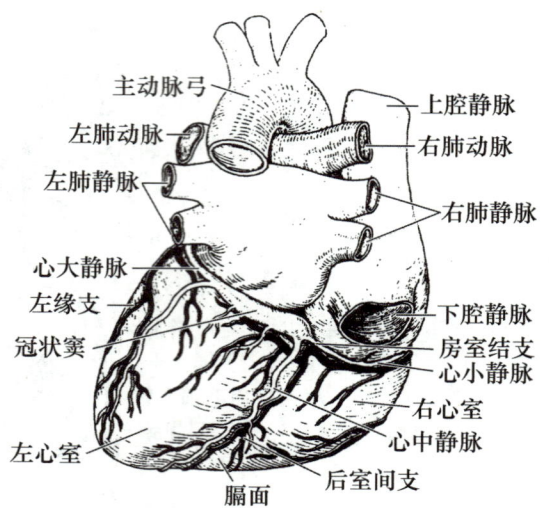

图6-3 心的外形与血管（后下面）模式图

心壁由心内膜、心肌层、心外膜三层组成。心内膜是衬于心房和心室内面的一层光滑的薄膜，与血管内膜相延续。在房室口和动脉口处，心内膜折叠形成心瓣膜。心肌层主要由心肌纤维构成。心室肌层比心房肌层厚，左心室肌比右心室肌厚，这与心各部的功能相适应。心外膜是心表面一层光滑的浆膜，是浆膜性心包的脏层。

（二）心腔

心有左心房、左心室和右心房、右心室四个腔。心的内腔被纵行的房间隔和室间隔分为左、右两半。每半心又各分为上部的心房和下部的心室。每侧心房和心室间有房室口相通，正常时左半心和右半心互不相通。右半心运行静脉血，左半心运行动脉血。

1. 右心房

右心房的入口有上腔静脉口、下腔静脉口和冠状窦口，分别引导人体上半身、下半身和心本身的静脉血回流入右心房。右心房的出口为右房室口，下通右心室。在房间隔右侧面下部有一浅窝，称卵圆窝，是胎儿时期卵圆孔闭合后的遗迹（图6-4）。

2. 右心室

入口即右房室口。口周缘附有三个三角形的瓣膜，称三尖瓣（右房室瓣）。各瓣借腱索连于心室壁突入室腔的乳头肌上。当心室收缩时，血液的推动使三尖瓣对合而关闭房室口，由于乳头肌的收缩和腱索的牵拉，三尖瓣不致翻向右心房，以防止右心室的血液逆流回右心房。右心室的出口是肺动脉口，口周缘附有三片半月形的瓣膜，称肺动脉瓣。当心室舒张时，肺动脉瓣关闭，阻止血液逆流回右心室。

3. 左心房

左心房后部两侧各有两个入口，称肺静脉口，导入由肺流入心的动脉血。左心房的出口为左房室口，下通左心室。

4. 左心室

入口即左房室口，口的周缘附有两片瓣膜，叫二尖瓣，各瓣也借腱索与乳头肌相连。其功能与三尖瓣相似。当心室收缩时，二尖瓣关闭。左心室的出口为主动脉口，口的周缘也附有三个半月形瓣膜，称主动脉瓣。当左心室舒张时，主动脉瓣关闭，防止血液反流至左心室。

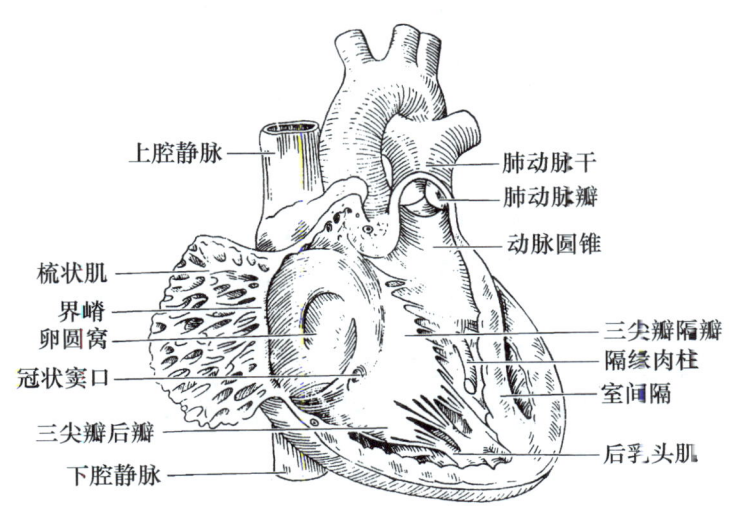

图6-4 右半心内部结构模式图

（三）心的传导系统

心的传导系统由特殊分化的心肌细胞构成，其功能是产生并传导冲动，维持心的正常节律性舒缩。心的传导系统包括窦房结（是心的正常起搏点）、房室结、房室束及其分出的左、右束支和浦肯野纤维网等。

心传导系统主要有三型细胞：起搏细胞（P细胞）存在于窦房结和房室结，是心肌兴奋的起搏点；移行细胞存在于窦房结和房室结周边与房室束，起冲动传导作用；浦肯野纤维组成房室束及其分支，能快速传导冲动至心肌。

（四）营养心的血管

营养心的动脉来自升主动脉发出的左、右冠状动脉（图6-2、图6-3）。左冠状动脉短而粗，分为前室间支和旋支。前室间支沿前室间沟下行至心尖，旋支沿冠状沟至心膈面，左冠状动脉主要分支分布于左心房、左心室、右室前壁的一部分和室间隔前2/3部。右冠状动脉沿冠状沟右行至膈面，沿途分支分布于右心房、右心室、室间隔的后1/3及左心室后壁一部分，此外还分支供应窦房结和房室结。冠状动脉或其分支发生阻塞，可引起心肌梗死、心律失常等。

心的静脉主要有心大静脉、心中静脉、心小静脉，最后汇入冠状窦，经过冠状窦口回流入右心房。

二、血管

(一) 血管的分类及其特点

血管分为动脉、静脉、毛细血管三类。

1. 动脉

动脉是运送血液离开心脏的血管,分成大动脉、中动脉、小动脉。大动脉通常指接近心的主动脉、头臂干、肺动脉干等。小动脉一般指管径在 1 mm 以下的动脉。30 μm 以下,称微动脉。中动脉介于大动脉和小动脉之间。动脉管壁由内膜、中膜、外膜三层构成(图6-5、图6-6)。

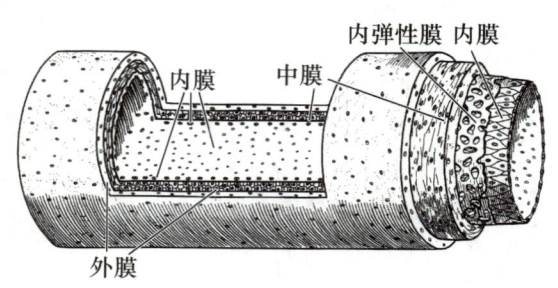

图6-5 血管一般结构模式图

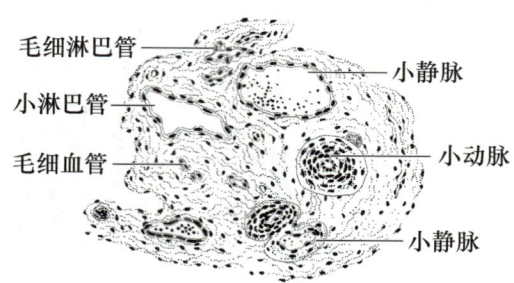

图6-6 小动脉、小静脉、毛细血管光镜模式图

内膜较薄,由内皮、内皮下层和内弹性膜构成,其中内皮下层为薄层结缔组织,内弹性膜由一至多层弹性纤维组成;中膜较厚,主要由环形平滑肌或弹性纤维、胶原纤维等构成,使动脉具有弹性和收缩性;外膜由结缔组织构成。

大动脉的中膜很厚,主要由弹性膜组成(图6-7),由于弹性大,故又称弹性动脉。中动脉管壁中膜主要由平滑肌组成,故又称肌性动脉。小动脉的中膜只有1~4层环形平滑肌,在神经、体液调节下收缩与舒张,改变管腔口径,影响局部的血流量和血流阻力,因而与维持血压有关,故又称外周阻力动脉。

2. 毛细血管

毛细血管连接于微动脉与微静脉之间,数目最多,分布最广,管径极细,只 8~10 μm。其管壁最薄,仅由一层内皮细胞和基膜构成,故通透性高,是血液与血管外组织液进行物质交换的场所(图6-6)。

3. 静脉

静脉是引导血液向心流动的血管,按其管径大小,也可分为大静脉、中静脉、小静脉。大静脉一般管径在 10 mm 以上,如上、下腔静脉,头臂静脉,颈内静脉。中静脉在 2~9 mm。小静脉在 2 mm 以下。按分布的部位划分,静脉可分为浅静脉和深静脉。浅静脉位于皮下,包括肘正中静脉、头静脉、大隐静脉、颈外静脉及头皮静脉等,常是注射、输液、抽血的常用静脉。深静脉常与同名动脉伴行,如股静脉、腋静脉、肾静脉等。深浅静脉借交通支互相连通。

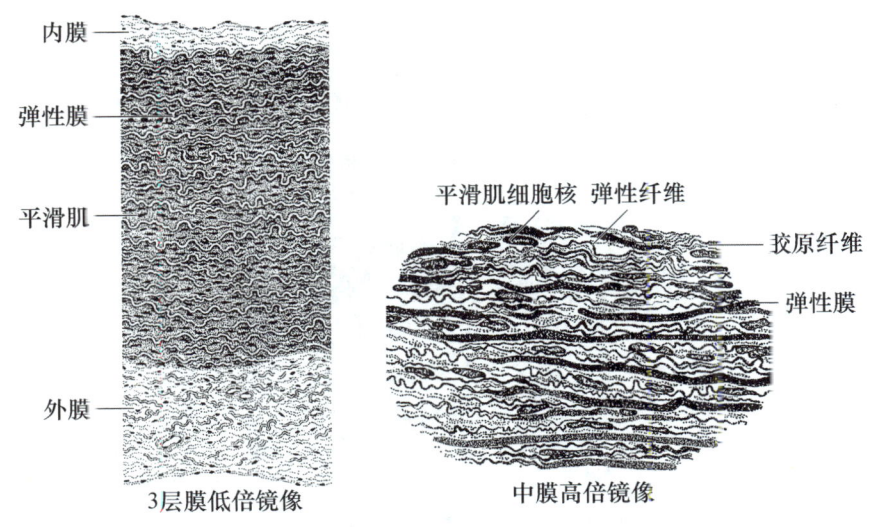

图 6-7 大动脉壁光镜像模式图

静脉与同行动脉相比,管腔较大,管壁较薄,可容血量较大,故称容量血管。静脉管壁也可分为内膜、中膜和外膜。中膜的弹性纤维及平滑肌均少,故收缩性和弹性均小。静脉内有静脉瓣,由静脉管壁内膜形成,薄而柔软,是形似袋口朝向心脏的半月状小袋。静脉瓣膜在血液顺流向心时开放,逆血流瓣膜关闭,是防止血液逆流的重要装置。

(二) 血管的分布

1. 肺循环的动脉

肺动脉干起自右心室的肺动脉口,短而粗,行至主动脉弓下方分为左、右肺动脉,分别经左、右肺门入左、右肺,在肺内反复分支,最后形成肺泡毛细血管。肺动脉内运行的是静脉血。

2. 体循环的动脉

主动脉是体循环的动脉主干。按其行程分为升主动脉、主动脉弓和降主动脉三段,降主动脉又以膈的主动脉裂孔为界,分为胸主动脉和腹主动脉。腹主动脉下行至第4腰椎体下缘处分为左、右髂总动脉(图6-8)。

主动脉弓的凸侧自右向左发出三大分支,依次为头臂干、左颈总动脉和左锁骨下动脉,头臂干分为右颈总动脉和右锁骨下动脉。

(1) 头颈部的动脉 主要来源于颈总动脉,部分起自锁骨下动脉。

颈总动脉:右侧发自头臂干,左侧起自主动脉弓。在甲状软骨上缘分为颈内动脉和颈外动脉。

在颈总动脉分为颈内动脉和颈外动脉的分叉的后壁上有一椭圆形小体,称颈动脉小球,为化学感受器。当血液中CO_2升高时,刺激化学感受器可反射性地引起呼吸加深、加快。颈内动脉起始处的膨大部,称颈动脉窦,窦壁上有压力感受器。当动脉血压升高时,刺激压力感受器可反射性地引起心跳减慢,血压下降。

颈内动脉：沿咽两侧上升到颅底经颈动脉管入颅腔，主要分布于脑和视器。

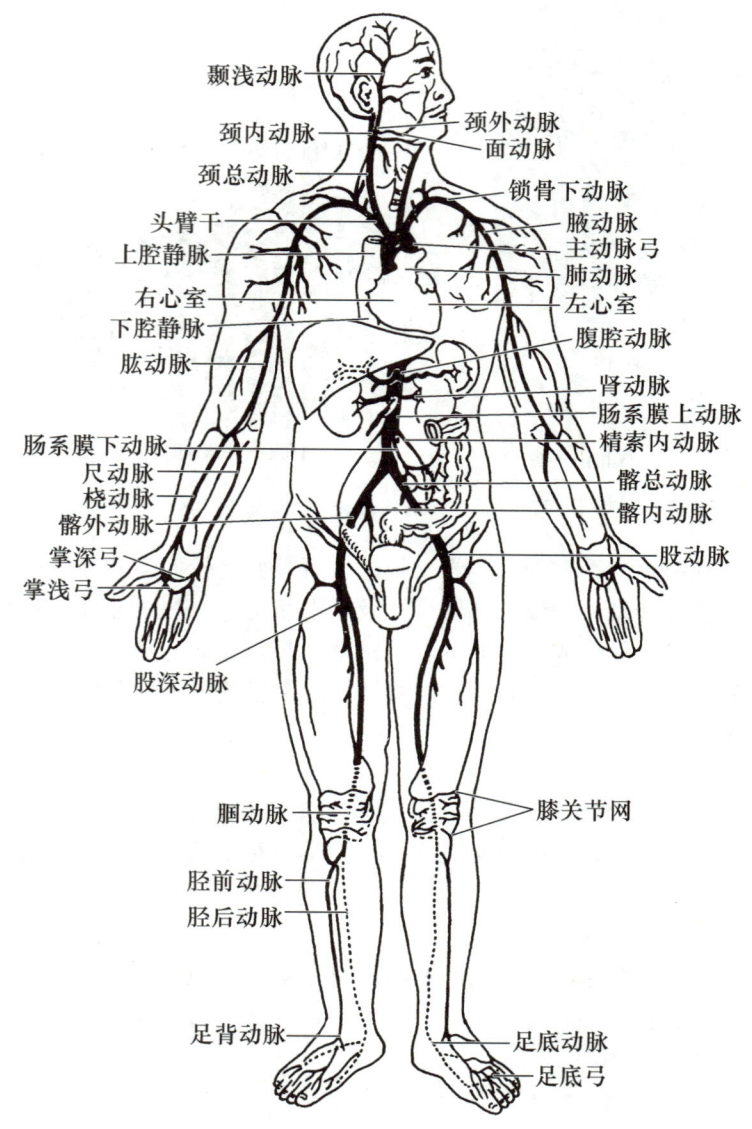

图6-8 全身动脉示意图

颈外动脉：主要分支有甲状腺上动脉、舌动脉、面动脉、颞浅动脉、上颌动脉，分布于相应区域。

锁骨下动脉：左侧起自主动脉弓，右侧起自头臂干。到第一肋外缘延续为腋动脉，主要分支有椎动脉、胸廓内动脉甲状颈干等。

（2）上肢的动脉 主要是锁骨下动脉分出的腋动脉、肱动脉、尺动脉和桡动脉。尺动脉末端与桡动脉掌浅支吻合成掌浅弓，桡动脉末端与尺动脉掌深支吻合成掌深弓。

(3) 胸部的动脉　胸主动脉（主动脉胸部），沿途分出脏支和壁支。脏支主要分布于食管、气管、支气管和心包等。壁支主要为肋间后动脉。

(4) 腹部的动脉　腹主动脉是腹部的动脉主干，其分支也有壁支和脏支两类。壁支分布于膈、腹后壁和脊髓等处。脏支主要分布于腹内脏器，主要有肾动脉、睾丸动脉（或卵巢动脉）腹腔干、肠系膜上动脉和肠系膜下动脉。

(5) 盆部的动脉　髂总动脉分为髂内、外动脉。髂内动脉是营养盆壁、盆腔脏器和会阴部的动脉干。髂外动脉越过腹股沟韧带延续为股动脉。

(6) 下肢的动脉　下肢的动脉主干有股动脉、腘动脉、胫前动脉和胫后动脉。

3. 肺循环的静脉

肺静脉左、右各两条，自肺门出肺注入左心房。肺静脉内运行的是动脉血（图6-1）。

4. 体循环的静脉

体循环的静脉起于毛细血管，逐渐汇合成较大静脉，最后经上、下腔静脉和冠状窦注入右心房。分浅、深两组，浅静脉行于皮下组织内，又名皮下静脉，不与动脉伴行，因位置表浅，临床上常作为静脉注射、输液和采血的部位。浅静脉最后注入深静脉。深静脉除少数大静脉外多数与动脉伴行，名称亦与伴行动脉基本相同，如与股动脉伴行的深静脉称为股静脉（图6-9）。

体循环的静脉分为上腔静脉系、下腔静脉系（含肝门静脉系）和心静脉系（心静脉系已在心的血管中叙述）。

上腔静脉系：由上腔静脉及其属支组成，收集头颈部、上肢和胸部（心除外）的静脉血，最后注入右心房（图6-9）。

上腔静脉：由左、右头臂静脉汇合而成，沿升主动脉右侧垂直下降，注入右心房。上腔静脉在注入右心房之前，有奇静脉汇入。

头臂静脉：左、右各一，由同侧颈内静脉和锁骨下静脉汇合而成。颈内静脉和锁骨下静脉汇合处的夹角称静脉角。头臂静脉主要收集头颈部和上肢的静脉血。

颈内静脉：于颅底颈静脉孔处续接乙状窦，主要收集颅内、面部和颈部的静脉血。颈内静脉的主要属支是面静脉和下颌后静脉（图6-9）。

面静脉：于眼内眦处起自内眦静脉，与面动脉伴行，下行至舌骨高度注入颈内静脉（图6-9）。面静脉通过内眦静脉经眼上、下静脉与颅内海绵窦相交通。

锁骨下静脉：为腋静脉的延续，自第一肋外缘向内至胸锁关节后方与颈内静脉汇合成头臂静脉。锁骨下静脉位置较固定，管腔较大，可作为静脉穿刺或长期置管输液的选择部位。

上肢的静脉：分深静脉和浅静脉两类。

上肢深静脉与同名动脉伴行，最后汇入腋静脉。

上肢浅静脉起于手背静脉网，有三条较为恒定的主干，即头静脉、贵要静脉和肘正中静脉（图6-9）。

头静脉：起于手背静脉网的桡侧，渐绕至前臂前面并沿其桡侧上行，通过肘窝继续沿肱二头肌外侧上行，经胸大肌三角肌间沟，穿锁胸筋膜注入腋静脉或锁骨下静脉。

贵要静脉：起于手背静脉网尺侧，沿前臂前面的尺侧上行，经过肘窝继续沿肱二头肌内

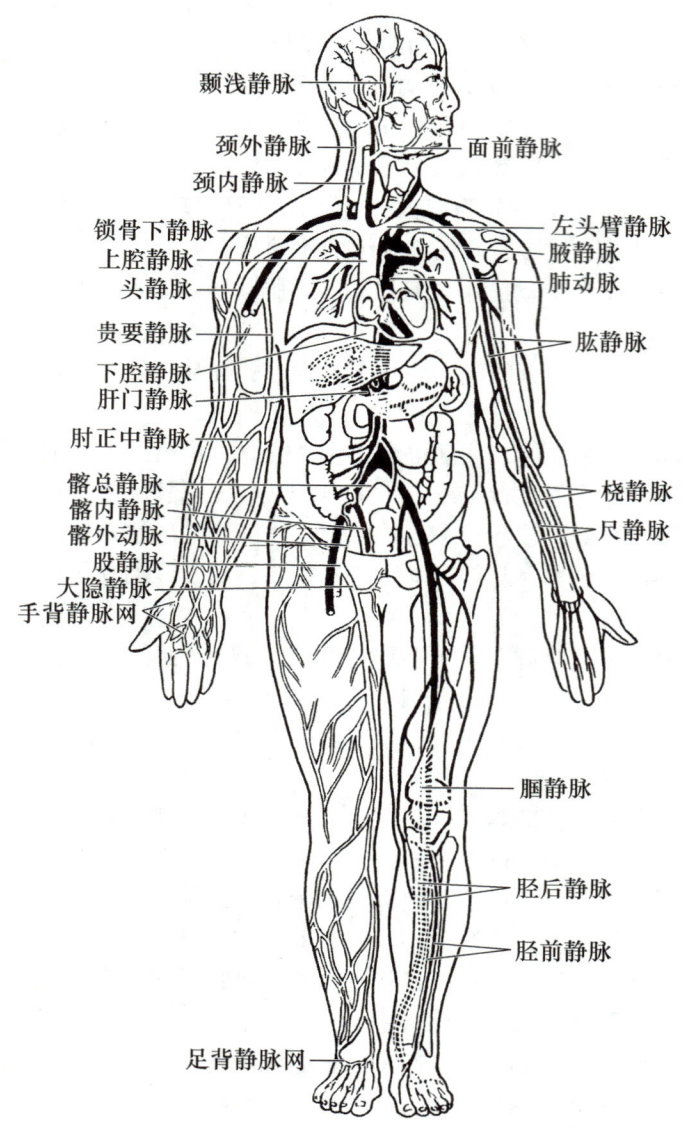

图6-9 全身静脉示意图

侧上行，在臂中部注入肱静脉。

肘正中静脉：位于肘窝部，是一条斜行短静脉干，连接于头静脉与贵要静脉之间。

临床上常通过上肢浅静脉进行采血、输液或静脉注射。

胸部的静脉：主要为奇静脉及其属支。

奇静脉：起于右腰升静脉、沿胸椎体右侧上升至第4胸椎高度，跨右肺根上方注入上腔静脉。奇静脉主要收集右肋间后静脉、食管静脉、支气管静脉等，左侧胸壁的静脉血则通过半奇静脉和副半奇静脉汇入奇静脉（图6-10）。

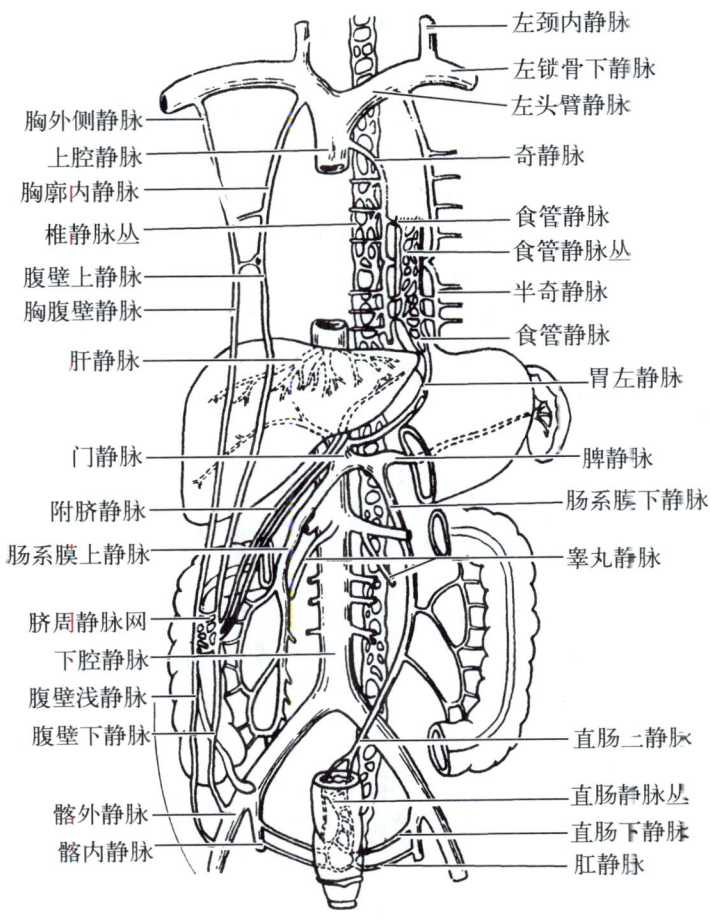

图 6-10 肝门静脉及其属支

下腔静脉系：主干是下腔静脉，它借各级属支收集下肢、盆部和腹部的静脉血，最后注入右心房。

下腔静脉：由左、右髂总静脉在第 4、5 腰椎间右前方汇合而成，沿腹主动脉右侧上行，穿膈的腔静脉孔入胸腔，注入右心房。

髂总静脉：由髂内静脉和髂外静脉汇合而成。

髂内静脉：收集盆腔脏器、盆壁、会阴和外生殖器的静脉血。

髂外静脉：是股静脉的直接延续，主要收集下肢的静脉血。

下肢的静脉分深静脉和浅静脉两类。

下肢深静脉与同名动脉伴行，最后汇入股静脉。

下肢浅静脉起于足背静脉弓，主要有大隐静脉和小隐静脉。下肢静脉曲张多发生于这两条静脉（图 6-9）。

大隐静脉：起于足背静脉弓内侧，经内踝前方，沿小腿、膝关节和大腿内侧上行，至腹股沟韧带下方注入股静脉。大隐静脉在内踝前方位置表浅，是静脉切开或穿刺的常用部位。

小隐静脉：起于足背静脉弓外侧，经外踝后方，沿小腿后面上行，至腘窝处注入腘静脉。

肝门静脉系：肝门静脉及其属支组成肝门静脉系，收集胰、脾、胆囊和胃以下消化管的静脉血。肝门静脉为一短干，在胰头后方由肠系膜上静脉与脾静脉合成，在肝十二指肠韧带内上行，经肝门入肝，在肝内反复分支最终注入肝血窦（图6-10）。肝门静脉的主要功能是将胃肠道吸收的营养物质输送到肝，在肝内进行合成和解毒。

肝门静脉有以下七条属支：肠系膜上静脉、脾静脉、肠系膜下静脉、胃左静脉、胃右静脉、附脐静脉和胆囊静脉。肝门静脉有两个主要特点：一是肝门静脉起端和止端均是毛细血管，肝门静脉一端起自腹腔内肝以外不成对脏器的毛细血管，另一端在肝内再不断分支形成毛细血管（肝血窦）；二是肝门静脉及其属支内没有静脉瓣，故当肝门静脉回流受阻（如肝硬化、门脉高压）时，血液可发生逆流。

肝门静脉系与上、下腔静脉系之间的吻合主要有三处。

食管静脉丛：肝门静脉系的胃左静脉的食管支与上腔静脉系的奇静脉和半奇静脉的食管支在食管壁内相互吻合，形成食管静脉丛。

直肠静脉丛：肝门静脉系的肠系膜下静脉的属支直肠上静脉与下腔静脉系的髂内静脉的属支直肠下静脉和肛静脉在直肠壁内相互吻合，形成直肠静脉丛。

脐周静脉网：肝门静脉系的附脐静脉与上、下腔静脉系的胸、腹壁静脉在脐周围的皮下组织内吻合成脐周静脉网。

肝门静脉血经这三处吻合回流入上、下腔静脉的途径形成肝门静脉的侧支循环（图6-10）。

正常情况下，肝门静脉与上、下腔静脉系的吻合支细小，血流量小。当肝门静脉血液回流受阻（如肝硬化引起的门脉高压）时，由于肝门静脉及其属支无静脉瓣，血液可经上述吻合支反流至上、下腔静脉，再回流入心。这种情况下，吻合支可逐渐扩大，引起食管静脉丛、直肠静脉丛和脐周静脉网的静脉曲张。如果在食管、直肠等处曲张的静脉破裂，则会出现呕血或便血。由于血流受阻，还可引起脾大和胃肠道淤血等。

三、淋巴系统

淋巴系统由淋巴管道、淋巴器官和淋巴组织组成。在淋巴管道内流动的无色透明液体称为淋巴。淋巴器官包括淋巴结和脾等。淋巴组织是含有大量淋巴细胞的网状结缔组织。

（一）淋巴管道

淋巴管道根据其结构和功能不同，可分为毛细淋巴管、淋巴管、淋巴干和淋巴导管（图6-11）。

1. 毛细淋巴管

毛细淋巴管以盲端起于组织间隙，彼此吻合成网。与毛细血管相比，毛细淋巴管的管径较粗，管壁较薄，通透性较大。一些不易通过毛细血管的大分子物质，如蛋白质、脂肪微粒、细菌、癌细胞等可进入毛细淋巴管内。

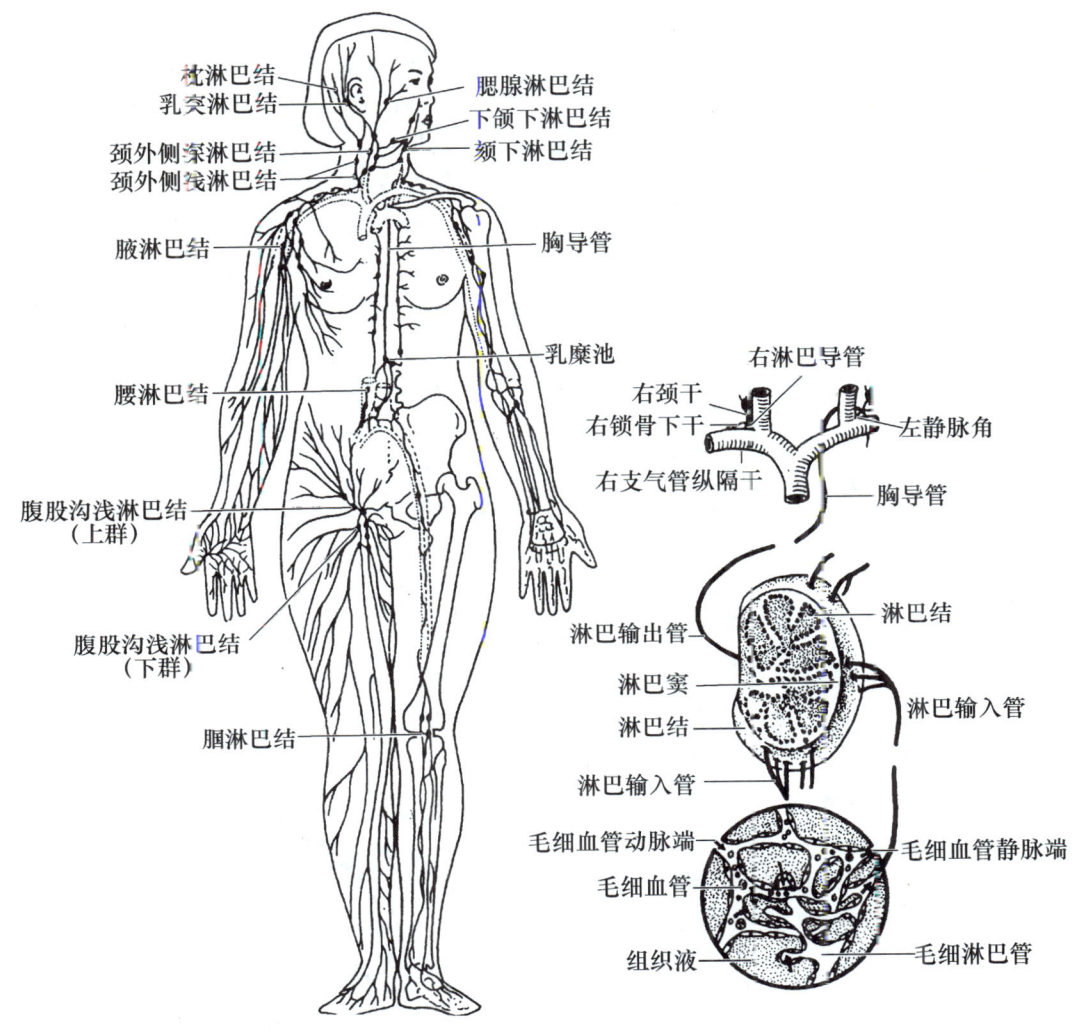

图 6-11 全身浅淋巴管和淋巴结分布示意图

2. 淋巴管

淋巴管由毛细淋巴管汇合而成。淋巴管在向心流动过程中，一般都经过一个或多个淋巴结。

3. 淋巴干

淋巴管通过一系列淋巴结后，汇合成较大的淋巴干。全身共有9条淋巴干，即左、右颈干，左、右锁骨下干，左、右支气管纵隔干，左、右腰干和一条肠干（图 6-12）。

4. 淋巴导管

9条淋巴干最后汇合成两条淋巴导管，即胸导管和右淋巴导管。胸导管起始部位于第1

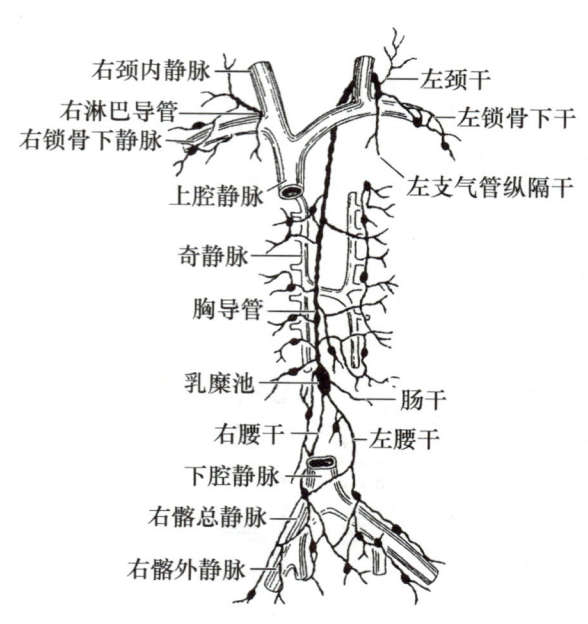

图 6-12 淋巴干和淋巴导管分布示意图

腰椎体前方，由左、右腰干和肠干汇合而成，其起始部多膨大，称乳糜池，胸导管沿脊柱前面上升，到左颈根部注入左静脉角，在注入左静脉角之前还接纳左颈干、左锁骨下干和左支气管纵隔干。因此，胸导管收集下半身和左上半身，即全身 3/4 区域的淋巴。右淋巴导管为一短干，长约 1.5 cm，由右颈干、右锁骨下干和右支气管纵隔干汇合而成，注入右静脉角。右淋巴导管收集右侧上半身，即人体右上 1/4 区域的淋巴。

（二）淋巴器官

淋巴器官包括胸腺、淋巴结、脾和扁桃体等。下面重点介绍淋巴结和脾。

1. 淋巴结

淋巴结为灰红色、质软的圆形或椭圆形小体，一侧较凸，有数条输入淋巴管进入，另一侧稍凹，与输出淋巴管相连（图 6-13）。淋巴结一般多沿血管成群分布，并接受从一定器官或部位回流的淋巴。因此，局部感染可引起相应淋巴结群的肿大或疼痛，癌细胞也常沿淋巴管转移，并可停留在淋巴结内，使其肿大。

淋巴结表面被覆由较致密的结缔组织构成的被膜。淋巴结实质分为皮质和髓质（图 6-13）。皮质位于被膜下方，由浅层皮质、副皮质区及皮质淋巴窦等构成。浅层皮质是邻近被膜处的淋巴组织，主要含 B 细胞，当受到抗原刺激后，可出现大量的淋巴小结，功能活跃的淋巴小结中心浅染，多见细胞分裂相，称生发中心。副皮质区又称深层皮质，是胸腺依赖区，位于皮、髓质交接处，主要由 T 细胞组成，此区有毛细血管后微静脉通过。髓质由髓索和髓质淋巴窦构成。淋巴窦的结构特点为：扁平连续的

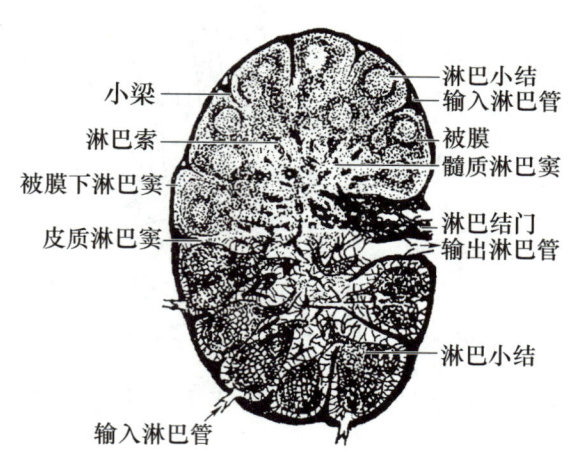

图 6-13 淋巴结低倍光镜结构模式图

内皮细胞围成窦壁，窦腔内为网状结缔组织支撑，窦腔内或窦壁上有游离或附着的巨噬细胞及少量淋巴细胞。

淋巴结的功能包括：①滤过淋巴液；②产生 T 细胞、B 细胞；③参与机体的免疫应答，

淋巴结内 T 细胞和 B 细胞可分别参与机体的细胞免疫和体液免疫。

2. 脾

脾是人体最大的淋巴器官，位于左季肋区，9~11 肋深方。脾为实质性器官，质软而脆，受暴力打击容易破裂。脾的脏面凹陷，近中央处为脾门，为血管、神经出入的部位。上缘较锐，有 2~3 个切迹，称脾切迹，是脾大时触诊的标志。

脾的被膜内含丰富的弹性纤维及散在的平滑肌。脾实质可分为白髓、红髓及边缘区。白髓散在分布于脾实质中，由密集的淋巴组织构成，又可分为脾小结和动脉周围淋巴鞘（图 6-14）。脾小结的结构与淋巴结的淋巴小结相同。动脉周围淋巴鞘主要由位于中央动脉周围的 T 细胞构成，属于胸腺依赖区。红髓又可分为脾血窦和脾索。脾窦，又称脾血窦，为腔大、不规则的血窦，腔内充满血液。其窦壁由长杆状的内皮细胞沿血窦纵轴排列而成，细胞间有裂隙，基膜不完整。此结构利于血细胞从脾索进入血窦。巨噬细胞常附着在血窦壁外，其伪足伸在裂隙间。脾索为相邻血窦之间的淋巴组织结构。边缘区为白髓向红髓移行的区域，含有大量的巨噬细胞和一些 T 细胞和 B 细胞，以 B 细胞较多。该区具有很强的吞噬滤过作用。

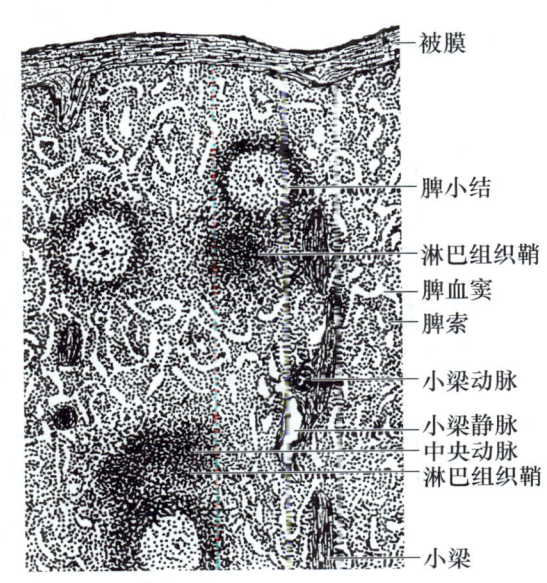

图 6-14 脾光镜结构模式图

脾具有滤血、造血、储血、吞噬衰老血细胞及免疫等功能。

第二节 心脏的生物电活动

一、心肌细胞的生物电现象

心脏能产生收缩和舒张，且 4 个腔室协调地工作，共同完成泵血功能，归根结底是以心肌细胞的生物电活动为基础的。与神经和骨骼肌细胞相比，心肌细胞的生物电现象较为复杂，各类心肌细胞的跨膜电位及其形成机制也不尽相同，因此，有必要对心肌细胞进行适当的分类。根据心肌细胞在组织学和电生理学等方面的特点，通常将它们分为普通心肌细胞和特殊心肌细胞。普通心肌细胞包括心房肌和心室肌，这类细胞具有稳定的静息电位，主要执行收缩功能，故又称工作细胞。特殊心肌细胞则组成心脏的特殊传导系统，主要包括窦房结 P 细胞、房室交界细胞和浦肯野细胞等，这类细胞大多没有稳定的静息电位，并可自动产生节律性兴奋，故又称自律细胞。

下面主要介绍心肌细胞的跨膜电位及其形成机制。

1. 工作细胞的跨膜电位及其形成机制

心房肌、心室肌细胞的跨膜电位包括静息电位和动作电位。两类细胞的跨膜电位形成机制基本相同，以下着重介绍心室肌细胞的跨膜电位及其形成机制。

（1）静息电位　心室肌细胞的静息电位为 -90 ~ -80 mV。其形成机制与骨骼肌和神经细胞相似，主要是由于静息状态下细胞膜对 K^+ 有较高的通透性，心肌细胞内的 K^+ 浓度比细胞外液高，于是 K^+ 向细胞外扩散形成接近 K^+ 电化学平衡电位的静息电位。

（2）动作电位　心室肌细胞的动作电位通常分为 0 期、1 期、2 期、3 期、4 期共 5 个时期（图 6-15）。

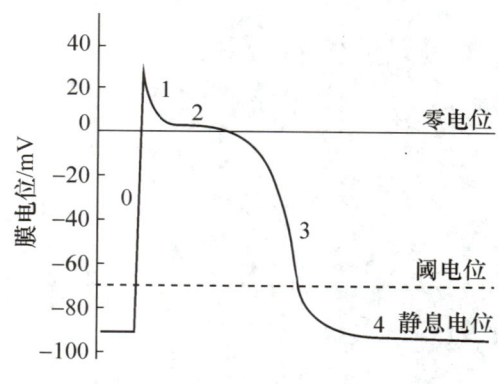

图 6-15　心室肌细胞动作电位示意图

0 期：0 期是心室肌细胞的迅速去极化过程，故又称去极化期。心室肌细胞在接受起搏点下传的兴奋后，或在适宜的外来刺激作用下，膜电位迅速从静息时的 -90 mV 上升到 +30 mV 左右，这一过程历时 1 ~ 2 ms。和神经及骨骼肌细胞一样，0 期是由 Na^+ 内流引起的。外来刺激使 Na^+ 通道部分开放，少量 Na^+ 内流，造成膜部分去极化，当膜电位去极化到阈电位（约 -70 mV）水平时，Na^+ 通道大量开放，Na^+ 顺着浓度梯度和电位梯度迅速由膜外向膜内流动，形成很强的再生性 Na^+ 内流，使膜电位迅速去极化到 +30 mV 左右，直至接近 Na^+ 平衡电位。由于 Na^+ 通道在所有的通道中激活和失活最为快速，因而也称作快 Na^+ 通道。在心脏电生理学中，通常将由快 Na^+ 通道开放引起快速去极化的心肌细胞称为快反应细胞，如心房肌、心室肌和浦肯野细胞。

1 期：当心室肌细胞动作电位 0 期到达顶点后，膜内电位由 +30 mV 迅速下降至 0 mV 左右，故又称快速复极初期。1 期约占时 10 ms，它与 0 期共同构成锋电位。此时期的 Na^+ 通道已失活，同时激活一种以 K^+ 外流为主的一过性外向电流，从而使膜电位发生快速复极。

2 期：1 期结束后，复极化过程变得十分缓慢。此时期持续 100 ~ 150 ms，膜电位水平略高于 0 mV，呈平台状，故又称缓慢复极期，或称平台期。平台期是心肌细胞区别于神经和骨骼肌细胞动作电位的主要特征。平台期的形成是 K^+ 外流和 Ca^{2+} 内流同时存在的结果。开始时，两种方向相反的离子流处于平衡状态，此后 Ca^{2+} 内流逐渐减弱，K^+ 外流逐渐增强。

3 期：随着复极化过程的加快，2 期逐渐过渡为 3 期。3 期历时 100 ~ 150 ms，膜内电位由 0 mV 快速复极到 -90 mV 左右，故又称快速复极末期。此时期是由 Ca^{2+} 通道失活，Ca^{2+} 内流停止，而 K^+ 外流逐渐增强所致。3 期复极化的 K^+ 外流是再生性的，这一正反馈过程可加速膜的复极化过程，直到复极完成。从 0 期去极化开始到 3 期复极化完成的时间，称为动作电位时程。心室肌细胞的动作电位时程为 200 ~ 300 ms。

4 期：4 期为静息期。此时期的膜电位虽已恢复到静息水平，但细胞内外的离子分布与动作电位发生前有所不同。此时，心室肌细胞膜上的钠泵活动加强，将动作电位过程中内流的 Na^+ 再排出细胞，而将外流的 K^+ 再摄入细胞。同时，Na^+ – Ca^{2+} 交换体转运亦加强，在 Na^+ 顺浓度梯度内流的同时将 Ca^{2+} 逆浓度梯度地转运到细胞外，Na^+ – Ca^{2+} 交换的比例为 3∶1，其能量间接来自钠泵。

同属工作细胞的心房肌细胞，其跨膜电位与心室肌细胞基本相同，不同的是心房肌细胞动作电位的时程较短，仅 150~200 ms，且无明显的复极 2 期。

2. 自律细胞的跨膜电位及其形成机制

心肌自律细胞包括窦房结 P 细胞、房室交界的房结区细胞和结希区细胞、房室束及浦肯野细胞等。自律细胞的动作电位在 3 期复极末时，膜电位达到最大复极水平，称为最大复极电位。此后，膜电位立即开始自动去极化，故 4 期膜电位不稳定，当去极化达到阈电位时，即可产生新的动作电位，周而复始，于是动作电位便不断产生。

（1）窦房结 P 细胞　窦房结 P 细胞和心室肌细胞的动作电位具有明显的差异（图 6 – 16），其主要特征是：①阈电位（– 40 mV）的绝对值较小；②0 期去极化幅度较低（约 65 mV），速度较慢（斜率较小），时程较长，约为 7 ms；③无明显的复极 1 期和 2 期；④3 期最大复极电位（– 65 mV）的绝对值较小；⑤有 4 期自动去极化且速度较快。

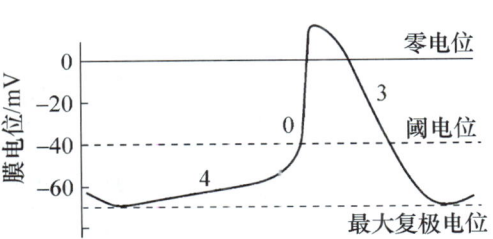

图 6 – 16　窦房结 P 细胞的动作电位示意图

窦房结 P 细胞的 0 期去极化主要由 Ca^{2+} 内流所致。由于 Ca^{2+} 通道激活、失活均较缓慢，P 细胞的 0 期去极化速度缓慢（不超过 10 V/s），持续时间长；又因为 Ca^{2+} 内流量小，故 P 细胞的动作电位幅值小（仅 60~70 mV）。0 期去极化后期，K^+ 通道被激活，使 K^+ 外流增加，形成 3 期复极。4 期自动去极化的机制较为复杂，有多种机制参与，包括 K^+ 外流的进行性衰减和某些阳离子（Na^+ 和 Ca^{2+}）内流的增强。

（2）浦肯野细胞　浦肯野细胞的动作电位时程较长，具有分明的 0、1、2、3、4 期。其形状与心室肌细胞十分相似，形成机制也基本相同，不同的是浦肯野细胞 4 期能自动去极化，所以，浦肯野细胞属于自律细胞。浦肯野细胞 4 期自动去极化主要由一种以 Na^+ 内流为主的起搏电流引起，这与 0 期去极化过程中的 Na^+ 内流完全不同；K^+ 外流的进行性衰减也起一定作用。

从上述不同细胞动作电位的形成机制看，有些心肌细胞动作电位的 0 期去极化是通过 Na^+ 内流实现的，有些心肌细胞动作电位的 0 期去极化是通过 Ca^{2+} 内流实现的。生理学上根据心肌细胞动作电位 0 期去极化速度的快慢及不同的产生机制，将心肌细胞分为快反应细胞和慢反应细胞两类；根据心肌细胞动作电位有无 4 期自动去极化，又将心肌细胞分为自律细胞和非自律细胞两类。把上述两种分类方法结合起来，可将心肌细胞分成四类：①快反应自律细胞，包括浦肯野细胞和房室束细胞；②快反应非自律细胞，包括心房肌细胞和心室肌细胞；③慢反应自律细胞，包括窦房结 P 细胞、房结区细胞和结希区细胞；④慢反应非自律细胞，房室交界的结区细胞即属于此类。

二、心肌的电生理特性

心肌细胞具有兴奋性、自律性、传导性和收缩性四种特性。心肌的收缩性是心肌在动作电位的触发下产生收缩反应的特性,是心肌的一种机械活动特性。兴奋性、自律性和传导性,则是以肌膜的生物电活动为基础的,称为电生理特性。

(一) 兴奋性

兴奋性指心肌细胞受刺激后具有产生兴奋的能力,即产生动作电位的能力。衡量心肌细胞兴奋性的大小一般采用阈值为指标,阈值高表示兴奋性低,阈值低则表示兴奋性高。

1. 兴奋性的周期变化

心肌一次兴奋过程中,其兴奋性变化可分为以下几个阶段(图6-17)。

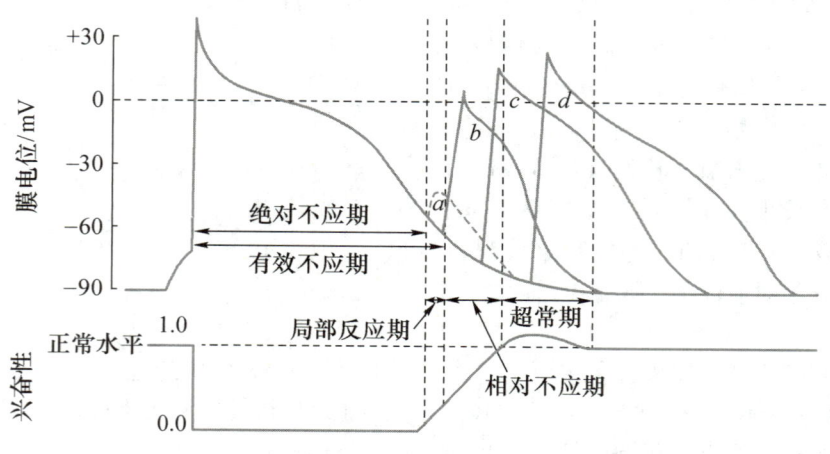

a—局部反应;b、c、d—0期去极化速度和幅度都减小的动作电位。

图6-17 心室肌细胞动作电位与兴奋性的变化

(1) 有效不应期 从0期去极化开始到复极3期膜电位恢复至-55 mV这段时间内,不论施加多强的刺激,心肌细胞都不会发生任何程度的去极化,表现为细胞对外加刺激绝对无反应,故称为绝对不应期。在3期复极过程中的-60~-55 mV这段时间内,若给予足够强的刺激,心肌细胞可发生局部兴奋,但仍不能引起动作电位,这一时期称为局部反应期。绝对不应期和局部反应期(自去极化开始至复极达-60 mV)二者合称有效不应期。绝对不应期内,Na^+通道完全失活,兴奋性为零;而局部反应期内,Na^+通道刚开始复活,远未达到可激活的备用状态,因此兴奋性极低。

(2) 相对不应期 心肌细胞复极过程中从-60 mV到-80 mV的这段时间内,给予心肌细胞一个阈刺激仍不能产生新的动作电位,若给予一个阈上刺激,则可引起一次新的动作电位,故将此时期称为相对不应期。此时期产生的动作电位0期去极化幅度和速度都比正常情况下小,传导速度也较慢。因为此时期的膜电位仍低于静息电位,Na^+通道尚未完全恢复到备用状态,所以心肌细胞的兴奋性仍低于正常。此外,此时期还处于前一动作电位的复极3期,尚有K^+迅速外流趋势,因此,新产生的动作电位时程较短,不应期也较短。

(3) 超常期 超常期是指心肌细胞复极过程中，膜电位从 -80 mV 恢复到 -90 mV 的这段时间。由于此时期从膜电位水平到达阈电位水平的距离较小，只需较低强度的刺激即能引起兴奋，因而表现为兴奋性高于正常。但此时期新产生的动作电位的 0 期去极化幅度和速度、兴奋传导速度、动作电位时程和不应期长短仍均低于正常，这是因为此时期仍有部分 Na^+ 通道尚未完全复活。超常期过后，兴奋性才逐渐恢复正常。

细胞每兴奋一次，其兴奋性都将经历一次周期性变化，这是所有神经和肌肉组织的共同特性；但心肌细胞的有效不应期特别长，一直延伸到机械反应的舒张早期（图 6-18）。心肌细胞的这一特点使心肌不会像骨骼肌那样发生完全强直收缩，而是始终进行收缩与舒张的交替活动。这种收缩与舒张的交替活动具有重要的生理意义：心室肌同步收缩时，血液从心室射出；而心室肌同步舒张时，血液回心充盈，从而保证心室射血的正常进行。若心肌细胞发生完全强直收缩而不能舒张，则心室将不能充盈，射血也将无法进行。

2. 决定和影响心肌兴奋性的因素

兴奋性的高低决定于静息电位与阈电位之间的差距和与 0 期去极化有关的通道性状。

(1) 静息电位与阈电位之间的差距 在一定范围内，静息电位（或最大复极电位）绝对值增大，或阈电位水平上移，二者之间的差距将加大，表现为兴奋性降低；反之，静息电位（或最大复极电位）绝对值减小，或阈电位水平下移，差距则减小，表现为兴奋性增高。

(2) 与 0 期去极化有关的通道性状 以心室肌细胞为例，0 期去极化的引起与 Na^+ 通道的激活有关。而 Na^+ 通道的激活与通道当时所处的状态有关。Na^+ 通道可表现为激活、失活和备用三种功能状态。由于 Na^+ 通道是电压依从性通道，所以，

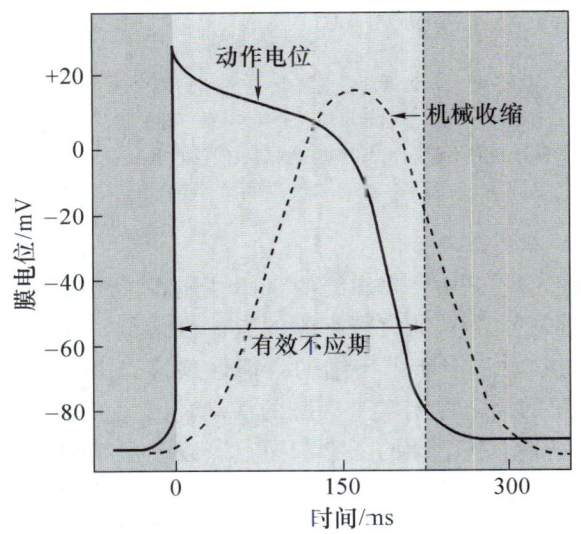

图 6-18 心肌细胞动作电位、机械收缩曲线与兴奋性变化的关系示意图

Na^+ 通道所处的状态取决于当时的膜电位水平。膜电位在正常静息电位（-90 mV）时，Na^+ 通道处于备用状态，若给予刺激使膜电位去极化至阈电位水平（-75 mV 左右），即可引发动作电位，此时心肌细胞的兴奋性为正常水平；当膜电位降到 -50 mV 左右时，Na^+ 通道处于失活状态，无论给予多大刺激，都不能引起兴奋，此时的兴奋性为零，以后一段时间里，兴奋性逐渐恢复正常。

3. 期前收缩与代偿间歇

正常情况下，心房和心室肌细胞接受由窦房结发出的兴奋而进行节律性收缩和舒张。若在心房和心室肌细胞的有效不应期之后和下一次窦房结下传的兴奋到达之前，有一人工刺激或异位节律点发出的冲动作用于心房或心室肌细胞，则心房或心室肌细胞可因这

一额外刺激产生一次提前的额外兴奋,称为期前兴奋,并由此而引起一次提前的收缩,称为期前收缩或早搏。期前兴奋也有自己的有效不应期。紧接在期前收缩后的一次窦房结兴奋传至心室时,常恰好落在期前兴奋的有效不应期内,因而不能引起心室兴奋,要等到再下一次窦房结兴奋传来时才发生兴奋和收缩。故在一次期前收缩后,常伴有一段较长的心室舒张期,称为代偿间歇(图6-19)。但当心率较慢时,窦房结下传的兴奋可在期前兴奋的有效不应期结束后才传到心室,则可不出现代偿间歇。

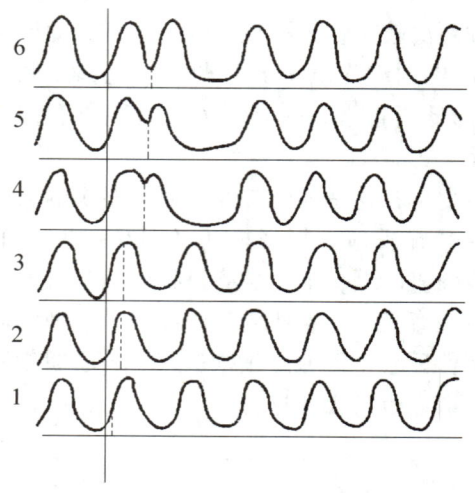

虚线—给予刺激时间;曲线1~3—刺激落在有效不应期,不引起反应;曲线4~6—刺激落在相对不应期,引起期前收缩和代偿间歇。

图6-19 期前收缩和代偿间歇示意图

(二) 自动节律性

心肌细胞在无外来刺激的情况下,能自动发生节律性兴奋的特性,称为自动节律性,简称自律性。

1. 心脏起搏点

生理情况下,心肌的自律性起源于心脏特殊传导系统的自律细胞。不同自律细胞的自律性高低不一。其中,窦房结的自律性最高,约100次/分;房室交界约50次/分;房室结及分支约40次/分;浦肯野细胞的自律性最低,约25次/分。由于窦房结的自律性最高,由它传出的兴奋控制整个心脏的活动,因此,窦房结是心脏活动的正常起搏点。以窦房结为正常起搏点的心搏节律称为窦性节律。其他自律细胞的自律性较低,由于经常受到来自窦房结的快速节律活动的抑制,其本身的自律性通常不能表现出来,故称为潜在起搏点。当潜在起搏点控制部分或整个心脏的活动时,就产生异位节律。

2. 决定和影响自律性的因素

自律性的高低取决于自律细胞4期自动去极化的速度、最大复极电位水平和阈电位水平(图6-20),其中以4期自动去极化速度最为重要。

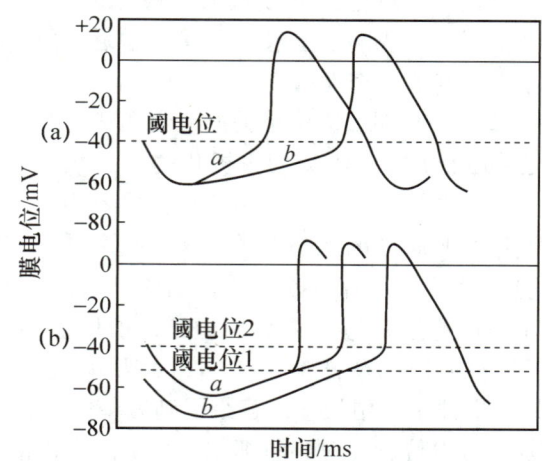

图6-20 决定和影响心肌细胞自律性的因素
(a) 4期去极化速率由 a 减慢到 b 时自律性降低;
(b) 最大复极电位由 a 超极化到 b,或阈电位由1升到2时,自律性降低

(1) 4期自动去极化速度 如果其他条件不变,自律细胞4期自动去极化速度越快,达到阈电位所需的时间越短,单位时间内产生

的兴奋次数越多，自律性也越高；反之，4期自动去极化速度越慢，则自律性越低。

（2）最大复极电位水平　若其他条件不变，自律细胞最大复极电位绝对值减小，使之与阈电位的距离靠近，4期自动去极化达到阈电位所需的时间就缩短，自律性即提高；反之，二者差距加大，则自律性降低。

（3）阈电位水平　在其他条件不变的情况下，如果阈电位下移，与自律细胞最大复极电位的距离变小，则4期自动去极化很快达到阈电位水平而爆发动作电位，因而自律性提高；反之，二者差距加大，则自律性降低。

（三）传导性

心肌细胞具有传导兴奋的能力，称为传导性。发生于心肌细胞某处的兴奋能沿细胞膜传遍整个细胞，并可通过闰盘传给邻旁心肌细胞。兴奋在同一心肌细胞上传导的原理与神经细胞、骨骼肌细胞相同，也是在膜的兴奋部位和邻旁安静部位之间发生电位差，产生局部电流，从而刺激安静部位的膜发生兴奋。兴奋在心肌细胞之间的传播则依赖于闰盘结构上的缝隙连接，缝隙连接允许局部电流通过。因此，尽管心肌细胞在形态结构上彼此隔开，但在功能上如同一个整体，整个心房和整个心室可分别被看作两个功能上的合胞体。

1. 心脏内兴奋传播的途径和特点

正常情况下，窦房结发出的兴奋通过心房肌传播到整个右心房和左心房。但在窦房结与房室交界之间，发现卵圆窝前方和界嵴等处的心房肌细胞排列整齐、方向一致、兴奋传导速度比一般心房肌细胞快，因而认为，窦房结就是通过这种优势传导通路将兴奋传到房室交界的。房室交界是连接心房肌和心室肌的唯一通路，因为心房和心室之间的其他部位均由结缔组织分隔。房室交界再经房室束（又称希氏束）、左右束支、浦肯野纤维网与左、右心室肌相连，将兴奋传播到左心室和右心室（图6-21）。

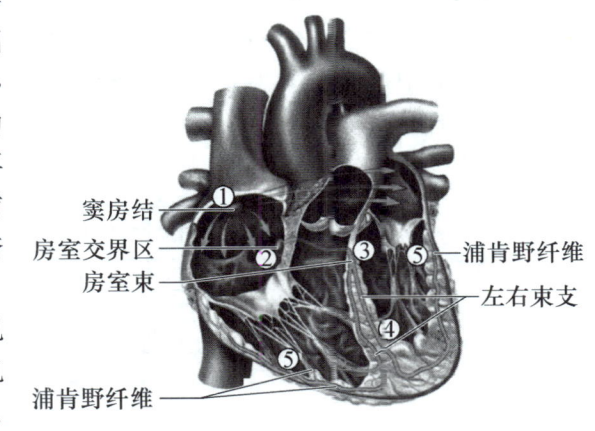

图6-21　心脏内兴奋传播的途径示意图

心脏内兴奋传播的特点是不同的心肌细胞具有不同的传导速度。例如，心房肌的传导速度为0.4 m/s，心室肌为1 m/s，末梢浦肯野纤维网为4 m/s，而房室交界的结区为0.02 m/s。这一特点具有非常重要的意义：① 心房肌和心室肌的兴奋传导较快，再加上心肌细胞间闰盘的作用，可使整个心房同步兴奋、同步收缩，整个心室也同步活动，有利于心脏射血；② 末梢浦肯野纤维网的传导速度最快，有助于左、右两侧心室的同步化活动；③ 房室交界的传导速度很慢，尤以结区的传导最慢，从而形成兴奋传导的房—室延搁。房—室延搁的意义在于使心室的收缩总是出现在心房收缩完毕之后，形成房、室先后有次序的收缩活动，因而能保证心室的充盈和射血。但房室交界也因此而成为传导阻滞的好发部位，而房—室传导阻滞在临床上极为常见。

2. 决定和影响传导性的因素

心肌细胞的传导速度与细胞的直径有关。直径越大，传导速度越快；直径越小，传导速度越慢。

三、体表心电图

（一）心电图的概念

将记录电极置于体表（四肢和胸壁）一定部位可记录出心脏兴奋过程中发生的规律性电位变化图形，此称为体表心电图，简称心电图。与单个心肌细胞动作电位变化不同的是，心电图反映的是整个心脏在兴奋的产生、传导和恢复过程中的综合生物电变化。单个心肌细胞的生物电变化是用细胞内电极记录法得到的，所测到的电变化是同一个细胞膜内外电位差的变化，因此在同一细胞所记录的图形是恒定的；而心电图的记录方法则属于细胞外记录法，是在身体表面间接记录的心脏兴奋部位与未兴奋部位之间的电位差。因此，电极放置的位置不同，记录的心电图曲线也不相同。

（二）心电图的导联

心电图的引导方法称为导联。心电图导联有多种。临床上检查心电图时，一般需要记录12个导联，包括Ⅰ、Ⅱ、Ⅲ三个标准导联，aVL、aVR、aVF三个加压单极肢体导联和V_1~V_6六个加压单极胸导联。

不同导联上的心电图波形可不完全相同。但不管采用何种导联，心电图都具有P波、QRS波群和T波等基本波形，有时在T波后可出现U波。如图6-22所示的心电图是以Ⅱ导联的波形为基础的，其中P、R、T波向上，Q、S波向下；而在aVR导联，所有波形的方向均与此相反。此外，各种心电图导联中，P、Q、R、S、T五个波形不一定齐全，Q波或S波可缺。

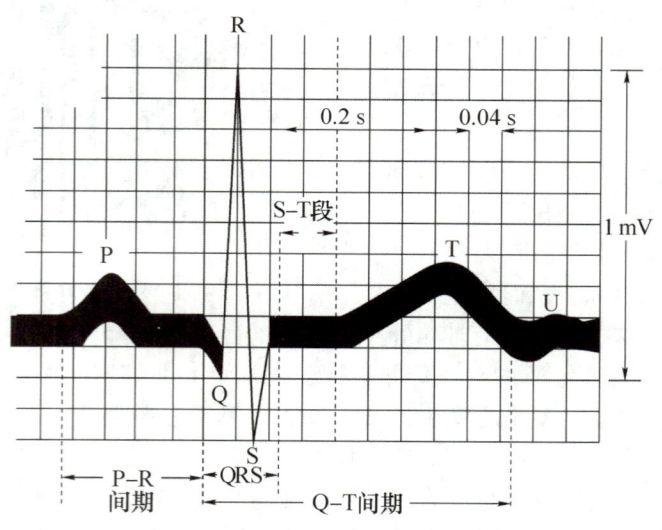

图6-22 正常人心电图的示意图

（三）心电图的描记

心电图是直接描记在印有小方格的特殊记录纸上的。记录纸上的小方格，长和宽均为 1 mm；纵坐标代表电压，每一小格相当于 0.1 mV 的电位差；横坐标表示时间，每一小格相当于 0.04 s（图 5-22）。记录心电图时，首先调节仪器放大倍数，使 1 mV 标准电压信号在纵向上产生 10 mm 偏移，并选择 25 mm/s 的走纸速度。这样就能达到上述标准，并可在记录纸上测出心电图各波的电压和经历时间。

（四）正常心电图各波及其意义

1. P 波

P 波代表左、右两心房的去极化过程。正常情况下，P 波波形小而圆钝，其波幅不超过 0.25 mV，历时 0.08~0.11 s。

2. QRS 波群

QRS 波群反映左、右两心室去极化过程。典型的 QRS 波群包括三个紧密相连的电位波动，第一个是向下的 Q 波，第二个是向上的 R 波，第三个是向下的 S 波。三个波在不同导联中不一定全出现。各波波幅在不同导联中变化较大，波群历时 0.06~0.10 s。

3. T 波

T 波代表心室的复极过程。正常情况下，T 波的方向与 QRS 波群的主波方向相同，T 波波幅为 0.1~0.8 mV；在 R 波较高的导联中，T 波的波幅不低于 R 波的 1/10，历时 0.05~0.25 s。若 Ⅱ 导联和 V_5 导联中的 T 波低平、双向或倒置，称为 T 波改变，主要反映心肌缺血。

4. U 波

有时在 T 波后 0.02~0.04 s 可出现 U 波，其方向一般与 T 波一致，波幅多在 0.05 mV 以下，波宽 0.1~0.3 s。其意义和成因尚不清楚。

5. P-R 间期

P-R 间期是指从 P 波起点到 QRS 波群起点之间的时程。它代表由窦房结产生的兴奋经由心房、房室交界和房室束达到心室，心室开始兴奋所需要的时间，所以也称房室传导时间。P-R 间期正常时为 0.12~0.20 s，房—室传导阻滞时延长。

6. Q-T 间期

从 QRS 波起点到 T 波终点的时程称为 Q-T 间期，代表心室开始去极化到完全复极到静息状态的时间。

7. S-T 段

从 QRS 波群终点到 T 波起点之间的线段称为 S-T 段。正常时，该段曲线应与基线平齐，表明心室所有区域都处在去极化状态，各部分之间无电位差。任何导联下，S-T 段压低都不应超过 0.05 mV；S-T 段抬高在肢体导联（包括标准导联和加压单极肢体导联）与 V_5、V_6 导联都不应超过 0.1 mV。在心肌缺血或损伤等情况下，可出现 S-T 段异常偏移基线。

8. R-R 间期

从前一个 R 波的顶点到后一个 R 波的顶点之间的时程，代表一个心动周期的时间。根据 R-R 间期可计算出心率。

心电图在临床上对心律失常、心肌病变和心肌缺血等的诊断具有重要参考价值。

第三节 心脏的泵血功能

一、心肌收缩的特点

与骨骼肌细胞相比，心肌细胞的收缩具有以下特点。

（一）同步收缩

心室肌细胞的兴奋传导较快，而且整个心室可看作一个功能上的合胞体，因此，兴奋几乎同时到达所有的心室肌细胞，引起心室肌细胞的同步兴奋和同步收缩。心房肌的情况也一样，即心房肌细胞的收缩也是同步的。只有当心肌细胞同步收缩时，心脏才能有效地泵血。心肌细胞的同步收缩也称为"全或无"式收缩。

（二）不发生强直收缩

心肌细胞产生一次兴奋后，其有效不应期特别长，相当于整个收缩期和舒张早期。在有效不应期内，无论多么强大的刺激，都不会使心肌细胞再次兴奋而产生收缩。因此，心脏不会发生强直收缩，而是始终保持着收缩与舒张交替进行的节律活动。这对于保证心脏正常射血与充盈的交替，维持心脏正常的泵血功能具有重要意义。

（三）对细胞外 Ca^{2+} 的依赖性

与骨骼肌细胞相比，心肌细胞的终池不是很发达，Ca^{2+} 的储备量较少，因此，心肌收缩依赖于细胞外 Ca^{2+} 的内流。细胞外 Ca^{2+} 的内流不仅使胞质中 Ca^{2+} 的浓度增加，而且能触发终池释放大量的 Ca^{2+}，从而引起心肌细胞的收缩。这种由细胞外少量 Ca^{2+} 内流引起心肌细胞内 Ca^{2+} 库中 Ca^{2+} 大量释放的过程，称为钙触发钙释放。细胞外液中 Ca^{2+} 的浓度在一定范围内增加，可增强心肌收缩能力；反之，细胞外液中 Ca^{2+} 的浓度降低，则心肌收缩能力减弱。当细胞外液中 Ca^{2+} 的浓度很低，甚至无 Ca^{2+} 时，虽然心肌细胞仍能产生动作电位，却不能引起收缩，这一现象称为兴奋-收缩脱耦联。

二、心动周期及心脏的泵血过程

（一）心动周期

心脏的活动呈周期性。心脏每收缩和舒张一次所构成的一个机械活动周期，称为心动周期。每分钟心脏活动的次数称为心率。在一个心动周期中，心房和心室各自经历一次收缩和舒张。首先，两心房收缩，继而舒张。当心房开始舒张时，两心室同步收缩，然后舒张。接着，两心房又开始收缩而进入下一个周期，周而复始。

心动周期时程的长短与心率有关。以正常成人平均心率75次/分计算，每个心动周期历时0.8 s，其中心房收缩期为0.1 s，舒张期为0.7 s；或心室收缩期为0.3 s，舒张期为0.5 s（图6-23）。心室舒张的前0.4 s内，心房和心室都处于舒张状态，称为全心舒张期。全心舒张期约占心动周期的一半。不论是心房还是心室，其舒张期均长于收缩期。舒张期内，心脏做功少、耗能低，有利于心脏休息；心室舒张期长，有利于静脉回流和心室充盈，心室充盈能保证正常的射血。由于心室在心脏泵血中起主要作用，故习惯上将心室收缩和舒张作为心动周期活动的标志，分别称为心缩期和心舒期。当心率加快时，心缩期和心舒期均相应缩短，但心舒期缩短更显著。如果心率过快，则心脏工作时间延长，而休息和充盈的时间相应缩短，这将对心脏泵血造成不利影响。

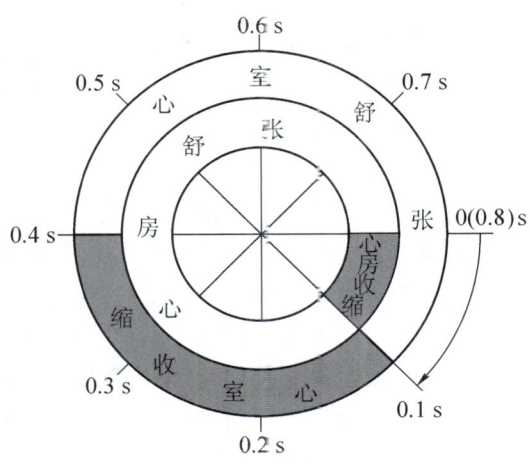

图 6-23 心动周期心房与心室活动的顺序和时间关系

（二）心脏的泵血过程

体循环和肺循环的泵血分别由左心室和右心室负担。体循环的范围广、路径长、血流阻力大，与此相适应的是左心室壁厚、收缩力强、心室内压高；而肺循环的范围窄、路径短、血流阻力小，与此相适应的是右心室壁薄、收缩力弱、心室内压低。左心与右心在同一时期内接受的血液回流量大致相等，心排血量也大致相等。下面以左心为例，说明心脏泵血的过程。

1. 心房收缩期

心动周期开始于两侧心房收缩，称为房缩期。此时，心房内压升高，将其中血液挤入心室，同时心房容积缩小。在此之前，心室于全心舒张期中已充盈大部分血液，心房收缩则进一步使心室充盈。心房收缩完成后即舒张，同时心室开始收缩。

2. 心室收缩期

心室收缩历时 0.3 s，在此段时间内，根据心室内压力、容积的改变和瓣膜开闭与血流情况，可将心室收缩期分为等容收缩期、快速射血期和减慢射血期三个阶段。

在等容收缩期，心室内压上升速率最快；在快速射血期，心室内压达到最高；在减慢射血期，心室内容积最小。

3. 心室舒张期

心室舒张期历时 0.5 s，包括等容舒张期和心室充盈期两个阶段，后者可进一步分为快速充盈期和减慢充盈期两个时相。

在心室减慢充盈期的最后 0.1 s 进入心房收缩期。由于此时房室瓣正处于开放状态，血液便不断由静脉流入心房，再由心房流入心室，使心室充盈在原有基础上进一步加大，直至心房收缩期末心室内容积达到最大水平。心房收缩可使心室充盈量增加 30% 左右。

右侧心室泵血活动的过程和机制与左侧相同，但因肺动脉压较低，仅为主动脉压的 1/6，故右心室射血的阻力较低。在心动周期中，右心室内压变化幅度比左心室小得多。

三、心脏泵血功能的评定

心脏的主要功能是不断泵出血液，以满足机体新陈代谢的需要。下面介绍几种应用较为广泛的评定心脏泵血功能的重要指标。

（一）每搏输出量和射血分数

一侧心室每次收缩所射出的血液量为每搏输出量，简称搏出量。搏出量等于心室舒张末期容积与心室收缩末期容积之差。正常成人在安静状态下，左心室舒张末期容积为 120～130 ml，搏出量为 60～80 ml，平均约 70 ml。在收缩末期心室内仍剩余一部分血液。搏出量占心室舒张末期容积的百分比称为射血分数，反映心室泵血的效率。正常成人在安静状态下，射血分数为 50%～60%。心脏在生理范围内工作时，搏出量与心室舒张末期容积保持适当比例，如心室舒张末期容积增加，搏出量也相应增加，从而射血分数相对稳定。心交感神经兴奋时，心脏收缩能力加强，搏出量增多，射血分数增加。对于心室异常扩大、心室功能减退的病人，心室的每搏输出量可能与正常人的没有明显区别，但实际上射血分数已经下降。因此，不能单纯依据搏出量来评定心脏的泵血功能。

（二）每分输出量和心指数

一侧心室每分钟射出的血量称为每分输出量，简称心排血量或心输出量，等于心率乘以搏出量。左、右心室的心排血量基本相等。健康成年男性在安静状态时的平均心率约为 75 次/分，平均搏出量约为 70 ml（60～80 ml），则心排血量约为 5 L/min（4.5～6.0 L/min）；女性的心排血量比同体重男性的约低 10%；青年人的心排血量大于老年人；情绪激动时，心排血量可以增加 50%～100%；剧烈运动时，心排血量可以比安静时提高 5～7 倍，高达 25～35 L/min。

心排血量可因身材、体重的差异而不同。身材高大者和身材矮小者的新陈代谢水平不同，对心排血量的需求也不同。若单纯以心排血量评价不同个体的心功能，有可能做出错误的判断。为消除这些因素的影响，比较不同个体间的心泵血功能，可用体表面积对心排血量进行校正，得到单位体表面积（m^2）的心排血量，即心指数。心指数可因代谢、年龄等不同而变化。安静且空腹情况下的心指数称为静息心指数，可作为不同个体心功能的评定指标。正常成人的静息心指数为 3.0～3.5 L/(min·m^2)。静息心指数在 10 岁左右时最大，可达 4 L/(min·m^2) 以上，以后随年龄增长而逐渐下降，到 80 岁时可降至 2 L/(min·m^2)。肌肉运动时，心指数随运动强度的增大而增加。妊娠、进食、情绪激动时，心指数也有不同程度的增加。

四、心脏泵血功能的调节

（一）前负荷——异长自身调节

前负荷是心肌收缩前所承载的负荷。前负荷使心肌在收缩前处于某种程度的拉长状态而具有一定的初长度。通常，用心室舒张末期压力或容积反映心室的前负荷或初长度。在一定范围内，心室舒张末期压力（容积）越大，心肌的初长度越长，心肌的收缩强度和速度越大，搏出量和心脏搏功越大（图 6-24）。这种通过改变心肌细胞初长度而引起心肌收缩强度和速度变化的调节称为异长自身调节。其意义是在一定工作范围内，随着静脉回流量的增加而提高搏出量，使搏出量与静脉回流量保持动态平衡，血液不会在静脉内蓄积。这是一种重要的适应性表现，是对搏出量的一种精细调节。

(二) 后负荷

后负荷是心肌开始收缩后所承载的负荷或阻力。对心室收缩和射血而言，心室肌收缩时必须克服来自主动脉压或肺动脉压的阻力，才能冲开动脉瓣将血液射入动脉，因此大动脉压是心室的后负荷。在心脏前负荷、心肌收缩能力和心率保持不变的情况下，后负荷与搏出量呈反变关系。左心室收缩时，左心室内压尚未达到动脉压水平之前，心室肌不能缩短，表现为等容收缩。动脉压越高，即后负荷越大，则心室等容收缩时间越长，射血时间延迟并缩短，射血速度减慢，搏出量减少。反之，主动脉血压降低，则有利于心室射血。在整体条件下，正常人主动脉血压在80～170 mmHg范围内变化时，心排血量并无明显改变；只有当动脉血压高于170 mmHg时，心排血量才开始下降。生理情况下，由于神经体液因素的调节，前、后负荷与心肌收缩能力一般均相匹配，后负荷的增加常伴有心肌收缩能力的增强，使心排血量同机体各种代谢活动相适应。

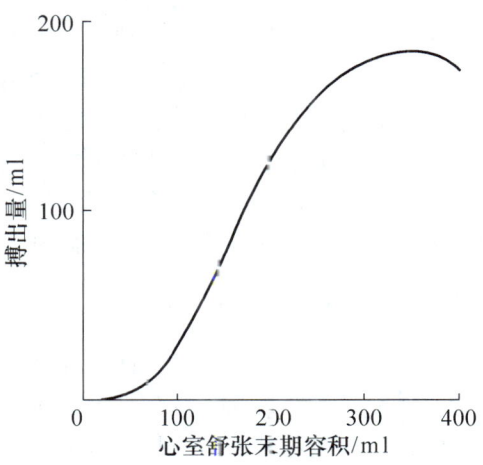

图6-24 心室舒张末期容积与搏出量关系曲线

(三) 心肌收缩能力——等长自身调节

心肌不依赖于外部负荷而能改变其力学活动（收缩的强度和速度）的内在特性称为心肌收缩能力，又称为心肌变力状态。心肌收缩能力增强时，心肌在任一初长度下收缩而产生的最大张力和张力的上升速率都会增加，在一定的后负荷条件下进行等张收缩时，心肌缩短的速度会增快。完整的心脏，心肌收缩能力增强，即在同一前负荷（舒张末期）压力下，等容收缩的心室内压峰值增高，射血后心室容积缩小程度增加。同时，心室内压上升速率及射血期容积缩小的速率都增加，从而使搏出量和搏功均增加，泵血功能明显增强。这种通过调节心肌收缩能力而实现的对搏出量和搏功的调节方式称为等长自身调节。

正常情况下，心肌收缩能力受神经和体液因素的影响。在运动和情绪激动时，交感神经-肾上腺髓质系统兴奋，肾上腺素和去甲肾上腺素分泌释放增加，心肌收缩能力增强，缩短速度加快，等容收缩期缩短，搏出量增加，加之此时心率加快，故心排血量明显增多。在安静时，体内迷走神经兴奋，乙酰胆碱释放增多，使心肌收缩能力减弱，心排血量减少。

(四) 心率

每分钟心搏的次数称为心率。正常成人在安静状态下的心率为60～100次/分，平均为75次/分。心率可因年龄、性别和不同生理状态而异。新生儿的心率可超过140次/分，以后随年龄的增长而逐渐减慢，至青春期接近成人。成年女性的心率略快于男性。经常进行体育锻炼或从事体力劳动的人的心率较慢。此外，心率在安静或睡眠时较慢，运动或情绪激动时较快；妇女妊娠时心率也较快。若成人安静时的心率低于60次/分，称为窦性心动过缓；而超过100次/分，则称为窦性心动过速。

心排血量等于搏出量与心率的乘积。如搏出量保持不变，心率在一定范围内增加时，心排血量随之增加。但当心率过快，超过 170～180 次/分时，由于心室充盈时间明显缩短，搏出量明显下降，心排血量随之降低。如在心室扑动或心室纤颤时，虽然心肌以极高频率收缩，但因心室几乎不能充盈，搏出量接近于零，心脏丧失了泵血功能。同时，心率过快则心脏过度消耗供能物质，使心肌收缩能力减弱。反之，当心率低于 40 次/分时，心舒期过长，心室充盈已接近最大限度，充盈量和搏出量不可能再增加，所以心排血量终因心率过慢而减少。因此，心率适宜地加快，心排血量增加。心率过快或过慢均会使心排血量减少。

五、心脏泵血功能储备

心排血量随机体代谢需要而增加的能力，称为泵血功能储备或心力储备。正常成人安静时的心排血量为 5 L/min 左右，而剧烈运动时的心排血量为 25～30 L/min。心脏每分钟所能泵出的最大血称最大排血量。最大排血量几乎是安静时心排血量的 5～6 倍，提示正常心脏的泵血功能有相当大的储备。这种泵血功能储备可用心脏的最大排血量表示，其大小可反映心脏泵血功能对机体代谢需求的适应能力。例如，训练有素的专业运动员，心脏的最大排血量可达 35 L/min 以上，为安静时的 7 倍；而某些心脏病病人在出现心功能不全时，静息时其心排血量与正常人差别不明显，尚能满足安静状态下机体代谢的需要，但在运动时心排血量不能相应增加，心脏的最大排血量明显低于正常人，从而出现心悸、气喘等症状，这表明其心力储备较小。

第四节 血管生理

一、血流量、血流阻力和血压

（一）血流量

在单位时间内流过血管某一截面的血液量，称为血流量，也称容积速度，其单位为 ml/min 或 L/min。在一般管道中，液体流量与该段管道两端的压力差成正比，而与管道对液体流动的阻力成反比；在封闭的管道系统中，各个截面的流量都相等。因此，体循环中的动脉、毛细血管和静脉各血管段的总血流量也相等，都等于心排血量；主动脉和右心房之间的压力差（ΔP）与心排血量（Q）成正比，而与体循环的总血流阻力（R）成反比，即

$$Q = \Delta P/R$$

就某一器官而言，上式中，Q 为器官血流量，ΔP 为支配该器官血管的平均动脉压和静脉压之差，R 为灌注该器官的血流阻力。在整体，支配不同器官血管的动脉压基本相同，而该器官的血流量主要取决于该器官的血流阻力，因此，器官血流阻力的变化是调节器官血流量的重要因素。

与血流量不同，血流速度是指血液中某一质点在血管内移动的线速度，其单位常以 cm/s 或 m/s 表示。各类血管的血流速度和与之并联的血管的总横截面积成反比（图 6-25）。主动脉的横截面积最大，但因其数量少而总横截面积最小，所以其血流速度最快；相反，单根

毛细血管横截面积虽然很小，但因其数量极多而总横截面积最大，因而其血流速度最慢。

血液在血管内稳定流动时，血液中各个质点的流动方向一致，与血管长轴平行；但各质点的流速不一，在血管轴心处最快，越靠近血管壁，流速越慢，而贴近管壁的那薄层血浆基本不流动。这种流动方式称为层流（图6-26）。当血流速度加快到一定程度时，血流中各个质点的流动方向将不再一致，此时血液流动的方式称为湍流。在血液黏度过低，血管内膜变粗糙，血流受到某种阻碍或发生急转向等情况下，湍流较易发生。湍流可使血小板离开血管轴心而靠近管壁，增加它与血管内膜接触和碰撞的机会而形成血小板血栓。例如，静脉血栓好发于静脉瓣处，就是缘于静脉瓣处的血流易形成湍流。

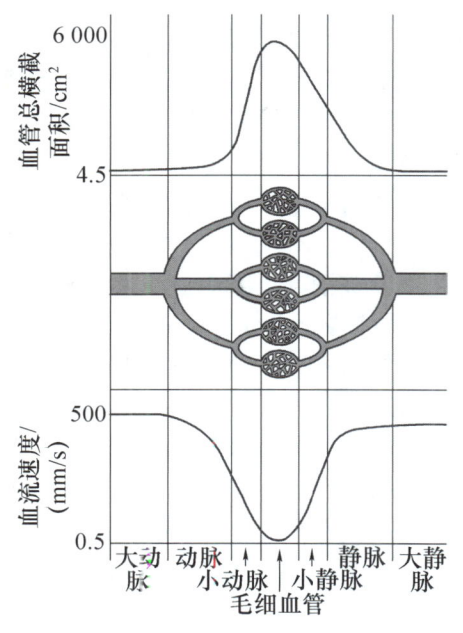

图6-25 各段血管的血压、血流速度和血管总横截面积的关系示意图

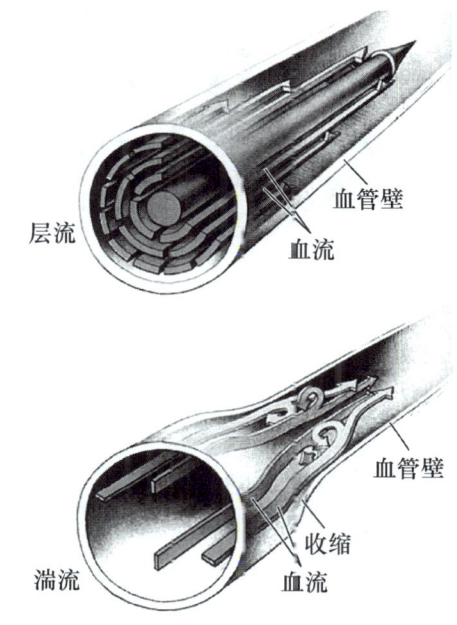

图6-26 层流与湍流示意图

（二）血流阻力

血液在血管内流动时所遇到的各种阻力称为血流阻力。血流阻力主要来源于血液内部的摩擦力和血液与血管之间的摩擦力。血流阻力与血管口径、长度及血液黏度有关，其关系可用下式表示：

$$R = 8\eta L / \pi r^4$$

上式中，R为血流阻力，η为血液黏度，L为血管长度，r为血管半径。其中，血管长度一般不会发生显著变化，可看作常数，因此，总外周阻力与血液黏度成正比，与血管半径的四次方成反比。血液黏度主要与红细胞数量有关，红细胞越多，血液黏度越高，血流阻力越大。由于R与血管半径的四次方成反比，因此，小动脉和微动脉口径只要稍有变化，血流阻力就会发生很大改变。在体循环的总外周阻力中，血流在大、中动脉中的阻力约占19%，在小动脉和微动脉中的阻力约占47%，而在毛细血管中约占27%，在静脉中约占7%。可见，小动脉和微动脉是产生外周阻力的主要部位。小动脉和微动脉受交感神经的支配，交感神经冲动增加时血管收缩，口径变小；交感神经冲动减少时则血管舒张，口径变大。因而，神经系统可以通过改变阻力血管口径来调节血流阻力，从而调节动脉血压。

（三）血压

血压是指血管内流动的血液对血管壁的侧压力，即压强。压强国际标准计量单位为帕（Pa），而帕的单位太小，故血压常用千帕（kPa）表示。由于临床上常用水银检压计测量血压，因此，长期以来更习惯用毫米汞柱（mmHg，1 mmHg = 0.133 kPa）来表示血压数值。如果测得血压为100 mmHg（13.33 kPa），则表示血压比大气压高100 mmHg。血管各段都有血压，分别称为动脉血压、静脉血压和毛细血管血压等。但通常所说的血压是指动脉血压。

在体循环中，血液从大动脉流向右心房的全过程中（图6-27），由于遇到血流阻力，能量不断被消耗，因而血压逐渐降低。血压在主动脉首端约为100 mmHg，在最小的小动脉首端约为85 mmHg，在毛细血管首端约为30 mmHg，在静脉首端约为10 mmHg，而在右心房则已接近于零。可见，小动脉和微动脉处的血压降落最明显，其原因是此处的血流阻力最大，压强能的消耗最多。

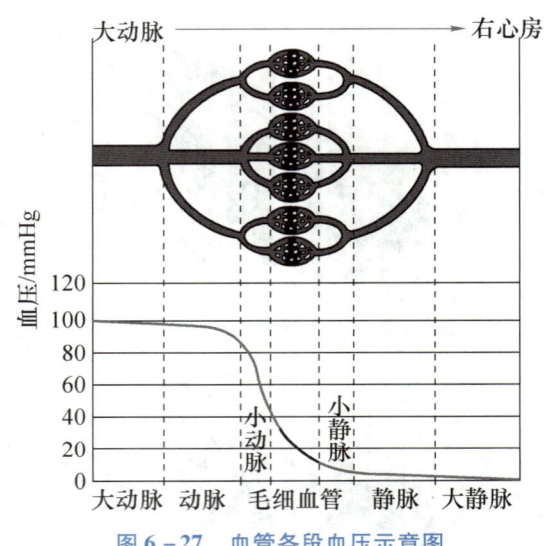

图6-27 血管各段血压示意图

二、动脉血压

动脉血压是指动脉内的血液对血管壁的侧压力。动脉血压须高于静脉血压，才能克服外周血管内的血流阻力而推动血液流动，保证各器官组织得到充足的血液供应，以满足它们正常代谢活动的需要。

（一）动脉血压的正常值

在心动周期中，动脉血压随心脏的收缩和舒张而发生规律性波动（图6-28）。在心室收缩射血期，动脉血压升高，其升高所达到的最高值称为收缩压；而在心舒期，动脉血压降低，所达到的最低值则称为舒张压。收缩压和舒张压的差值称为脉搏压，简称脉压。动脉血压在一个心动周期中的平均值称为平均动脉压。由于心动周期中心舒期通常较心缩

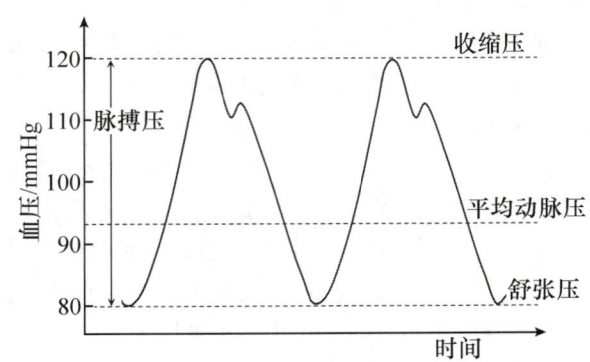

图6-28 动脉血压波形示意图

期长,所以平均动脉压的数值并不等于收缩压和舒张压之和的一半,而是更接近于舒张压。平均动脉压约等于舒张压加 1/3 搏脉压。

动脉血压一般是指主动脉血压。考虑到测量上的方便,实际上也因血压在大动脉中降低很少,所以临床上通常以肱动脉血压代表主动脉血压。我国的健康青年人在安静时的收缩压为 100~120 mmHg,舒张压为 60~80 mmHg,脉压为 30~40 mmHg,平均动脉压约为 100 mmHg。

成人安静时舒张压持续大于 90 mmHg 或收缩压大于 140 mmHg,可以视为高血压;舒张压持续低于 60 mmHg 或收缩压低于 90 mmHg,可以视为低血压。遗传因素、生活节奏加快、工作竞争激烈和生活压力增大、不良生活习惯或嗜好等,都可能导致血压升高或发展成高血压。在临床上,低血压常见于失血性休克和心脏病变。少数个体可能出现无症状的血压偏低,增强体质有助于血压上升到正常范围或增强整体对血压偏低的适应能力。

(二) 动脉血压的形成

有多种因素参与动脉血压的形成,血管内的血液充盈是其首要前提,心脏射血是其能量来源,外周阻力和弹性储器血管的可扩张性与弹性是其重要条件。动脉血压的形成是多种因素相互作用的结果。

1. 体循环平均充盈压

血压的形成首先是心血管系统内有足量的血液充盈。充盈于心血管系统内的循环血量约有 5 000 ml,而平时开放的血管容量则略小于此值,因此,略有多余的血液充盈可使血管内的压力比大气压高 7 mmHg (0.93 kPa)。在动物实验中,用电刺激或心室颤动使心室暂时停止射血,血液也暂时停止流动,此时循环系统中各处的压力都是相同的,此压力代表循环系统内单纯由血液充盈所产生的压力,故称为体循环平均充盈压。

2. 心脏射血

心脏收缩所释放的能量一部分转变为推动血液在血管内流动的动能,另一部分则形成对血管壁的侧压力 (图 6-29)。在心室收缩期,只有搏出量的 1/3 流向外周,其余 2/3 的血液暂时储存于大动脉内,这些血液除了引起收缩压升高外,还引起大动脉壁扩张,将心室收缩的能量以势能的形式暂存于血管壁;在心舒期,大动脉依其弹性回缩,这部分势能又转变为推动血液流动的动能,使血液继续流向外周。可见,心脏射血是血压形成的能量来源。

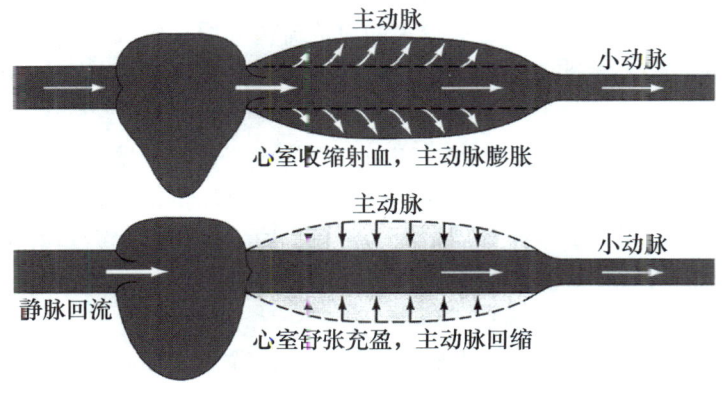

图 6-29 主动脉管壁弹性对血压及血流的作用

3. 外周阻力

外周阻力是指外周血管内的血流阻力。由于外周阻力的存在，心脏一次收缩射出的血液只有部分流向外周，其余的暂时储存于弹性储器血管内。如果没有外周阻力，在心缩期，心脏收缩所释放的能量将全部成为推动血液流动的动能，而射出的血液将全部流向外周，因而不可能增加对血管壁的侧压力；在心舒期，由于射血已经停止，血管内血液将不能流动，因而也不能形成动脉舒张压。

4. 弹性储器血管的可扩张性与弹性

在心缩期，心脏射出的血液约有 2/3 可被储存于弹性储器血管内，这是因为弹性储器血管具有可扩张性；在心舒期，暂存于弹性储器血管内的血液能继续流向外周，这是因为弹性储器血管具有弹性。如果大动脉无弹性储器作用或弹性储器作用明显减弱，则动脉血压将随心脏射血而显著升高，又随射血中止而跌落至零，甚至更低；并且，血管内血液也不能持续流动。弹性储器血管的可扩张性与弹性，加上外周阻力的作用，不仅可缓冲动脉血压的大幅度波动，而且能使间断的心脏射血变为血管内的持续性血流。

（三）影响动脉血压的因素

凡能影响动脉血压形成的因素，都能影响动脉血压。为了讨论方便，下面假定其他条件不变，分析单一因素变化对动脉血压的影响。

1. 搏出量

如果外周阻力和心率等其他因素不变，搏出量增加，则动脉血压升高，主要表现为收缩压升高，舒张压升高不多，因此脉压增大。这是因为心缩期射入主动脉的血液增多，大动脉管壁所受的压力增大，因此收缩压增高；但由此而引起的血流速度加快将使大动脉内的血液快速流向外周，心舒期大动脉内存留的血液增加不多，因而舒张压升高的程度不如收缩压。反之，当搏出量减少时，收缩压明显降低，而舒张压降低不多，因而脉压减小。一般认为，收缩压的高低主要反映搏出量的多少。

2. 心率

在其他因素不变的条件下，心率加快，动脉血压将升高，主要表现为舒张压升高，而收缩压升高不多，因而脉压减小。心率加快可使心动周期缩短，且主要是心舒期缩短，因此心舒期流向外周的血量减少，而留在动脉内的血量增多，导致舒张压升高；而舒张压的升高可使血流速度加快，因此在心缩期内可有较多的血液流向外周，则收缩压的升高程度不如舒张压。相反，心率减慢时，收缩压和舒张压均降低，以舒张压降低更显著，因而脉压增大。

3. 外周阻力

当外周阻力增大而其他因素不变时，流向外周的血流速度减慢，心舒期留在动脉内的血液量增多，因而舒张压明显升高；而心缩期由于血流速度加快，收缩压增高不多，故脉压减少。因此，舒张压的高低主要反映外周阻力的大小。原发性高血压病是由原因不明的外周阻力增大所致，其临床表现以舒张压升高为主。

4. 大动脉管壁的可扩张性和弹性

大动脉管壁的可扩张性和弹性具有缓冲动脉血压的作用。在心缩期，大动脉扩张以容纳血液，使收缩压不致过高；而在心舒期，大动脉弹回以减小容积，使舒张压不致过低，因而脉压减少，并将血液继续推向外周。如果大动脉管壁的可扩张性和弹性减退，则收缩压增高，舒张压下降，脉压明显增大。老年人的大动脉多有不同程度的硬化，故多见收缩压增大。若在大动脉硬化的同时还伴有小动脉硬化，则外周阻力增加，此时表现为收缩压明显升高，舒张压变化不明显，脉压有所增大。

5. 循环血量与血管容量的关系

前已述及，血管内充盈一定量的血液是血压形成的前提。如果血管容量不变而循环血量减少（如失血时），则循环系统平均充盈压降低，动脉血压将降低。这是因为此时回心血量减少，心排血量减少，使动脉血压降低。如果循环血量不变而血管容量增大（如中毒性休克可引起血管扩张），也会造成动脉血压降低。可见，循环血量与血管容量必须相互匹配，才能保持动脉血压的正常水平。

以上所述都是在其他因素不变的情况下，对单个影响因素所做的分析。实际上，多种影响因素往往同时发生作用，因此在某种生理或病理情况下，动脉血压的高低取决于多种因素相互作用的综合效应。

三、静脉血压和静脉回心血量

静脉不仅是血液回流入心脏的通道，而且是循环系统的血液储存库。安静状态下，体循环血量的60%~70%分布在静脉系统内。由于静脉系统容量大，且易扩张，因此静脉的收缩和舒张可有效地调节回心血量，使血液循环功能适合机体在各种生理状态下的需要。

（一）静脉血压

静脉血压远低于动脉血压。当体循环血液经毛细血管到达微静脉时，血压已降至15~20 mmHg（2.0~2.67 kPa）；血液流入右心房时，血压已接近于零。由于静脉系统位于毛细血管网与右心房之间，因此，静脉血压既能影响毛细血管的功能，又能影响心脏的功能。

1. 外周静脉压和中心静脉压

外周静脉压通常是指各器官静脉的血压，而中心静脉压则是指右心房和胸腔内大静脉的血压。正常人的中心静脉压为4~12 cmH$_2$O[①]。

中心静脉压的高低主要受两个因素影响：①心脏射血能力。心脏功能良好能及时将回心的血液射入动脉，因而中心静脉压较低；若心脏射血功能减弱（心力衰竭），右心房和腔静脉内淤血，中心静脉压将升高。②静脉回流速度。静脉回流速度快，则中心静脉压较高；反之，静脉回流速度慢，则中心静脉压较低。

中心静脉压过低，常表示血量不足或静脉回流障碍。输血、输液过多或过快，超过心脏的负担能力时，中心静脉压将升高。由于中心静脉压可反映静脉回心血量和心脏的功能状态，因而临床上常测定中心静脉压，将其作为控制输液速度和输液量的重要指标。当中心静脉压超过16 cmH$_2$O时，输液要慎重或暂停。

2. 重力对静脉血压的影响

在心血管系统中的血液除受心脏的推动力作用外，还受地球重力的影响。所以，身体各

---

① 厘米水柱（cmH$_2$O）表示压强，非国际标准计量单位，医学常用，1 cmH$_2$O≈98 Pa。

处血管的血压还应加上此处血管的静水压。各处血管静水压的高低由此处与右心房之间的垂直距离决定。与动脉相比，静脉管壁薄而柔软，内外压差较小，因而易受重力的影响。平卧时，人体各处血管与心脏大致处于同一水平，由重力产生的对静脉管壁的压力也大致相等。当由平卧位转为直立位时，足部静脉血压可升高 90 mmHg，而颅顶脑膜矢状窦内压可降至 −10 mmHg。由于重力的影响，人体直立时（如果不运动），心脏以下部位，尤其是下肢的静脉充盈扩张，而心脏以上部位的静脉充盈量减少。所以，体位改变除引起静脉血压改变外，还使全身血量重新分配。

（二）静脉回心血量及其影响因素

单位时间内的静脉回心血量由外周静脉压与中心静脉压之差和静脉血流阻力决定。正常情况下，由微静脉到右心房的压力差约为 15 mmHg（2 kPa），而静脉回心血量在理论上应等于心排血量，可见，静脉血流阻力很小。凡能影响外周静脉压、中心静脉压和静脉血流阻力的因素都能影响静脉回心血量。归纳起来，能影响静脉回心血量的因素主要有以下几个。

1. 体循环平均充盈压

当循环血量增加或容量血管收缩时，体循环平均充盈压升高，静脉回心血量也增多；反之，当循环血量减少或容量血管舒张时，体循环平均充盈压降低，静脉回心血量也减少。

2. 心脏收缩力

如果心脏收缩能力强，则心缩期射血分数大，即心舒期存留于心室内的血液量少，舒张末期心室内压也小，因而对心房和静脉内血液的抽吸力量强，静脉回心血量就多；相反，如果心脏收缩能力弱，如发生右心衰竭时，血液淤积于右心房与大静脉内，静脉回心血量将明显减少，病人可出现颈外静脉怒张、肝脏充血肿大、下肢水肿等体征。

3. 重力与体位

如前所述，体位改变不仅影响静脉血压，而且影响全身血量分布。当直立时，由于重力作用，人体下部静脉可比平卧时多容纳 400～600 ml 血液，因此静脉回心血量将减少。回心血量减少可使心排血量减少，引起脑部供血不足，出现短暂的头晕甚至昏厥。在机体调节功能正常时，这种情况可迅速得到纠正。

4. 骨骼肌的挤压作用

静脉管壁薄而柔软，因而易受周围组织的挤压。当人体取直立位，且下肢进行肌肉运动时，肌肉收缩可挤压位于肌肉内的静脉，加快静脉回流速度（图 6-30）。同时，下肢静脉内的静脉瓣具有单向活瓣作用，使血液在心舒期不能倒流（图 6-31）。下肢骨骼肌的舒缩交替和静脉瓣的作用对静脉回流起着"肌肉泵"的作用。这种作用对降低足部静脉压和减少下肢血液淤滞具有重要意义。如果久立而不运动，下肢可因静脉回流减少而出现水肿。

5. 呼吸运动

平静呼吸时，胸膜腔内压始终低于大气压。吸气时，胸腔容积扩大，胸膜腔负压进一步加大；而呼气时，胸腔容积减小，胸膜腔负压有所减小。右心房和大静脉位于胸腔内，且壁薄而柔软，易受胸膜腔负压的影响，因而经常处于充盈扩张状态。呼气时，胸膜腔负压相对较小，静脉回心血量较少；而吸气时，胸膜腔负压加大，静脉回心血量则增多。可见，呼吸运动对静脉回流也起着"泵"的作用。

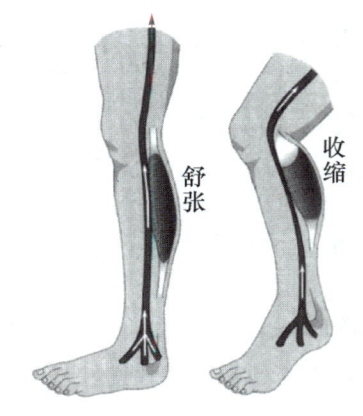

图 6-30 肌肉收缩对静脉回流的影响

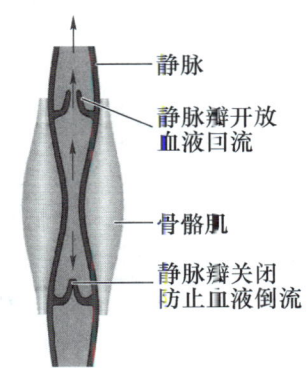

图 6-31 静脉瓣开闭对静脉回流的影响

四、微循环

微循环是指微动脉和微静脉之间的血液循环,是血液与组织液进行物质交换的场所。

(一) 微循环的组成和血流通路

1. 微循环的组成

由于各组织器官的形态与功能不同,其微循环的组成和结构也不相同。微循环一般由微动脉、后微动脉、毛细血管前括约肌、真毛细血管、通血毛细血管、动-静脉吻合支和微静脉 7 个部分组成(图 6-32)。微动脉管壁有完整的平滑肌层,而后微动脉平滑肌层已不连续。真毛细血管通常由后微动脉以直角方向分出。真毛细血管是由单层内皮细胞组成的管道。它们互相连接成网状,称为真毛细血管网。毛细血管前括约肌是围绕在真毛细血管起始端的平滑肌细胞。动-静脉吻合支的管壁较厚,有完整的平滑肌层,能够进行舒缩活动。微静脉有较薄的平滑肌组织。

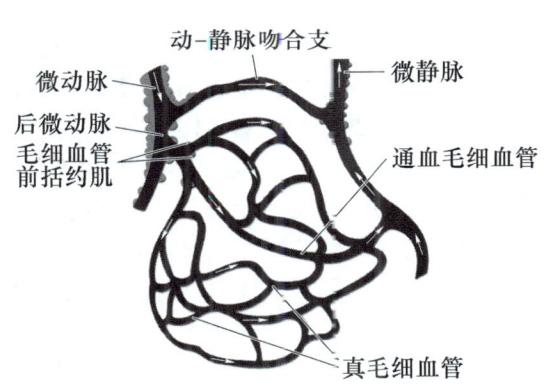

图 6-32 微循环模式图

2. 微循环的血流通路

血液可通过以下三条通路从微动脉流向微静脉。

(1) 迂回通路 迂回通路是指微动脉内的血液经由后微动脉、真毛细血管网流向微静脉的通路。这一通路具有以下特点:①通透性好。这是因为真毛细血管管壁极薄,仅由单层内皮细胞和基膜组成,总的厚度仅约 0.5 μm,内皮细胞之间尚有间隙存在。②血流缓慢。这是由并联的真毛细血管数量多,总横截面积大所致。③与组织细胞接触面积大。这是因为真毛细血管数量极多,互相连接成网状,并穿插于组织细胞之间。据估计,全身毛细血管（包括有交换功能的微静脉）的总有效交换面积将近 1 000 m^2。以上特点对血液与组织细胞进行物质交换十分有利，故又称营养通路，是血液与组织细胞进行物质交换的主要场所。

（2）直捷通路　直捷通路是指微动脉内的血液经由后微动脉、通血毛细血管流向微静脉的通路。这一通路在骨骼肌中较多见，其特点是路径短、血流快、经常处于开放状态但物质交换少，其意义在于让部分血液迅速通过微循环，使体循环有足够的静脉回心血量。

（3）动-静脉短路　动-静脉短路是指微动脉内的血液经由动-静脉吻合支流向微静脉的通路。这一通路路径最短，流速最快，但经常处于关闭状态，完全不进行物质交换，在体温调节中具有重要意义。当环境温度升高时，动-静脉短路开放，皮肤血流量增加，可促进散热；当环境温度降低时，动-静脉短路关闭，皮肤血流量减少，可防止体热散失。在人类的手掌、足底、耳郭等处，动-静脉短路较为丰富。

（二）微循环的调节

微动脉位于微循环的起始部位，其舒缩活动控制着这一功能单位的血流量。因此，可将微动脉看作微循环的总闸门。后微动脉和毛细血管前括约肌的舒缩活动控制着真毛细血管网的血流量，因而被认为是微循环的分闸门。这些血管都位于毛细血管之前，对血流产生的阻力称为毛细血管前阻力。微静脉位于微循环的最后部分，其舒缩活动可改变毛细血管的后阻力，影响毛细血管网汇入静脉系统的血流量，这部分血管可被看作微循环的后闸门。

微动脉和微静脉接受交感缩血管神经支配，但这种神经对微动脉的支配密度明显大于微静脉。微动脉和微静脉也接受体液因素的调节，如肾上腺素、去甲肾上腺素和血管紧张素Ⅱ等可使之收缩，而局部组织代谢产物如 CO_2、腺苷、乳酸及 H^+ 等可使之舒张。后微动脉和毛细血管前括约肌则主要受局部代谢产物的调节。

发生休克时，交感神经兴奋，肾上腺素和去甲肾上腺素大量释放。由于微静脉对儿茶酚胺的敏感性较微动脉低，而对代谢产物的耐受性高，因此，早期微动脉在神经和体液因素作用下以收缩为主，总闸门关闭，微循环内血流减少；后期由于局部缺氧和代谢产物的大量堆积，微动脉以舒张为主，总闸门开放，而微静脉则在交感神经和肾上腺素、去甲肾上腺素的作用下继续收缩，后闸门关闭，使血液淤滞于微循环内，静脉回心血量和循环血量进一步减少，动脉血压进一步降低。为此，临床上常用扩血管药来解除微静脉的痉挛收缩，消除微循环淤血，改善静脉回流。

五、组织液的生成

组织液存在于组织细胞的间隙中，绝大部分呈胶冻状，不能自由流动。组织液是血浆滤过毛细血管壁而生成的；组织液中的水和代谢产物也可透过毛细血管壁而进入毛细血管。所以，组织液中各种离子成分与血浆相同，但其蛋白质浓度明显低于血浆。

（一）组织液生成和回流的原理

当毛细血管壁两侧的静水压不等时，水分子即可透过管壁从压力高一侧向压力低一侧移动。水中的溶质分子，若直径小于毛细血管壁的孔隙，也能随同水分子一起移动。蛋白质等胶体物质，由于分子量大而较难通过毛细血管壁的孔隙；相反，由它们形成的胶体渗透压能从毛细血管壁的另一侧吸引水分子。在生理学中，液体由毛细血管内向毛细血管外的移动称为滤过，而液体向相反方向的移动称为重吸收。促使液体进出毛细血管壁两侧的因素共有4个，即毛细血管血压、组织液胶体渗透压、组织液静水压和血浆胶体渗透压。前两个因素是促使液体滤过的力量，而后两个是引起重吸收的力量。4个因素的代数和称为有效滤过压，可用下式表示：

$$有效滤过压 = （毛细血管血压 + 组织液胶体渗透压） \\ - （血浆胶体渗透压 + 组织液静水压）$$

若有效滤过压为正值，即表明有液体被滤过，亦即有组织液生成；若有效滤过压为负值，则表明有液体被重吸收，亦即有组织液回流。以图6-33所设的各种压力数值为例，直接测量人体血浆胶体渗透压约为25 mmHg，毛细血管动脉端血压约为30 mmHg，静脉端血压约为10 mmHg，组织液胶体渗透压约为8 mmHg，组织液静水压约为1 mmHg，用这些数据进行计算。

在动脉端：

$$有效滤过压 = （30 + 8） - （25 + 1） = 12（mmHg）$$

在静脉端：

$$有效滤过压 = （10 + 8） - （25 + 1） = -8（mmHg）$$

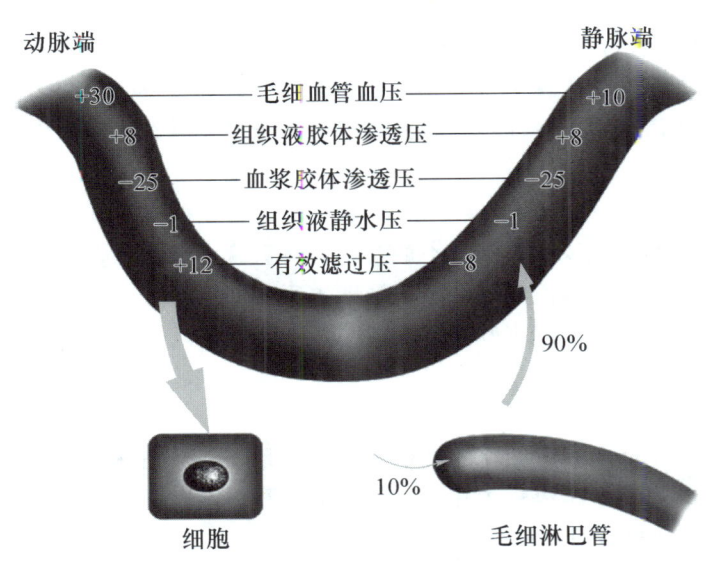

图6-33　组织液生成与回流示意图

计算结果表明，毛细血管动脉端的有效滤过压为正值，液体从毛细血管滤出，表明有组织液生成；而静脉端的有效滤过压为负值，故发生液体的重吸收，表明有组织液回流。因为从毛细血管动脉端到毛细血管静脉端，血压是逐渐下降的，因此有效滤过压也逐渐变小，毛细血管中液体的滤出与吸收，也是一个逐渐变化的过程。但动、静脉端有效滤过压的绝对值不等，似乎组织液生成大于回流；其实不然，组织液除大部分（90%）在毛细血管静脉端回流外，小部分（10%）可进入毛细淋巴管成为淋巴液，再经淋巴系统流入血液循环。

（二）影响组织液生成和回流的因素

组织液生成量和回流量是平衡的，否则，组织液量和循环血量将难以保持相对稳定。若生成增多而回流减少，则组织内将有过多液体潴留而形成水肿；反之，则可造成脱水。凡能影响有效滤过压、毛细血管通透性和淋巴回流的因素，都能影响组织液的生成和回流，主要如下。

1. 毛细血管血压

当毛细血管血压升高而其他因素不变时，有效滤过压升高，组织液生成增多。例如，炎症部位的微动脉扩张，使进入毛细血管的血液增多，毛细血管血压升高，因此炎症局部可出现水肿；又如，发生右心衰竭时，静脉回流受阻可逆行性地引起毛细血管血压升高，也可导致组织液生成增多而出现水肿。

2. 血浆胶体渗透压

发生肾病时，由于大量血浆蛋白随尿液排出，或患肝病时，肝脏合成血浆蛋白减少，血浆胶体渗透压将降低，因而毛细血管有效滤过压升高，组织液生成增多而回流减少，此时也可出现水肿。

3. 毛细血管通透性

正常情况下，血浆蛋白很少漏入组织间隙。在烧伤、炎症、变态反应等某些病理情况下，局部组织释放大量组胺，使毛细血管壁通透性显著升高，部分血浆蛋白可透过管壁进入组织液，使血浆胶体渗透压下降而组织液胶体渗透压升高，导致组织液生成增多而引起局部水肿。

4. 淋巴回流

由于毛细血管动脉端生成的组织液不能在静脉端被全部重吸收，部分组织液须转道淋巴管而回流，因此，如果淋巴回流受阻，组织液的生成和回流将失去平衡，如丝虫病病人由于淋巴管阻塞而出现下肢等部位的水肿。

六、淋巴的生成和回流

淋巴管系统是组织液向静脉回流的一个重要辅助系统。毛细淋巴管以盲端起始于组织间隙，彼此吻合成网并逐渐汇合成较大的淋巴管，最后经右淋巴导管和胸导管汇入静脉。

（一）淋巴液的生成与回流

部分组织液进入淋巴管即成为淋巴液，因此淋巴液的成分和组织液非常接近。毛细淋巴管由单层内皮细胞所构成，管壁外无基膜，管壁极薄，其通透性极大，相邻的内皮细胞的边缘像瓦片一样互相覆盖，伸向管腔，形成向管腔内开启的单向活瓣，组织液和其中的蛋白质及其分解产物、脂滴、红细胞、细菌等微粒都能通过活瓣进入毛细淋巴管，却不能倒流。正常成人在安静状态下大约有 120 ml/h 淋巴液进入血液循环，以此推算，每天生成的淋巴液总量可达 2~4 L。此外，毛细淋巴管的内皮细胞还有吞饮功能。

组织液和毛细淋巴管液之间的压力差是促使液体进入淋巴管的动力，因此，任何能增加组织液压力的因素都能促进淋巴液的生成，如毛细血管血压升高、血浆胶体渗透压降低、组织液中的蛋白质浓度升高、毛细血管壁通透性加大等。

（二）淋巴液回流的生理意义

淋巴液回流的主要生理功能是将组织液中的蛋白质带回到血液中，并能清除组织液中不能被毛细血管重吸收的较大分子（长链脂肪酸等）以及组织中的红细胞和细菌等。据测算，每天由淋巴液回流到血液中的蛋白质多达 75～200 g，从而维持了血浆蛋白的浓度，并使组织液中的蛋白质浓度保持较低水平。小肠绒毛的毛细淋巴管对肠道内脂肪的吸收起重要作用，食物被消化后，有 80%～90% 的脂肪是由小肠绒毛的毛细淋巴管吸收并运输到血液的，少量的胆固醇和磷脂也经淋巴管吸收进入血液。

第五节 心血管活动的调节

一、神经调节

（一）支配心脏和血管的神经

1. 支配心脏的神经

心脏活动受心交感神经和心迷走神经双重支配。

（1）心交感神经　心交感神经的节前神经元位于脊髓第 1～5 胸段的中间外侧柱，其轴突组成节前纤维，在星状神经节或颈神经节内交换神经元，简称换元；节后神经元发出的节后纤维形成心脏神经丛，支配窦房结、心房肌、房室交界、房室束和心室肌。左、右心交感神经在心脏的分布并不对称。右侧心交感神经主要支配窦房结，其效应以加快心率为主；左侧心交感神经纤维广泛分布于心房肌和心室肌，并支配房室交界，在功能上以加强心肌收缩力为主。心交感神经节后纤维释放的递质是去甲肾上腺素，该递质作用于心肌细胞膜上的 β_1 型肾上腺素能受体（β_1 受体），通过激活腺苷酸环化酶，使细胞内环一磷酸腺苷（cAMP）浓度升高，继而激活蛋白激酶和细胞内的蛋白质的磷酸化过程，导致心率加快、兴奋经房室交界传导速度加快、心房肌和心室肌收缩增强、心排血量增多，这些作用分别称为正性变时作用、正性变传导作用和正性变力作用。

去甲肾上腺素的上述作用是通过以下三条途径实现的：①去甲肾上腺素通过与 β_1 受体结合，促进心肌细胞膜上的 K^+ 通道开放，导致动作电位的 3 期复极 K^+ 外流增加，复极相缩短，不应期也相应缩短。不应期缩短意味着 Na^+ 通道复活加快，从而引起心率加快。②去甲肾上腺素也能提高心肌细胞膜和肌浆网对 Ca^{2+} 的通透性，造成动作电位平台期 Ca^{2+} 内流增多，同时肌浆网释放的 Ca^{2+} 量也增加，从而增强心肌的收缩力。此外，心交感神经兴奋还能使心肌的舒张过程加速，原因是去甲肾上腺素能降低肌钙蛋白与 Ca^{2+} 的亲和力，使 Ca^{2+} 从肌钙蛋白释放的速度加快。③去甲肾上腺素还能加速慢反应细胞 0 期的 Ca^{2+} 内流，使动作电位 0 期去极的上升速度和幅度增大，促进兴奋在心脏内的传导。心交感神经对心脏的兴奋作用可被 β 受体拮抗药（普萘洛尔等）所阻断，因而临床上常用 β 受体拮抗药治疗窦性心动过速等。

（2）心迷走神经　心迷走神经属于副交感神经，其节前纤维起源于延髓的疑核和迷走神经背核，终止于心壁内的神经元；换元后，节后纤维支配窦房结、心房肌、房室交界、房室束及其分支，仅有少量迷走神经纤维支配心室肌。左、右两侧心迷走神经对心脏的支配也不对称，右侧心迷走神经主要影响窦房结，而左侧心迷走神经对房室交界的作用占优势。心迷走神经节后纤维释放的递质是乙酰胆碱，该递质作用于心肌细胞膜上的 M 型胆碱能受体（M 受体），使腺苷酸环化酶被抑制，细胞内 cAMP 浓度降低，引起心脏活动的抑制，导致心率减慢、心内传导组织的传导速度减慢、心房肌收缩力减弱等效应，分别称为负性变时作用、负性变传导作用、负性变力作用。

乙酰胆碱与 M 受体结合后，主要引起心肌细胞膜对 K^+ 的通透性增大，造成 K^+ 外流增加，使最大复极电位负值增大而远离阈电位水平，同时也造成 4 期自动去极化的速度减慢，进一步降低了窦房结 P 细胞的自律性，引起心率减慢。K^+ 通道开放概率的增加还可造成 3 期复极加快，动作电位时程缩短，平台期进入细胞内的 Ca^{2+} 量减少；乙酰胆碱还可直接抑制 Ca^{2+} 通道，减少 Ca^{2+} 内流，这些因素均可造成心肌收缩力下降。Ca^{2+} 通道被抑制还使慢反应细胞（主要指房室交界细胞）的 0 期去极幅度减小，因而引起传导速度减慢。M 受体拮抗药阿托品可阻断心迷走神经对心脏的抑制作用。

心交感神经和心迷走神经对心脏的作用是相互拮抗的，但二者相辅相成，使心脏活动能很快适应当时机体功能活动的需要。心交感神经和心迷走神经平时都具有紧张性活动。在多数情况下，心迷走神经的紧张性活动比心交感神经更强，称为迷走优势。

2. 支配血管的神经

血管平滑肌的舒缩活动称为血管运动。支配血管平滑肌的神经纤维称为血管运动神经纤维，血管运动神经纤维可分为缩血管神经纤维和舒血管神经纤维两类。

（1）缩血管神经纤维　缩血管神经纤维都属于交感神经，故称为交感缩血管纤维。其节前神经元位于脊髓第 1 胸段到第 2~3 腰段的中间外侧柱，节前纤维在椎旁或椎前交感神经节内换元，节后纤维支配体内几乎所有的血管平滑肌。但在不同血管中，缩血管神经纤维的分布密度不同，其中，密度最高的是皮肤血管，其次为骨骼肌和内脏的血管，而冠状血管和脑血管的分布密度较小。同一器官中，交感缩血管纤维在动脉的分布密度高于静脉，而动脉中又以微动脉的分布密度最高，毛细血管前括约肌中分布很少。交感缩血管节后纤维释放的递质是去甲肾上腺素，它主要作用于血管平滑肌膜上的 α 型肾上腺素能受体（α 受体），产生缩血管效应，该效应可被 α 受体拮抗药酚妥拉明所阻断。

平时，交感缩血管纤维经常有少量冲动发出，即具有紧张性活动，从而使血管维持一定程度的收缩状态。当交感缩血管紧张性增强时，血管可进一步收缩；而当交感缩血管紧张性减弱时，血管舒张。体内多数血管仅接受交感缩血管纤维的单一神经支配，所以通过交感缩血管纤维紧张性的改变能起到调节血管运动的作用。

（2）舒血管神经纤维　部分血管接受舒血管神经纤维支配。舒血管神经纤维的作用多为局部性的支配。其种类较多，这里仅介绍三种：①交感舒血管纤维。这类神经纤维主要分布于骨骼肌血管，平时没有紧张性活动，只有当情绪激动、恐惧、发怒和准备做剧烈的肌肉活动时才发放冲动。兴奋时其末梢释放乙酰胆碱，该递质作用于 M 受体后能使骨骼肌血管舒张，血流量增多。由交感胆碱能纤维活动引起的骨骼肌血管舒张是防御反应的一部分。②副交感舒血管纤维。其末梢释放的递质也是乙酰胆碱，它能与血管平滑肌膜上的 M 受体结合，引起血管舒张。这类神经纤维主要分布于脑膜、唾液腺、肝脏、胃肠腺和外生殖器等处的血管，作用范围比较局限，平时亦无紧张性活动，兴奋时才引起这些器官的血管舒张，血流量增多，而对循环系统总的外周阻力影响不大。③血管活性肠肽神经元。有些自主神经元的末梢既含有乙酰胆碱，也含有血管活性肠肽，称为递质共存，如支配汗腺的交感神经元和支配颌下腺的副交感神经元等。这些神经元兴奋时，其末梢一方面释放乙酰胆碱，引起腺细胞分泌；另一方面释放血管活性肠肽，引起血管舒张，使局部组织血流增加。

（二）心血管活动的中枢控制

在中枢神经系统内控制心血管活动的神经元相对集中的部位称为心血管中枢。但控制心血管活动的神经元并不集中在中枢神经系统的某一部位，而是分布于从脊髓到大脑皮质的多个水平，其中延髓内含有最基本的心血管中枢。在从延髓上缘至延髓闩部逐渐横断脑干的动物实验中发现，只要保留延髓及其以下中枢部位的完整，就可维持心血管正常的紧张性活动，动物的血压无明显变化，一定的心血管反射能完成，这说明心血管的紧张性活动源于延髓。目前认为，延髓头端腹外侧区可能是引起交感缩血管神经紧张性的中枢部位，也可能是心交感神经紧张性的发源地，又称心交感中枢；而延髓的疑核和迷走神经背核则可能是心迷走神经紧张性的中枢所在，又称心迷走中枢。通常这些中枢的神经元都保持一定的紧张性活动，分别称为心交感紧张和心迷走紧张，其中心迷走紧张占优势。

延髓以上的脑干和下丘脑在心血管调节中也有重要作用。例如，电刺激下丘脑前区能使心迷走神经活动增强和心交感神经活动抑制，表现为心率减慢、外周阻力和血压降低；而电刺激下丘脑后部或外侧部则可引起心交感神经活动增强，表现为血压升高。此外，大脑皮质和小脑也存在影响心血管活动的结构区域。

（三）心血管反射

心血管活动主要受神经调节，神经调节都以反射的形式进行。当机体处于不同的生理状态或内外环境发生变化时，可引起各种心血管反射，从而使心排血量和各器官的血流量发生相应改变，其生理意义在于使循环系统能适应当时机体所处的状态或环境的变化，维持动脉血压相对稳定。心血管反射有多种，下面仅介绍几种较为重要的心血管反射。

1. 颈动脉窦和主动脉弓压力感受性反射

（1）反射的感受器　人和许多哺乳动物的颈动脉窦和主动脉弓的血管壁外膜下都存在对机械牵张刺激敏感的感觉神经末梢，分别称为颈动脉窦压力感受器和主动脉弓压力感受器（图 6-34）。这些感受器具有以下特点：①颈动脉窦压力感受器和主动脉弓压力感受器的适宜刺激是血管壁的被动扩张，而非血压本身。当动脉血压升高时，动脉管壁被牵张的程度越大，压力感受器发放的神经冲动越多，因此，其实质上是一种牵张感受器，且在同一血压水平时，颈动脉窦比主动脉弓更敏感。②动脉血压在 60~180 mmHg 范围内波动时，压力感受器最为敏感，感受器的传入神经冲动频率与管壁牵张程度成正比；血压低于60 mmHg 时，传入神经不发放传入冲动，血压高于180 mmHg 时，传入神经的冲动频率也不再增高。③感

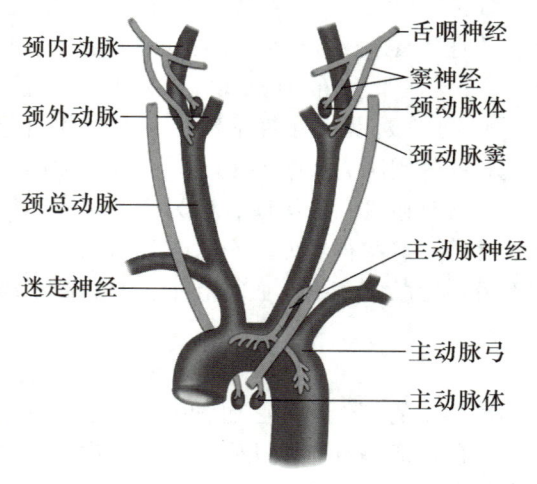

图6-34 颈动脉窦区和主动脉弓区的压力感受器和化学感受器

受器对搏动性血压变化比持续性血压变化更敏感。

（2）传入神经和传出神经 颈动脉窦压力感受器的传入神经是窦神经，窦神经加入舌咽神经进入延髓；主动脉弓压力感受器的传入纤维则行走于迷走神经干内进入延髓（图6-34）。其中，兔的主动脉弓压力感受器的传入纤维自成一束，与迷走神经伴行，称为主动脉弓神经，也称为减压神经。它们都首先到达延髓的孤束核，在此换元后再投射至心迷走中枢、心交感中枢和交感缩血管中枢。传出神经分别为心迷走神经、心交感神经和交感缩血管纤维，而效应器则是心脏和几乎全身所有的血管。

（3）反射效应 当动脉血压升高时，感受器因血管扩张而受到机械牵张刺激，使传入神经冲动增多，通过心血管中枢紧张性活动的改变，最后使心迷走神经传出冲动增加，心交感神经和交感缩血管纤维的传出冲动减少，导致心率减慢、心排血量减少、血管扩张、外周阻力降低，动脉血压回降。这一反射称为压力感受性反射，又称降压反射。这一反射具有双向调节作用，即当动脉血压降低时，感受器受到的刺激减小，传入冲动减少，结果是出现相反的效应，即心率加快，心排血量增多，外周阻力增高，血压回升。可见，压力感受性反射是一种负反馈调节，其生理意义在于保持动脉血压的相对稳定。

压力感受性反射在心排血量、外周阻力、血量等发生突然变化的情况下，在对血压进行快速调节的过程中起重要作用，使动脉血压不至于发生过大的波动。因此，生理学中将压力感受性反射的传入神经称为缓冲神经。动物实验观察到，切除双侧缓冲神经的动物，动脉血压经常出现大幅度波动，但在一天中的平均值并不明显高于正常水平。因此，压力感受性反射在动脉血压的长期调节中并不重要。例如，血压持续升高的高血压病人，压力感受性反射不能使血压回到正常水平，但此时由于压力感受性反射功能曲线发生右上移位，反射在高于原先正常的血压水平上进行，所以动脉血压维持在较高水平，这种现象称为压力感受性反射的重调定。

2. 颈动脉体和主动脉体化学感受性反射

在颈总动脉分叉处和主动脉弓区域存在一些特殊的小体，分别称为颈动脉体和主动脉体（图6-34）。这些小体血供丰富，能感受血液中某些化学成分的变化，故称为化学感受器。它们的传入神经分别行走于窦神经和迷走神经中。

当动脉血中 O_2 分压降低、CO_2 分压升高或 H^+ 浓度增高时，化学感受器兴奋，传入冲动进入中枢后，主要引起呼吸运动的加强，通过呼吸运动的改变，再反射性地影响心血管活动，使血压升高。这一反射称为化学感受性反射。动物实验观察到，在保持自然呼吸的情况下，化学感受器传入冲动可直接引起呼吸加深、加快，并可间接引起心率加快、心排血量增加、外周阻力增大、血压升高；当人为控制呼吸频率和深度时，化学感受器传入冲动对心血管活动的直接作用则为减慢心率、减少心排血量、舒张冠脉、收缩骨骼肌和内脏血管、升高血压。血压升高的原因是外周阻力增大的作用超过心排血量减少的作用。但化学感受性反射在平时对心血管活动并不起明显的调节作用，仅在低氧、窒息、失血、动脉血压过低和酸中毒等情况下才发生作用。

二、体液调节

除神经调节外，血液和组织液中的一些化学物质（体液因素）对心血管活动也有重要的调节作用。有些因素通过血液循环广泛作用于心血管系统，称为全身性体液调节；有些因素在组织中形成，主要作用于局部血管，对局部血流起调节作用，称为局部性体液调节。

（一）肾上腺素和去甲肾上腺素

循环血液中的肾上腺素和去甲肾上腺素主要由肾上腺髓质分泌，其中肾上腺素约占80%、去甲肾上腺素约占20%。二者在化学结构上都属于儿茶酚胺。交感神经末梢释放的递质去甲肾上腺素也有一小部分进入血液循环。

肾上腺素和去甲肾上腺素对心血管的作用与交感神经类似。这两种激素的作用虽有相似之处，但并不完全相同，主要取决于它们与相应受体的结合能力和受体的分布。肾上腺素对 β_1 受体的亲和力最强，β_2 受体次之，α 受体最弱。心肌细胞膜上以 β_1 受体为主，因此肾上腺素在心脏产生正性变时、变力、变传导作用，使心率加快和心肌收缩能力增强，心排血量增加，临床上常用作强心药。骨骼肌和肝血管平滑肌细胞膜上的 β_2 受体占优势，皮肤、肾和胃肠道的血管平滑肌细胞膜上以 α 受体为主，所以小剂量的肾上腺素可以使 β_2 受体占优势，引起血管舒张；大剂量时，α 受体也兴奋，引起血管收缩。肾上腺素有重新分配血液的作用，保证在应激状态下心脏和大脑的血液供应，以及在运动时增加骨骼肌的供血量。去甲肾上腺素主要激活 α 受体，其次是 β_1 受体。去甲肾上腺素可以使全身血管广泛收缩，血压明显升高，故临床上常用作升压药。而动脉血压的升高通过压力感受性反射使心率减慢的效应大于去甲肾上腺素对心肌细胞膜 β_1 受体的直接兴奋作用，故可以使心率减慢。

（二）肾素-血管紧张素系统

肾素-血管紧张素系统是人体内重要的体液调节系统。肾素主要来自肾脏，是由肾近球细胞合成和分泌的一种酸性蛋白酶，是肾素-血管紧张素系统链式反应的启动因子。肾素可以将血管紧张素原水解为血管紧张素Ⅰ；血管紧张素Ⅰ在血浆和组织中，特别是在肺循环血管内皮表面的血管紧张素转换酶作用下生成血管紧张素Ⅱ；血管紧张素Ⅱ在血浆和组织中的血管紧张素酶A的作用下水解成血管紧张素Ⅲ。其中，血管紧张素Ⅱ对心血管系统的作用最强，其主要作用有：①作用在血管平滑肌细胞膜上的血管紧张素Ⅱ受体上，使全身微动脉收缩，外周阻力增大；使静脉收缩，回心血量增加，心排血量增多，故动脉血压升高。②作用于中枢神经系统，使交感缩血管中枢紧张性增强。③作用于交感神经末梢，促进去甲肾上腺素的释放。④促进肾上腺皮质球状带细胞合成和释放醛固酮，保钠保水，提高血容量。血管紧张素Ⅲ的缩血管效应仅为血管紧张素Ⅱ的10%~20%，但其刺激肾上腺皮质合成和释放醛固酮的作用较强（图6-35）。

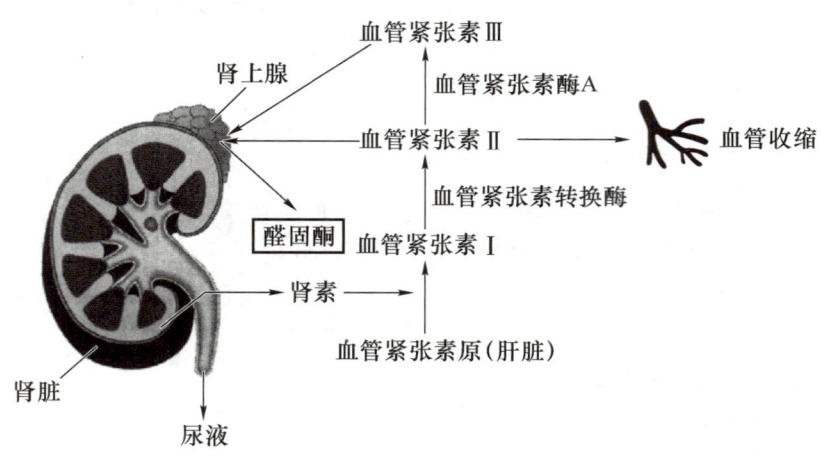

图6-35　肾素-血管紧张素系统作用示意图

三、局部血流调节

在将神经、体液因素去除后，在一定的血压变动范围内，器官、组织的血流量仍能通过局部的机制得到适当的调节。这种局部调节机制有如下两类。

（一）代谢性自身调节机制

组织细胞在代谢过程中消耗氧气，并产生各种代谢产物。代谢活动增强（如肌肉运动）时，局部组织中氧分压降低，代谢产物如 CO_2、H^+ 等积聚，使局部的微动脉和毛细血管前括约肌舒张，局部组织血流增多，从而向组织提供更多的氧，并带走代谢产物，与增加的代谢水平相适应；同时，局部组织血流增多也带走了可引起血管舒张的多种代谢产物，又使微动脉和毛细血管前括约肌收缩，局部组织血流量减少，如此周而复始。这种随氧分压下降和代谢产物增加而引起的局部舒血管效应称为代谢性自身调节。

（二）肌源性自身调节机制

血管平滑肌本身经常保持一定的紧张性收缩，称为肌源性活动。当血管平滑肌受牵张时，肌源性活动加强。当某器官灌注压突然升高时，血管的跨壁压增加，血管平滑肌受牵张刺激增加，肌源性活动加强，血管收缩，血流阻力相应加大，其结果是该器官血流量不会因灌注压升高而明显增加。反之，当动脉灌注压突然降低时，肌源性活动减弱，血管阻力相应减小，从而使器官的血流量仍能保持相对稳定的状态。肌源性自身调节在肾脏血管的表现特别明显，也见于脑、心、肝、肠系膜和骨骼肌的血管，但是在皮肤血管中并不明显。在用罂粟碱、水合氯醛或氰化钠等抑制血管平滑肌的活动后，肌源性自身调节也会随之消失。

练习题

一、名词解释

1. 动脉 2. 静脉 3. 血液循环 4. 卵圆窝 5. 二尖瓣 6. 三尖瓣 7. 静脉角 8. 脾切迹 9. 动脉周围淋巴鞘 10.（脾）边缘区 11. 心动周期 12. 每搏输出量 13. 心排血量 14. 心指数 15. 射血分数 16. 心力储备 17. 异长自身调节 18. 等长自身调节 19. 有效不应期 20. 心室期前收缩 21. 代偿性间歇 22. 自动节律性 23. 窦性节律 24. S-T段 25. 弹性储器血管 26. 阻力血管 27. 血压 28. 循环系统平均充盈压 29. 收缩压 30. 舒张压 31. 脉搏压（脉压） 32. 平均动脉压 33. 微循环 34. 迂回通路 35. 直捷通路 36. 有效滤过压 37. 心血管中枢 38. 颈动脉窦压力感受器 39. 减压反射

二、简答题

1. 心脏有哪些瓣膜？各附于何处？
2. 房室瓣、腱索和乳头肌各有何功能？
3. 主动脉瓣和肺动脉瓣各有何功能？
4. 心传导系统包括哪些结构？
5. 肝门静脉主要收集哪些器官的静脉血？
6. 肝门静脉回流受阻时，为什么会出现呕血或便血？
7. 胸导管收纳哪几条淋巴干的淋巴？
8. 简述中动脉管壁的组织结构特点。
9. 简述淋巴结浅层皮质的结构。
10. 简述脾白髓的结构特点。
11. 何谓血液循环？其主要功能是什么？
12. 何谓心动周期？在一个心动周期中，心房和心室的活动是怎样的？心率增加对心动周期有何影响？
13. 试述评价心脏功能的指标及它们的生理意义。
14. 试述心室肌动作电位的特点及其形成机制。
15. 心肌细胞在一次兴奋后，兴奋性将发生什么变化？
16. 什么是期前收缩？为什么期前收缩后会出现代偿间歇？
17. 什么是正常起搏点、潜在起搏点和异位起搏点？
18. 试述正常心脏兴奋传导的途径及特点，以及房—室延搁的生理意义。
19. 什么是心电图？心电图各波所代表的意义是什么？
20. 动脉血压是如何形成的？
21. 试述影响动脉血压的因素。
22. 哪些因素影响静脉回心血量？
23. 何谓微循环？它有哪些血流通路？

24. 试说明组织液的生成及其影响因素。
25. 心脏受哪些神经支配？各有何生理作用？
26. 支配血管的神经有哪些？各有何生理作用？
27. 正常情况下，动脉血压是如何维持相对稳定的？
28. 化学感受性反射是如何调节心血管功能的？
29. 试述调节心血管功能的体液因素及其生理作用。

第七章

呼吸系统的结构与功能

学习目标

掌握：

呼吸系统的组成和结构；呼吸的基本过程；肺通气的动力；胸膜腔负压的形成原理及其生理意义；肺通气的非弹性阻力；肺通气量和肺泡通气量；肺泡表面活性物质的生理作用；影响肺换气的因素；血氧含量、血氧容量和血氧饱和度的概念；化学感受性呼吸反射。

了解：

气体交换的动力和过程；氧和二氧化碳在血液中的运输；肺弹性阻力和顺应性；呼吸中枢和呼吸节律的形成；氧解离曲线的生理意义。

机体在新陈代谢过程中要不断地消耗氧气，同时产生二氧化碳，因此机体需要不断地从外界摄取氧气并向外界排出二氧化碳。机体与外界环境之间的这种气体交换过程，称为呼吸。呼吸是维持机体新陈代谢和其他功能活动所必需的重要生理过程之一，呼吸一旦停止，生命就将终止。

在人和高等动物的体内，组织细胞不能直接与外界进行气体交换，因而在进化过程中，形成了一套完整的气体交换系统。整个呼吸过程由下列四个相互衔接并同时进行的环节组成：①肺通气，是指肺与外界环境之间的气体交换；②肺换气，是指肺泡与血液之间的气体交换；③气体在血液中运输；④组织换气，是指血液与组织细胞之间的气体交换，有时也将细胞内的氧化过程包括在内。其中，肺通气与肺换气合称外呼吸，组织换气则称为内呼吸。

第一节 呼吸系统的组成和结构

呼吸系统由呼吸道和肺两部分组成。呼吸道是通气的管道，肺泡是气体交换的场所。呼吸道包括鼻、咽、喉、气管和支气管等器官（图7-1）。一般把鼻、咽和喉称为上呼吸道；气管、支气管及其分支称为下呼吸道。

一、呼吸道

（一）鼻

鼻包括外鼻、鼻腔和鼻旁窦三部分。鼻既是呼吸道，又是嗅觉器官，并能辅助发音。

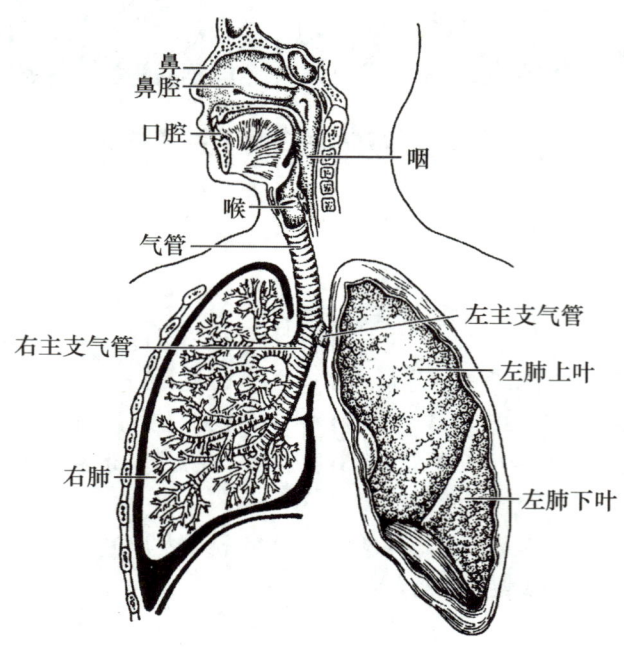

图 7-1 呼吸系统示意图

1. **外鼻**

外鼻位于面部中央。以骨和软骨为支架，被覆皮肤。上部较窄，位于两眼之间，为鼻根，向下延续为鼻背，下端为鼻尖。鼻尖的两侧呈弧形的部分为鼻翼，鼻的下方有一对鼻孔。鼻翼向外下方到口角的浅沟称鼻唇沟，面肌瘫痪时瘫痪侧的鼻唇沟变浅或消失。

2. **鼻腔**

鼻腔由骨和软骨围成，内衬以黏膜。鼻腔由位于正中矢状面的鼻中隔分为左、右两腔。每侧鼻腔向前经鼻孔与外界相通，向后经鼻后孔与鼻咽部相通。每侧鼻腔又可分为前部的鼻前庭和后部的固有鼻腔两部分。鼻前庭由鼻翼围成，生有鼻毛。固有鼻腔的内侧壁是鼻中隔；外侧壁上有上、中、下三个鼻甲及各鼻甲下方的上鼻道、中鼻道、下鼻道。固有鼻腔的黏膜可分为两部分：嗅部，位于上鼻甲以及与之相对的鼻中隔部分，能感受嗅觉刺激；呼吸部，是除嗅部以外的黏膜部分，黏膜内含丰富的血管和黏液腺，具有温暖、湿润、净化空气的功能。

3. **鼻旁窦**

鼻旁窦由骨性鼻旁窦内衬以黏膜而成（图 7-2），共有 4 对，开口于鼻腔，其中上颌窦、额窦和筛窦的前、中群开口于中鼻道；筛窦后群开口于上鼻道；蝶窦开口于蝶筛隐窝。上颌窦的开口位于窦的上部，所以上颌窦常引流不畅，而引起鼻窦炎。

（二）咽

见消化系统。

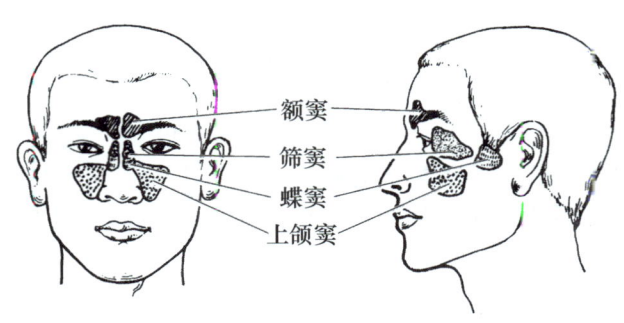

图 7-2 鼻旁窦投影示意图

(三) 喉

喉是呼吸道，又是发音器官，位于颈前部。

喉以软骨作支架，各软骨以关节、韧带和肌连接，内面衬以黏膜而成。喉软骨包括单块的甲状软骨、环状软骨、会厌软骨和成对的杓状软骨等（图 7-3）。甲状软骨是最大的喉软骨，由左、右两个方形软骨板构成。两板前方相互愈合形成前角，前角的上端向前凸出，称为喉结，成年男性喉结明显。

环状软骨：位于甲状软骨的下方，形似指环，前部较低，称环状软骨弓；后部高而宽阔，称环状软骨板。环状软骨是呼吸道中唯一完整的软骨环，对保持呼吸道通畅有重要作用。

杓状软骨：位于环状软骨后部的上方，左右各一，呈三棱锥体形。

会厌软骨：形似树叶，表面覆以黏膜构成会厌。吞咽时，喉上提，喉口即被会厌关闭，以防止食物误入喉腔。

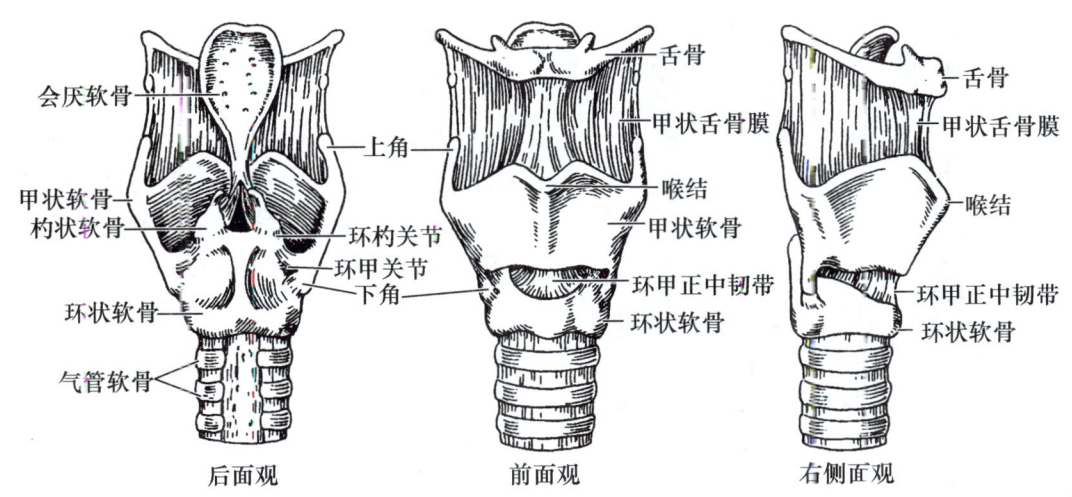

图 7-3 喉软骨及其结构模式图

喉腔上通咽腔的喉部，下通气管（图 7-4）。喉腔的黏膜与咽和气管的黏膜相延续。在喉腔的侧壁上，有上、下两对呈矢状位的黏膜皱襞，上方一对称前庭襞，下方一对称声襞。声襞内含有韧带和肌纤维，共同构成声带。左、右前庭襞之间的裂隙称前庭裂，左、右声襞之间的裂隙称声门裂。声门裂是喉腔最狭窄的部位。

喉腔被前庭襞和声襞分成上、中、下三部分。前庭襞以上的部分，称喉前庭；前庭襞和声襞之间的部分，称喉中间腔；声襞以下的部分，称声门下腔，此部黏膜下组织疏松，当急性炎症时，易发生水肿。小儿的喉腔较窄小，水肿易引起阻塞，造成呼吸困难。

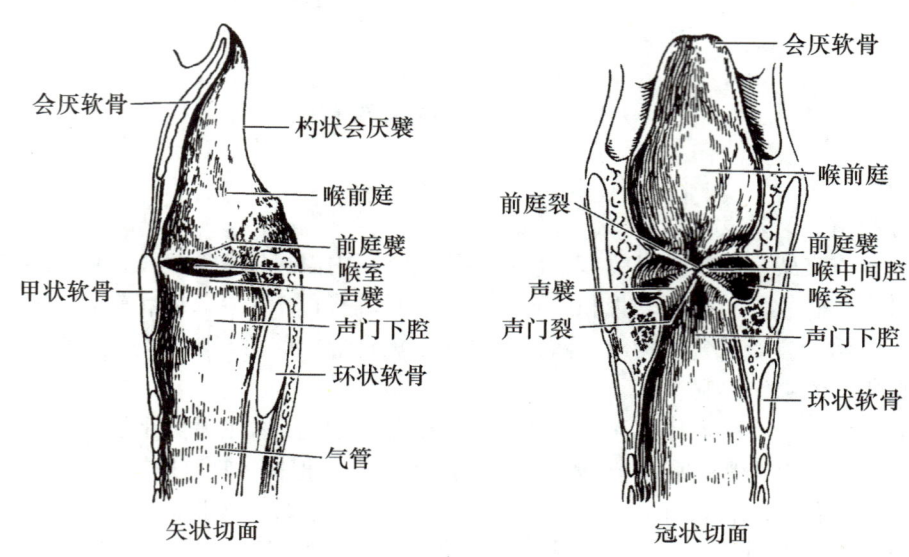

图 7-4 喉腔示意图

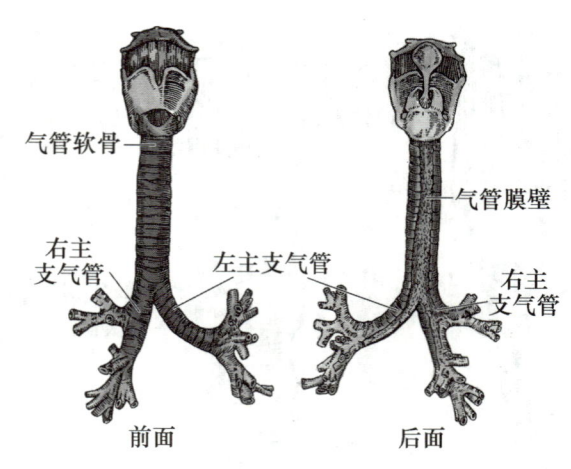

图 7-5 气管和主支气管解剖示意图

（四）气管与支气管

气管和支气管是连接喉和肺之间的管道，由软骨和黏膜等构成，气管和支气管均以 C 形软骨为支架，以保持其持续处于开放状态，软骨的缺口处由结缔组织和平滑肌封闭。气管上端于第 6 颈椎下缘处起于环状软骨下缘，向下至胸骨角水平分为左、右主支气管，分叉处称气管杈。主支气管再逐级分支形成支气管树。气管根据其行程和位置，可分为颈、胸两部分。颈段短而浅表，下行于颈前正中处，在胸骨颈静脉切迹处可触及（图 7-5）。

主支气管左、右各一。左主支气管较细长，走向倾斜。右主支气管短、粗且走向较垂直，因此，异物容易落入右主支气管内。

二、肺

肺是与外界进行气体交换的器官，由肺内的各级支气管、肺泡、血管及淋巴管等组成。肺还有内分泌功能。

（一）肺的位置和形态

肺位于胸腔内，膈的上方，纵隔的两侧，左右各一（图7-6），每侧肺形似圆锥体形，具有一尖、一底、三面（肋面、内侧面和膈面）和三缘（前缘、后缘和下缘）。肺尖钝圆，高出锁骨内侧1/3部2~3 cm。肺底贴膈，又称膈面。肋面凸隆，与胸廓内壁贴近。内侧面邻纵隔，又称纵隔面，此面中央为肺门，有主支气管、肺动脉、肺静脉、淋巴管及神经等出入。左肺前缘的下半有心切迹。

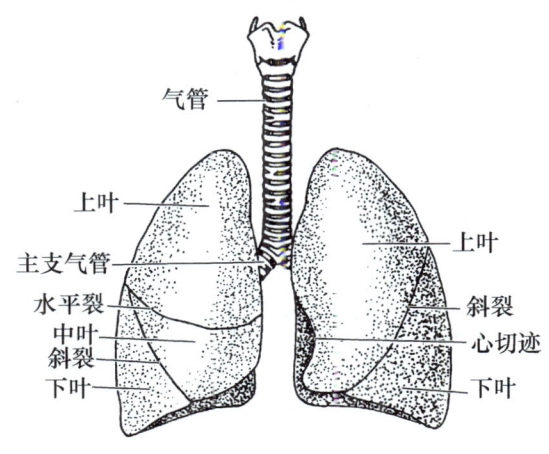

图7-6 肺的外形

左肺被斜裂分为上叶和下叶；右肺被水平裂和斜裂分为上叶、中叶、下叶。

肺内支气管按照有无肺泡相连分为导管部和呼吸部。

（二）肺的导管部

支气管从肺门入肺后再呈树状逐级分支，称为支气管树，如以气管为0级，主支气管为1级，大约有23级分支。前16级为肺的导管部，肺的导管部依次是：肺内支气管和小支气管、细支气管、终末细支气管，均无气体交换功能。每个细支气管连同它的各级分支和肺泡组成一个肺小叶。肺小叶呈锥体形，锥体的尖端朝肺门，底向着肺表面。肺的导管部随管道的分支管径渐细，管壁渐薄。平滑肌从分散的螺旋排列逐渐相对增多，形成完整的环形层。

细支气管和终末细支气管通过平滑肌的收缩和舒张，具有控制进入肺泡内气流量的作用。在病理状况下，平滑肌发生痉挛收缩，引起呼吸困难，称支气管哮喘。

（三）肺呼吸部

呼吸性细支气管、肺泡管、肺泡囊和肺泡构成肺内呼吸部（图7-7）。呼吸性细支气管是终末细支气管的分支，管壁上出现肺泡，可进行气体交换。肺泡是支气管树的终末部分，是肺进行气体交换的部位。肺泡为多面形囊泡，一面开口于肺泡囊、肺泡管或呼吸性细支气管，其余各面与相邻的肺泡彼此相接。相邻肺泡之间含少量结缔组织和毛细血管，称肺泡隔。肺泡壁很薄，表面覆有肺泡上皮（图7-8）。

肺泡上皮：肺泡壁由两种类型细胞组成。肺泡表面大部分由Ⅰ型肺泡上皮细胞覆盖，为气体交换提供广阔的表面积。Ⅱ型肺泡上皮细胞：数量较Ⅰ型肺泡上皮细胞多，增殖能力强。细胞呈立方形，镶嵌在Ⅰ型肺泡上皮细胞之间，可分泌表面活性物质，具有降低肺泡表面张力、稳定肺泡直径的作用。

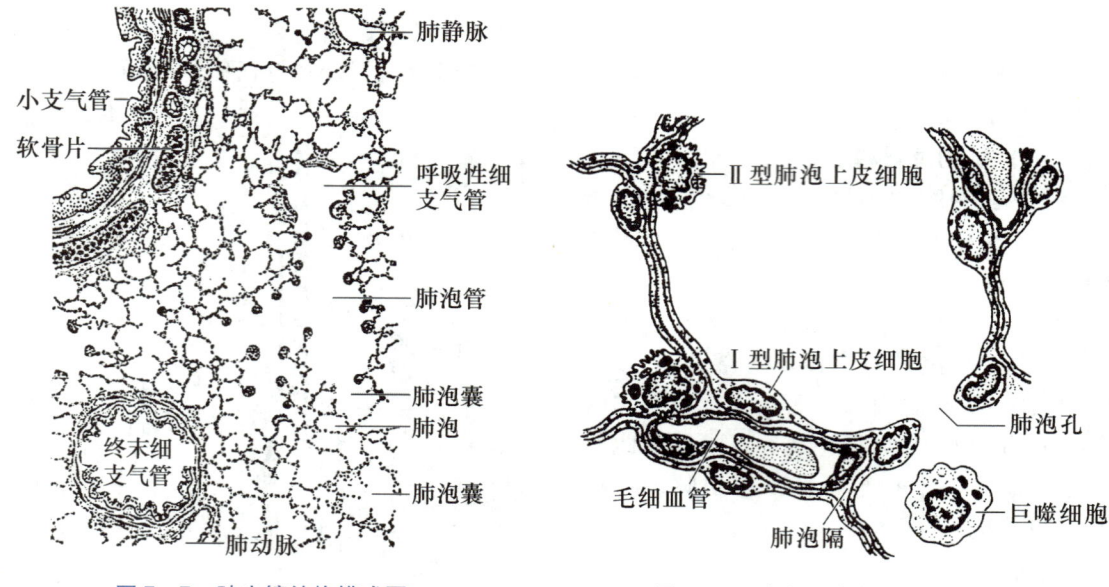

图 7-7 肺光镜结构模式图　　　　图 7-8 肺泡和肺泡隔结构模式图

肺泡隔：相邻两个肺泡之间的薄层结缔组织称肺泡隔。其中含有丰富的毛细血管网和大量的弹性纤维。在病理状态下，弹性纤维遭到破坏，肺泡处于过度扩张状态，造成肺气肿。

三、胸膜和胸膜腔

（一）胸膜

胸膜是覆盖在肺表面、胸壁内面、纵隔两侧和膈上面的一层薄而光滑的浆膜，可分为脏胸膜和壁胸膜两部分（图7-9）。脏胸膜包被于肺的表面。壁胸膜依其所在部位可分为四部分：胸膜顶是包围肺尖的部分，高出锁骨内侧半上方2～3 cm；肋胸膜衬于胸壁内表面；膈胸膜覆盖于膈的上面；纵隔胸膜衬贴在纵隔的两侧。

（二）胸膜腔

胸膜腔是脏、壁两部分胸膜在肺根处互相移行，共同形成的潜在性密闭腔隙。胸膜腔左、右各一，互不相通，腔内含少量浆液，可减少呼吸时两层胸膜的摩擦（图7-9、图7-10）。正常胸膜腔为负压。壁胸膜相互移行转折处的胸膜腔称胸膜隐窝，深吸气时肺下缘也不能进入其内。其中肋胸膜和膈胸膜相互移行处所形成的半环状潜在性腔隙，为肋膈隐窝。肋膈隐窝是胸膜腔位置最低的部位，胸膜炎症的渗出液常积聚于此，为临床胸膜腔穿刺或引流的部位。

四、纵隔

纵隔是两侧纵隔胸膜之间所有器官和组织的总称。其前界为胸骨；后界为脊柱胸段；上

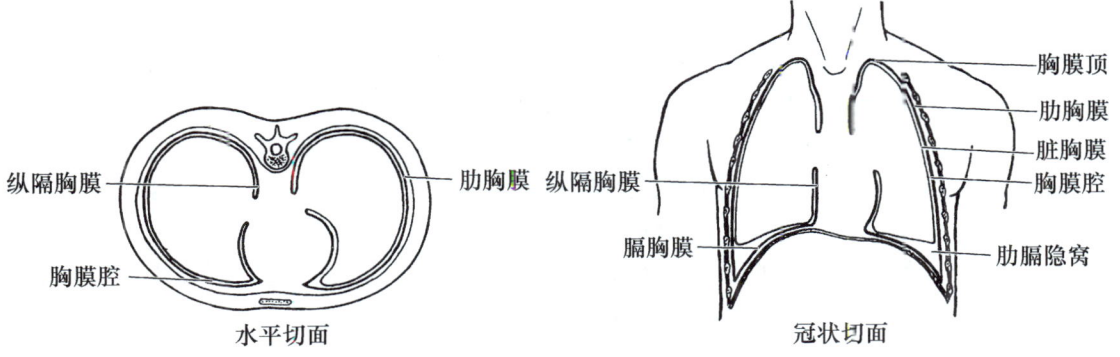

图 7-9　胸膜及胸膜腔的示意图

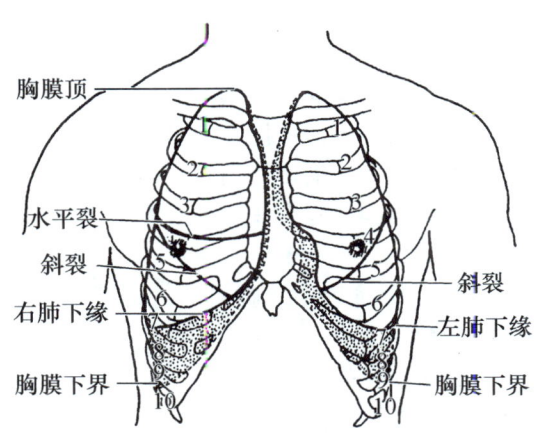

图 7-10　胸膜及肺的体表投影（前面）解剖示意图

界为胸廓上口；下界为膈；两侧是纵隔胸膜。通常以胸骨角平面为界分为上纵隔和下纵隔。下纵隔以心包为界分为前纵隔、中纵隔和后纵隔。上纵隔的内容物主要有胸腺、上腔静脉、主动脉弓等。中纵隔主要有心脏及出入心的大血管根部。后纵隔主要有胸主动脉、奇静脉、主支气管、食管、气管、胸导管和淋巴结等。

第二节　肺通气

一、肺通气的原理

肺通气的实现取决于推动气体流动的动力和阻止气体流动的阻力的相互作用，动力必须克服阻力，才能实现肺通气。

（一）肺通气的动力

气体进出肺是由于大气和肺泡气之间存在压力差。在自然呼吸条件下，此压力差产生于肺的张缩所引起的肺容积的变化。但肺本身并不具有主动张缩的能力，它的张缩由胸廓的扩大和缩小引起，而胸廓的扩大和缩小又由呼吸肌的收缩和舒张引起。当吸气肌收缩时，胸廓扩大，肺随之扩张，肺容积增大，肺内压暂时下降，使之低于大气压，空气就顺此压力差而进入肺，形成吸气。反之，当吸气肌舒张和呼气肌收缩时，胸廓缩小，肺也随之缩小，肺容积缩小，肺内压暂时升高，使之高于大气压，肺内气体便顺此压力差流出肺，形成呼气。呼吸肌收缩、舒张所造成的胸廓的扩大和缩小，称为呼吸运动。呼吸运动是肺通气的原动力，肺泡气与大气压之间的压力差是推动气体流动的直接动力。

1. 呼吸运动

（1）平静呼吸和用力呼吸　安静状态下的呼吸称为平静呼吸。平静吸气时，吸气运动主要由膈肌和肋间外肌的收缩引起。平静呼气时，呼气运动并非由呼气肌收缩引起，而是因膈肌和肋间外肌舒张，肺依靠本身的回缩力量而回位，并牵引胸廓缩小，恢复吸气前的位置，于是产生呼气。所以，平静呼吸时，吸气是主动过程而呼气是被动过程。

劳动或运动时，或吸入气体中 CO_2 含量增加或 O_2 含量减少时，呼吸将加深、加快，这种呼吸称为深呼吸或用力呼吸。用力吸气时，除膈肌与肋间外肌加强收缩外，胸锁乳突肌、斜角肌、前锯肌、背肌等辅助吸气肌也收缩。用力呼气时，除吸气肌群舒张外，肋间内肌和腹壁肌等呼气肌群也收缩，使胸腔容积与肺容积更加缩小，呼出气体更多。因此，在用力呼吸时，吸气和呼气都是主动过程。

（2）腹式呼吸和胸式呼吸　呼吸过程中，膈肌的舒缩活动可引起腹腔内脏器位移，造成腹部的起伏；而肋间外肌的舒缩活动则可引起胸部的起伏。以膈肌的舒缩为主的呼吸运动称为腹式呼吸，而以肋间外肌舒缩为主的呼吸运动称为胸式呼吸。一般情况下，胸式呼吸和腹式呼吸常同时存在，只有在胸部或腹部活动受限制时，才可能出现单一形式的呼吸。

2. 肺内压

肺内压是指肺泡内的压力，可随呼吸运动而发生周期性变化。在呼吸暂停、声门开放和呼吸道通畅时，肺内压与大气压相等。平静吸气初，肺容积增大，肺内压暂时下降并低于大气压，空气于是进入肺泡；随着肺内气体逐渐增加，肺内压也逐渐升高，至吸气末，肺内压已升高到和大气压相等，气流随即停止。在呼气初，肺容积减小，肺内压暂时升高并超过大气压，肺内气体便流出肺；肺内气体逐渐减少，肺内压逐渐下降，至呼气末，肺内压便降到和大气压相等（图7-11）。

3. 胸膜腔内压

胸膜腔是一个存在于胸膜脏层和壁层之间的密闭、潜在的腔隙，而胸膜的脏层和壁层则分别紧贴于肺的外表面和胸廓的内表面。正常情况下，胸膜腔内仅有少量浆液，没有气体。这一薄层浆液的作用是：①在两层胸膜之间起润滑作用。因为浆液的黏度很低，所以在呼吸运动过程中，两层胸膜可以互相滑动，减少摩擦。②浆液分子的内聚力使两层胸膜贴附在一起，不易分开，所以，肺可随胸廓的运动而运动。可见，胸膜腔的密闭性和两层胸膜之间浆液分子的内聚力有重要的生理意义。

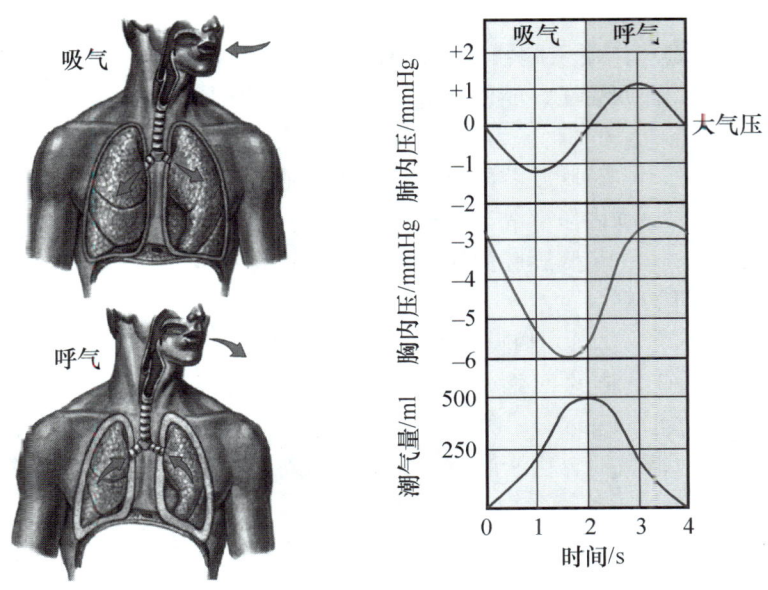

图 7-11　吸气和呼气时，肺内压、胸膜腔内压和潮气量的变化过程

胸膜腔内的压力称为胸膜腔内压，简称胸内压。如图 7-12 所示，将注射针头斜刺入胸膜腔内并与检压计相连，检压计与胸膜腔相通的一侧液面升高，而与大气相通的另一侧液面降低，这说明胸膜腔内压低于大气压。若以大气压为零计，则胸膜腔内压为负值，故胸膜腔内压又称胸膜腔负压或胸内负压。平静呼气末，胸膜腔内压为 -5~-3 mmHg，吸气末为 -10~-5 mmHg。由于食管内压与胸膜腔内压基本一致，为安全和简便起见，常测定食管内

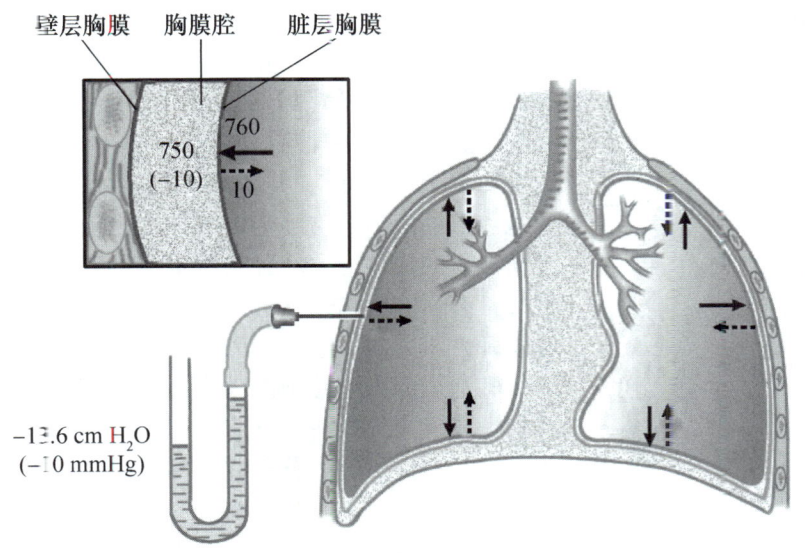

图 7-12　胸膜腔内压产生示意图

压以代替胸膜腔内压。

胸膜腔内压的形成与作用于胸膜腔的两种力有关（如图7-12中箭头所示）：①肺内压，可使肺泡扩张；②肺回缩压，能使肺缩小。胸膜腔内压是这两种方向相反的力的代数和，即

$$胸膜腔内压 = 肺内压 - 肺回缩压$$

在吸气末和呼气末，肺内压都等于大气压，因而

$$胸膜腔内压 = 大气压 - 肺回缩压$$

若以大气压为零计，则

$$胸膜腔内压 = - 肺回缩压$$

可见，胸膜腔内压由肺的回缩所造成。若肺回缩压为5 mmHg，则胸膜腔内压为 -5 mmHg，实际数值为755 mmHg。吸气时，由于肺扩张，肺的回缩力增大，即肺回缩压升高，故胸内负压增大。呼气时，由于肺缩小，肺的回缩力减小，即肺回缩压降低，因此胸内负压减小。

平静呼吸时，胸膜腔内压始终为负值。这是因为胎儿出生后，胸廓的生长发育速度比肺快，胸廓的自然容积远远大于肺的自然容积，肺总是处于被扩张状态，即使在胸廓因呼气而缩小时也如此，只是扩张程度比吸气时小。所以，肺总是存在回缩的倾向。

胸膜腔负压具有重要的生理意义：①有利于肺的扩张，保证肺通气的正常进行。②促进胸腔内静脉血和淋巴液的回流。由于胸膜腔负压，位于胸腔内大静脉和右心房的压力，即中心静脉压有所降低，外周静脉压与中心静脉压之间的压力差增大，从而有利于静脉血和淋巴液的回流。

（二）肺通气的阻力

肺通气过程中遇到的阻力称为肺通气的阻力，可分为弹性阻力和非弹性阻力。

1. 弹性阻力

弹性阻力是指在外力作用下变形的弹性组织所产生的一种对抗变形的力，即回缩力。肺与胸廓都是由弹性组织构成的空腔弹性体，在外力作用下发生变形时，自然就会产生使肺和胸廓向其原初容积恢复的趋势，形成肺通气过程的弹性阻力。

（1）肺弹性阻力　来自两方面：①肺泡表面张力，即肺泡内侧的液体层与肺泡内气体之间液-气界面的表面张力所产生的回缩力；②肺组织本身的弹性回缩力。二者均使肺具有回缩倾向，故称为肺扩张的弹性阻力，前者约占肺总弹性阻力的2/3，后者约占1/3。

肺泡表面张力：肺泡表面覆盖着薄层液体，与肺泡内气体形成液-气界面（图7-13）。由于液体分子间的吸引力远大于液体与气体分子之间的吸引力，液体表面具有尽可能缩小的倾向，这一使肺回缩的力称为肺泡表面张力。在肺泡球形液-气界面，表面张力指向液-气界面的切线方向，其合力指向肺泡腔，使肺泡趋于缩小。

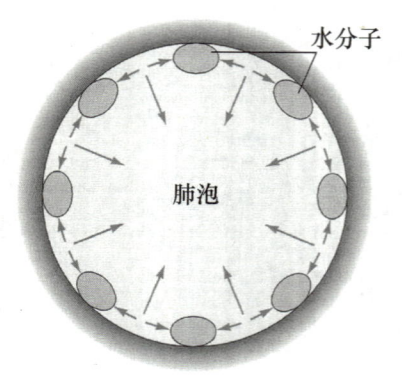

图7-13　肺泡表面张力形成示意图

肺泡表面张力不仅阻碍肺泡的扩张，吸引肺毛细血管内液体进入肺泡而发生肺泡积液，对大小肺泡的相对稳定性也有明显影响。根据拉普拉斯定律，球形物内的压力与壁上的张力成正比，而与球形物的半径成反比，即

$$P = 2T/r$$

上式中，P 是肺泡内压，T 是肺泡表面张力，r 是肺泡半径。如果大、小肺泡彼此连通，且其表面张力相等，那么小肺泡内压力大，而大肺泡内压力小，小肺泡内的气体将流入大肺泡而出现小肺泡塌陷、大肺泡膨胀，肺泡也将失去稳定性。但这种情况实际上并未发生，这是由于肺泡内存在一种专门调节肺泡表面张力的物质，称为肺泡表面活性物质（图 7-14）。

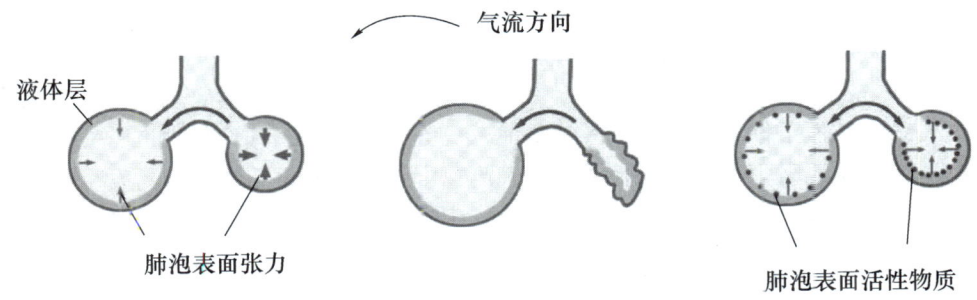

图 7-14　肺泡表面张力和肺泡表面活性物质作用示意图

肺泡表面活性物质：肺泡壁上的 Ⅱ 型上皮细胞分泌一种复杂的脂蛋白类混合物，称为肺泡表面活性物质，其主要成分为二棕榈酰卵磷脂，其中脂质占 90%、蛋白质占 10%。二棕榈酰卵磷脂分子具有双嗜性，分子的一端是非极性的脂肪酸，是疏水的；分子的另一端具有极性，是亲水的。它们以单分子层的形式排列在肺泡液体层表面，极性端插入液体层，非极性端朝向肺泡腔，从而起到降低肺泡液-气界面表面张力的作用。其重要的生理意义是：①减小吸气阻力。据测算，肺泡表面活性物质能使吸气阻力减小到原来的 1/10~1/5，因而有利于肺的扩张，使吸气更为省力。②防止肺水肿。肺泡表面活性物质的存在可减弱表面张力对肺毛细血管中液体的吸引作用，防止液体渗入肺泡，使肺泡得以保持相对干燥，从而能防止肺水肿的发生。③维持大、小肺泡的稳定性。由于分布于肺泡液-气界面的肺泡表面活性物质密度可随肺泡半径的变小而增大，也随半径的变大而减小，所以，在小肺泡内或呼气时，肺泡表面活性物质的密度较大，降低肺泡表面张力的作用较强，于是肺泡表面张力较小，回缩压也较小，从而能防止肺泡的塌陷；而在大肺泡内或吸气时，则发生相反的变化，从而能防止肺泡的膨胀，大、小肺泡就能保持其稳定性。

肺组织的弹性回缩力：肺组织含有弹性纤维和胶原纤维等成分。肺在体内通常处于一定的被扩张状态，因而具有一定的弹性回缩力，它与肺表面张力一起构成吸气的阻力。发生肺气肿时，弹性纤维被破坏，弹性回缩力减小，致使肺泡气不易被呼出，肺内残余气量增加，将不利于肺通气。

（2）胸廓弹性阻力　胸廓也是弹性体，变形时也具有弹性回缩力，其弹性回缩力主要来自胸廓的弹性组织。胸廓弹性回缩力具有双向性，其方向与胸廓所处的位置（或肺容量

大小）有关。胸廓在其自然位置（肺容量约为肺总量的67%）时，既不扩大也不缩小，此时无弹性回缩力。当肺容量小于肺总量的67%时，胸廓向内缩小，其弹性回缩力朝外，成为吸气的动力和呼气的阻力；而当深吸气使肺容量大于肺总量的67%时，胸廓向外扩大，其弹性回缩力则向内，因而是吸气的阻力和呼气的动力。可见，胸廓弹性回缩力究竟是吸气的阻力还是吸气的动力，应视胸廓的位置而定；而肺弹性回缩力始终是吸气的阻力。

2. 非弹性阻力

非弹性阻力是指在气体流动时出现的阻力，并随气流速度的加快而加快，属于动态阻力，包括气道阻力、黏滞阻力和惯性阻力。在平静呼吸时，由于呼吸频率低，气流速度慢，所以在非弹性阻力中，惯性阻力和黏滞阻力都很小，而气道阻力占80%~90%。

（1）气道阻力　气道阻力是指气体通过呼吸道时，气体分子之间及气体分子与气道管壁之间的摩擦力。气道阻力受气流速度、气流形式和管径大小的影响。气道阻力与气体流速呈正相关关系，其他条件不变时，呼吸越急促，气流速度越快，气道阻力也越大。气流形式有层流和湍流。层流阻力小，湍流阻力大。气流速度太快和管道不规则容易发生湍流，以致气道阻力增加。层流时，气道阻力与管道半径的四次方成反比，若管径缩小1/2，则气道阻力增大16倍。管径的大小是影响气道阻力的另一重要因素，管径缩小，阻力增大；管径扩大，则阻力减小。

迷走神经兴奋时，末梢释放乙酰胆碱，作用于支气管平滑肌膜上的M受体，平滑肌收缩，管径缩小而阻力增大；交感神经兴奋时，末梢释放去甲肾上腺素，作用于支气管平滑肌上的β_2受体，平滑肌舒张，管径增大而阻力减小。

（2）黏滞阻力　黏滞阻力来自呼吸时组织相对位移所产生的摩擦。其与呼吸频率成正比：吸气量大，吸气速度快，黏滞阻力增大。肺纤维化、脊柱变形等病理情况下，黏滞阻力有所加大。

（3）惯性阻力　惯性阻力是气流在发动、变速、换向时，因气流和组织的惯性所产生的阻止肺通气的力。平静呼吸时，呼吸频率低，气流速度慢，惯性阻力很小，故可忽略不计。

二、肺通气功能的评价

（一）肺容积

肺容积是指肺内气体的容积，可分为潮气量、补吸气量、补呼气量和余气量。图7-15显示了肺的四种基本容积，它们互不重叠，全部相加等于肺总量。

1. 潮气量

平静呼吸时每次吸入或呼出肺的气体量，称为潮气量。正常成人平静呼吸时，潮气量为400~600 ml；运动时，潮气量可随运动的强度而有不同程度的增加。

2. 补吸气量

平静吸气末，再尽力吸气所能吸入的气体量，称为补吸气量。正常成人的补吸气量为1 500~2 000 ml。

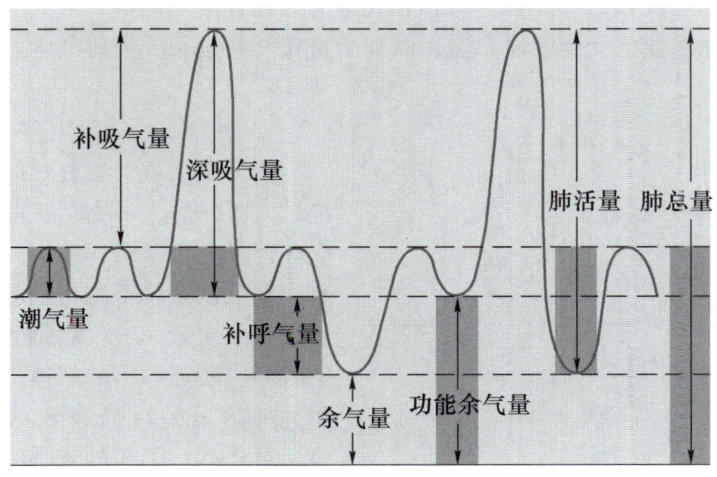

图 7-15 肺容积和肺容量示意图

3. 补呼气量

平静呼气末,再尽力呼气所能呼出的气体量,称为补呼气量。正常成人的补呼气量为 900～1 200 ml。

4. 余气量

最大呼气末,尚存留于肺内而不能呼出的气体量,称为余气量,或称残气量。正常成人的余气量为 1 000～1 500 ml。支气管哮喘和肺气肿病人,余气量有所增加。

(二) 肺容量

肺容量是指基本肺容积中两项或两项以上的联合气量(图 7-15)。

1. 深吸气量

平静呼气末,做最大吸气所能吸入的气体量,称为深吸气量,是潮气量和补吸气量之和,是衡量最大通气潜力的一个重要指标。胸廓、胸膜、肺组织和呼吸肌等的病变,可使深吸气量减少,最大通气潜力降低。

2. 功能余气量

平静呼气末,仍存留于肺内的气体量,称为功能余气量,或称功能残气量,是余气量和补呼气量之和。正常成人的功能余气量约为 2 500 ml。肺气肿病人的功能余气量会有所增加。肺纤维化等肺实变病人的功能余气量会减小。功能余气量可缓冲呼吸过程中肺泡内 O_2 和 CO_2 分压的大幅度波动,有利于气体交换。

3. 肺活量

最大吸气后,再尽力呼气,此时从肺内所能呼出的最大气量称为肺活量,是潮气量、补吸气量和补呼气量之和。肺活量有较大的个体差异,与身材大小、性别、年龄、体位等有关。正常成年男性的肺活量约为 3 500 ml,女性约为 2 500 ml。

肺活量的大小反映一次呼吸时肺所能达到的最大通气量。它的测量方法简单,可重复性好,通常作为评价肺通气功能好坏的指标之一。但由于测定肺活量时不限制呼气的时间,所以肺活量不能充分反映肺组织的弹性状态和气道的通畅程度。例如，当病人肺弹性降低或气道狭窄时，肺通气功能已受到明显影响，而肺活量在任意延长呼吸时间的条件下，仍可在正常范围内。

4. 用力肺活量和用力呼气量

用力肺活量，也称时间肺活量，是指一次最大吸气后，尽力尽快呼气所能呼出的最大气体量。正常时，用力肺活量略小于在没有时间限制条件下测得的肺活量。用力呼气量是指一次最大吸气后尽力尽快呼气，在一定时间内所能呼出的气体量，通常以它所占用力肺活量的百分数表示。正常人在第1秒、第2秒、第3秒末呼出的气体量分别占用力肺活量的83%、96%和99%左右（图7-16）。其中，第1秒内呼出的气体量，称为1秒用力呼气量，在临床上最为常用。用力肺活量与用力呼气量不仅能反映肺活量的大小，而且能反映呼吸所遇阻力的变化，是评价肺通气功能的较好指标。气道狭窄病人的用力肺活量和用力呼气量均有所下降，往往需要5~6 s或更长的时间才能呼出全部肺活量气体。

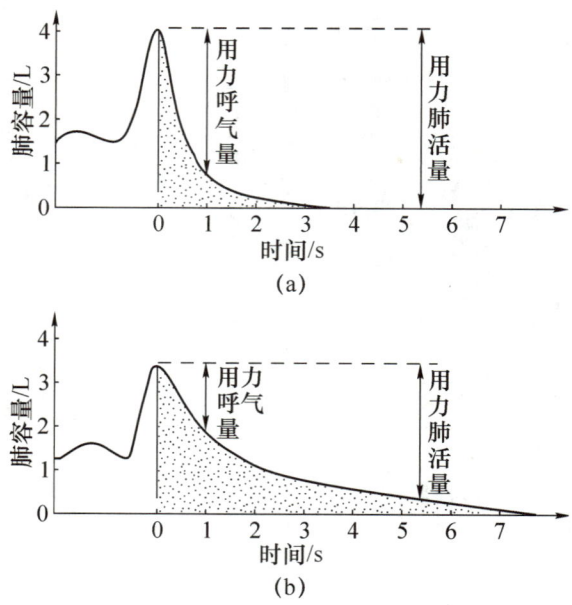

图7-16　用力肺活量和用力呼气量

（a）正常人；（b）气道狭窄病人

5. 肺总量

肺所能容纳的最大气量，称为肺总量，是肺活量和余气量之和。正常成年男性的肺总量约为5 000 ml，女性约为3 500 ml。肺总量的数值因性别、年龄、身材、运动锻炼情况和体位而异。

（三）肺通气量

1. 每分通气量

每分通气量是指肺每分钟吸入或呼出的气体总量，其大小取决于潮气量的多少及呼吸频率的快慢，即

$$每分通气量 = 潮气量 \times 呼吸频率$$

每分通气量能够反映个体呼吸系统的通气能力。平静呼吸时，呼吸频率因年龄和性别而不同。新生儿的呼吸每分钟可达60~70次，以后随着年龄增加而逐渐减慢；正常成人平均每分钟呼吸12~18次，女性比男性快2~3次。正常成人平静呼吸时的每分通气量为6~9 L。随着呼吸频率的变化，或呼吸深度即潮气量的变化，每分通气量也相应增加或减少。

最大限度地做深而快的呼吸，肺每分钟吸入或呼出的气体量，称为最大通气量。它反映单位时间内充分发挥全部通气能力所能达到的通气量，是评价一个人能进行多大运动量的一项重要指标。测定最大通气量时，一般只测量10 s或15 s，再换算成每分通气量。健康成人

的最大通气量一般可达 70～120 L/min。

2. 无效腔和肺泡通气量

从鼻腔到肺泡，凡没有气体交换功能的管腔，称为无效腔。无效腔分为解剖无效腔和肺泡无效腔。前者是指鼻、咽、喉、气管、支气管分支直至终末细支气管，这一段呼吸道管壁没有肺泡，因而无气体交换功能，其容积约为 150 ml；后者是指未参加气体交换的肺泡腔，进入肺泡内的气体因血液在肺内分布不均匀等，未能与血液进行气体交换。正常人的肺泡无效腔气量接近于零，故无效腔与解剖无效腔几乎相等。

由于无效腔的存在，吸气时，吸入的新鲜空气不能全部进入肺泡。进入肺泡的气体是上次呼气末留在解剖无效腔中的气体和新吸入气体的前一部分，其后一部分则留在解剖无效腔中。呼气时，首先把解剖无效腔中的空气驱出，随后才呼出肺泡中的一部分气体，还有另一部分肺泡气体停留在解剖无效腔中，待下一次吸气时首先被吸入肺泡。因此，从气体交换的角度考虑，真正有效的通气量应是肺泡通气量，它是指每分钟吸入肺泡的新鲜空气量。

$$肺泡通气量 =（潮气量 - 无效腔气量）\times 呼吸频率$$

例如，某人解剖无效腔为 150 ml，潮气量为 500 ml，呼吸频率为 12 次，所以每分通气量为 6 000 ml，而肺泡通气量为 4 200 ml。由此可知，肺泡通气量和肺通气量是不等的，而且当潮气量和呼吸频率发生改变时，其对二者的影响也不相同（表 7-1）。当潮气量减半、呼吸频率加倍，或当潮气量加倍、呼吸频率减半时，每分通气量都相等，然而肺泡的每分通气量则不同，前者要比后者少。故从气体交换的效果来说，深而慢的呼吸（深慢呼吸）比浅而快的呼吸（浅快呼吸）效率高。

表 7-1　呼吸形式对肺通气量和肺泡通气量的影响

呼吸形式	潮气量/ml	频率/(次/分)	每分通气量/(ml/min)	肺泡通气量/(ml/min)
平静呼吸	500	12	6 000	4 200
浅快呼吸	250	24	6 000	2 400
深慢呼吸	1 000	6	6 000	5 100

第三节　肺换气和组织换气

气体交换是指肺泡与血液之间以及血液与组织细胞之间 O_2 和 CO_2 的交换过程。前者称为肺换气，后者称为组织换气。肺和组织的气体交换原理基本上是相同的。

一、肺换气和组织换气的基本原理

(一) 气体的分压差

气体的分压是指混合气体中各组分气体的压力，而气体的分压差是指两个区域之间某气体分压的差值。气体的分压可用混合气体的总压力乘以该气体在混合气体中所占的容积百分比求得。例如，空气的总压力为 760 mmHg，其中 O_2 的容积百分比是 21%，则 O_2 分压（PO_2）为 159 mmHg；CO_2 的容积百分比为 0.04%，则 CO_2 分压（PCO_2）为 0.3 mmHg。

当气体与液体表面接触时，气体的分压可使一定数量的气体分子溶解于液体；溶解的气体分子也不断地从液体中逸出。溶解的气体分子从溶液中逸出的力，称为该气体的张力，即该气体在液体中的分压。现将空气、肺泡气、血液与组织中各气体分压列于表 7-2 中。

表 7-2　海平面上空气、肺泡气、血液与组织中各气体的分压（mmHg）

分压	空气	肺泡气	动脉血	静脉血	组织
PO_2	159	104	100	40	30
PCO_2	0.3	40	40	46	50
PN_2	597	569	573	573	573
PH_2O	3.7	47	47	47	47
合计	760	760	760	706	700

从表 7-2 中可见，肺泡气、动脉血、静脉血和组织内的 PO_2 和 PCO_2 各不相同，彼此间存在一定的分压差。

（二）气体的扩散

气体分子每时每刻都在进行着无定向的运动，其结果是气体分子由分压高处移向分压低处，这一过程称为气体扩散。肺换气和组织换气正是以这种气体扩散的方式进行的。正常情况下，肺泡呼吸膜和组织细胞膜对气体分子具有良好的通透性，O_2 和 CO_2 在各自的分压差推动下很容易透过这些膜结构而进行气体交换。可见，气体的分压差是气体交换的动力，而肺泡呼吸膜和组织细胞膜对 O_2 和 CO_2 的通透性则是气体交换的条件。

二、肺换气

（一）肺换气过程

肺换气是指肺泡内气体与流经肺毛细血管血液之间的气体交换。通常，将肺泡气与肺毛细血管血液之间的组织结构称为呼吸膜，其由 6 层结构组成（图 7-17），从肺泡腔开始依次是含肺泡表面活性物质的液体分子层、肺泡上皮细胞、肺泡上皮基膜、组织间隙、毛细血管基膜和毛细血管内皮细胞。呼吸膜的平均厚度不到 1.0 μm，最薄处仅为 0.2 μm，通透性好，气体易于扩散，肺泡和血液之间的气体交换在此进行。人类两肺共有约 3 亿个肺泡，呼吸膜的总面积可达 70 m²。

由表 7-2 可见，肺泡气的 PO_2（104 mmHg）大于静脉血的 PO_2（40 mmHg），而肺泡气的 PCO_2（40 mmHg）小于静脉血的 PCO_2（46 mmHg）。当来自肺动脉的静脉血流经肺毛细血管时，O_2 由肺泡扩散入血，而 CO_2 则由血液向肺泡扩散，从而形成肺换气。O_2 与 CO_2 扩散很快，实验表明，通常血液流经肺毛细血管的时间平均为 0.7 s，而气体交换仅需 0.3 s。所以，当血液流经肺毛细血管全长约 1/3 时，气体交换已基本完成，结果是静脉血变成 O_2 含量较多、CO_2 含量较少的动脉血（图 7 – 18）。

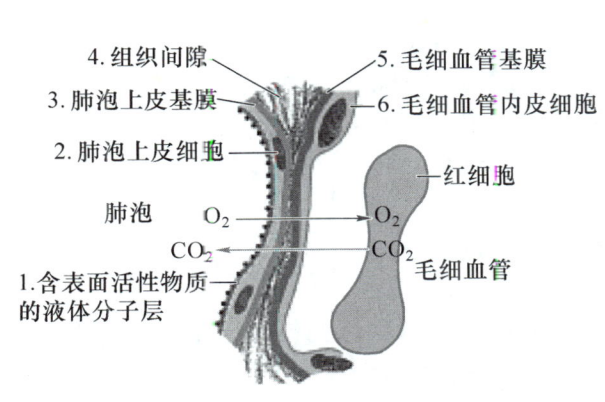

图 7 – 17　呼吸膜结构示意图

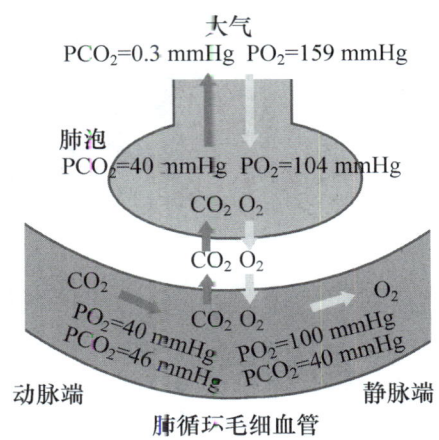

图 7 – 18　肺换气示意图

（二）影响肺换气的因素

影响肺换气的因素很多，凡能影响气体扩散速率的因素，如气体的分压差、分子量和溶解度，扩散面积和距离及温度等，都能影响肺换气。

1. 呼吸膜的厚度与面积

肺换气时，O_2 和 CO_2 的扩散必须通过呼吸膜。因此，呼吸膜的厚度与面积都会影响气体交换的效率。气体扩散速率与呼吸膜厚度成反比，膜越厚，单位时间内交换的气体量越少。呼吸膜有 6 层结构（图 7 – 17），总厚度不到 1 μm，通透性很高，气体极易扩散通过。任何使呼吸膜增厚的疾病，都会降低气体扩散速率，减少扩散量，如肺纤维化、肺水肿等；在运动时，由于血流加速，气体在肺部的交换时间缩短，呼吸膜厚度的改变对肺换气的影响显得更为突出。

气体扩散速率与扩散面积成正比。呼吸膜的面积很大，总扩散面积约 70 m²；安静状态下，用于气体扩散的面积约 40 m²，说明呼吸膜有相当大的面积储备。病理情况下，如患肺气肿时，由于肺泡融合，气体扩散面积减小，因而气体交换减少；此外，肺不张、肺实变或肺毛细血管关闭和阻塞等，均可使呼吸膜扩散面积减小，进而影响肺换气。

2. 通气/血流值

通气/血流值是指肺泡通气量（V）和肺血流量（Q）的比值（V/Q）。正常人安静时，肺泡通气量约为 4.2 L/min，肺血流量即心排血量约为 5 L/min，故通气/血流值为 0.84。只有恰当的 V/Q 值才能实现有效的气体交换，这是因为肺换气依赖于两个泵的协调配合工作。一个是气泵，使肺泡气不断更新，为肺换气提供 O_2，并移除 CO_2；另一个是血泵，向肺循环泵入相应的血液量，运来机体代谢产生的 CO_2，运走组织需要的 O_2。如果 V/Q 值增大，即意味着通气过剩或血流不足，将有部分肺泡不能与血液充分交换气体，如肺血管栓塞，使肺泡无效腔增大；如果 V/Q 值减小，则可能由于肺通气量不足或血流过剩，部分血液不能得到充分的气体更新便流回心脏,如支气管痉挛,犹如出现动-静脉短路(图7-19)。这两种情况都将使肺换气效率降低,造成机体缺氧和 CO_2 潴留,尤其常表现为缺氧。

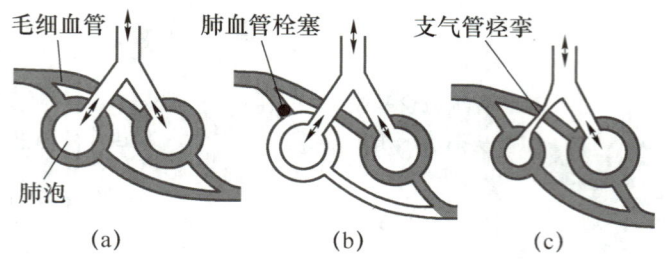

图7-19 通气/血流值及其变化示意图
(a) V/Q 值正常;(b) V/Q 值增大;(C) V/Q 值减小

正常成人的 V/Q 值为 0.84,是指整个肺的平均水平。肺各部 V/Q 值可因通气量与血流量分布不均匀而有所不同。人在直立时,由于重力的作用,肺尖部的通气量和血流量都比肺下部小,尤以血流量减少更显著,故肺尖部的 V/Q 值较大,而肺下部的 V/Q 值较小。

三、组织换气

组织换气的机制和影响因素与肺换气相似。由于组织代谢不断消耗 O_2,并产生 CO_2,所以组织内 PO_2(30 mmHg)低于动脉血的 PO_2(100 mmHg),而 PCO_2(50 mmHg)则高于动脉血的 PCO_2 分压(40 mmHg)(表7-2)。当血液流经组织毛细血管时,O_2 即由血液向组织内扩散,而 CO_2 则由组织向血液扩散,于是形成组织换气,结果是动脉血变成 O_2 含量较少、CO_2 含量较多的静脉血(图7-20)。

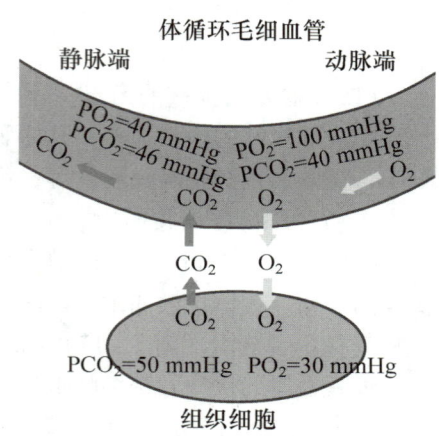

图7-20 组织换气示意图

第四节 气体在血液中的运输

借助于血液的流动,循环系统将 O_2 从肺部运至组织,同时将 CO_2 从组织运至肺部,完成肺换气和组织换气的联系,称为气体在血液中的运输。O_2 与 CO_2 在血液中的运输形式有物理溶解和化学结合两种。其中,物理溶解运输的量很少,远不能满足机体代谢的需要,因此气体运输形式以化学结合为主(表7-3)。虽然 O_2 和 CO_2 的溶解量都很小,但很重要,因为在肺换气和组织换气时,O_2 和 CO_2 进入血液,都是先以物理溶解的方式溶解于血浆中,再进行化学结合;而且 O_2 和 CO_2 从血液释出时,也是溶解的气体先逸出,使血中气体的分压下降,结合的气体再分离出来补充那些逸出的溶解气体。物理溶解与化学结合二者处于动态平衡之中。

表 7-3 血液 O_2 和 CO_2 的含量（ml/100 ml 血液）

气体	动脉血		合计	混合静脉血		合计
	物理溶解量	化学结合量		物理溶解量	化学结合量	
O_2	0.31	20.0	20.31	0.11	15.2	15.31
CO_2	2.53	46.4	48.93	2.91	50.0	52.91

一、氧的运输

血液运输 O_2 的方式既有物理溶解也有化学结合。由于血浆对 O_2 的溶解度极小，所以以物理溶解形式运输的 O_2 只占血液运输 O_2 总量的 1.5%。进入血液的大多数 O_2 迅速从血浆扩散入红细胞，与红细胞内的血红蛋白（Hb）结合，以化学结合的形式运输。Hb 是血液中运输 O_2 的重要载体，其浓度决定着血液运输 O_2 的量。

（一）血红蛋白的分子结构

Hb 分子是由一个珠蛋白和 4 个血红素构成的四聚体（图 7-21）。珠蛋白有 4 条多肽链，每条肽链连接一个血红素，每个血红素是由 4 个吡咯基组成的一个原卟啉环，中心为一个二价铁离子（Fe^{2+}），它既可以与 O_2 结合，也可以与 CO_2 结合。不同 Hb 分子中珠蛋白多肽链的组成不同，成人的 Hb（HbA）由 2 条 α 链和 2 条 β 链组成，为 $α_2β_2$ 结构。胎儿的 Hb（HbF）由 2 条 α 链和 2 条 γ 链组成，为 $α_2γ_2$ 结构。出生后不久，HbF 即为 HbA 所取代。

Hb 的立体构象呈椭圆形，如图 7-22 所示，珠蛋白的 4 个亚基聚集成四面体，血红素分别位于 Hb 表面各亚基的裂隙中。Hb 的各亚基内部和亚基之间通过盐键连接。Hb 与 O_2 结合或解离时，盐键的形成或断裂可使 Hb 的分子构象改变，Hb 与 O_2 的亲和力也随之改变。

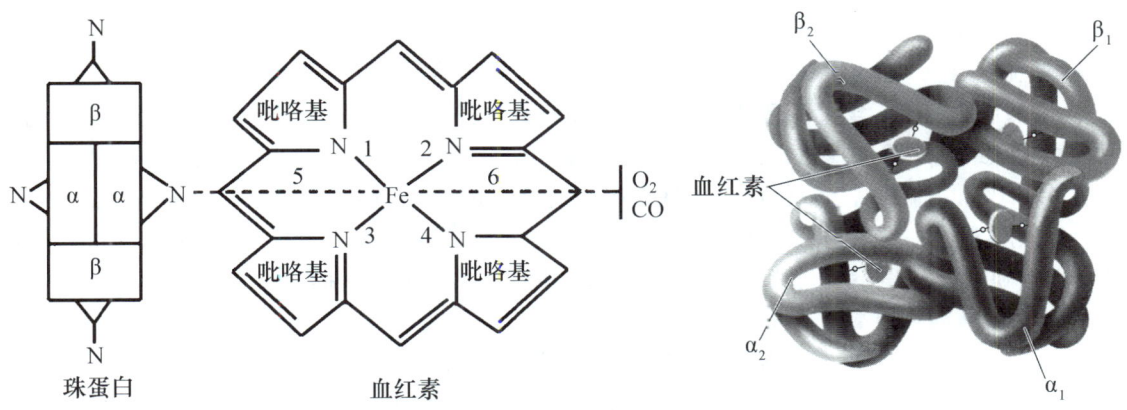

图 7-21 血红蛋白组成示意图（1）　　　　图 7-22 血红蛋白组成示意图（2）

（二）血红蛋白与 O_2 结合的特征

1. 快速、可逆、无酶催化

血液中的 O_2 主要与 Hb 分子中的 Fe^{2+} 结合，并以氧合血红蛋白（HbO_2）的形式运输。Hb 与 O_2 结合的反应迅速、可逆，而且无须酶的催化。整个反应过程无电荷的转移，血红素分子中的 Fe^{2+} 与 O_2 结合后仍保持二价铁离子状态，因此这是一种氧合作用而非氧化反应，能迅速结合，也能迅速解离。结合或解离取决于 PO_2 的大小。当血液流经肺部时，因肺泡 PO_2 高，O_2 从肺泡扩散入血液，使血液 PO_2 升高，Hb 与 O_2 结合形成 HbO_2；当血液流经组织时，因组织 PO_2 低，HbO_2 解离释出 O_2 进入组织，而转化成去氧 Hb，也称之为还原 Hb。Hb 与 O_2 的结合和解离可表示为

$$Hb + O_2 \underset{PO_2 \text{ 低（组织）}}{\overset{PO_2 \text{ 高（肺）}}{\rightleftharpoons}} HbO_2$$

2. 饱和现象

一分子 Hb 中含有 4 个 Fe^{2+}，一个 Fe^{2+} 能结合一个 O_2，因此一分子 Hb 最多可结合 4 分子 O_2；Hb 的分子量为 64 000~67 000，所以 1 g Hb 可结合 1.34~1.39 ml O_2。每 100 ml 血液中 Hb 所能结合的最大 O_2 量，称为 Hb 氧容量，此值取决于 Hb 的浓度。若某人 Hb 含量为 15 g/100 ml 血液，则其 Hb 氧容量为 20.1 ml/100 ml 血液。但实际上，血液中所含的 O_2 量并非都能达到最大值，通常将每 100 ml 血液中 Hb 实际结合的 O_2 量，称为 Hb 氧含量，此值可受 PO_2 的影响。Hb 氧含量占 Hb 氧容量的百分数，称为 Hb 氧饱和度。

$$Hb \text{ 氧饱和度} = Hb \text{ 氧含量}/Hb \text{ 氧容量} \times \text{容量}$$

正常人的动脉血 PO_2 较高，为 100 mmHg，Hb 氧含量可达 19.4 ml/100 ml 血液，Hb 氧饱和度约为 98%；静脉血 PO_2 较低，为 40 mmHg，Hb 氧含量只有 14.4 ml/100 ml 血液，Hb 氧饱和度约为 75%。通常情况下，血中溶解的 O_2 极少，可忽略不计，因此，Hb 氧容量、Hb 氧含量和 Hb 氧饱和度可分别视为血氧容量、血氧含量和血氧饱和度。

3. 发绀现象

HbO_2 呈鲜红色，去氧 Hb 呈紫蓝色。当血液中去氧 Hb 含量达 5 g/100 ml 以上时，皮肤和黏膜呈浅蓝色，称为发绀。发绀一般提示机体缺氧。但在严重贫血病人中，由于其血液中 Hb 含量低，去氧 Hb 含量一般不会高于 5 g/100 ml 血液，故虽有缺氧，却不出现发绀；反之，某些红细胞增多的病人，虽不缺氧，但因血液的 Hb 含量高，静脉血中的去氧 Hb 常可达到 5 g/100 ml 血液以上，因而会出现发绀。此外，在 CO 中毒时，由于 Hb 与 CO 的亲和力约为 O_2 的 250 倍，血液中的 Hb 几乎都与 CO 结合成一氧化碳血红蛋白（HbCO），此时病人虽有严重缺氧，却也不表现为发绀，而是呈现 HbCO 所特有的樱桃红色。

4. 协同效应

Hb 分子有两种构型：去氧 Hb 为紧密型（T 型），氧合 Hb 为疏松型（R 型）。当 O_2 与 Hb 结合后，Hb 分子中的盐键逐步断裂，Hb 分子逐渐由 T 型变为 R 型，对 O_2 的亲和力逐渐增强。R 型 Hb 对 O_2 的亲和力是 T 型 Hb 的 500 倍。虽然 T 型 Hb 与 O_2 的亲和力低，但 Hb 分子中的一个亚基与 O_2 结合后，由于变构效应，其他亚基更容易与 O_2 结合；反之，当 HbO_2 的

一个亚基释放 O_2 后,其他亚基更易释放 O_2。可见,Hb 的 4 个亚基之间存在协同效应,在结合或释放 O_2 时,彼此都相互影响。

(三) 氧解离曲线及其影响因素

1. 氧解离曲线

氧解离曲线是表示血液 PO_2 和 Hb 氧饱和度关系的曲线(图 7-23),即表示在不同的血液 PO_2 下,Hb 与 O_2 结合或解离的情况。氧解离曲线呈特殊的 S 形,可分为上、中、下三段。

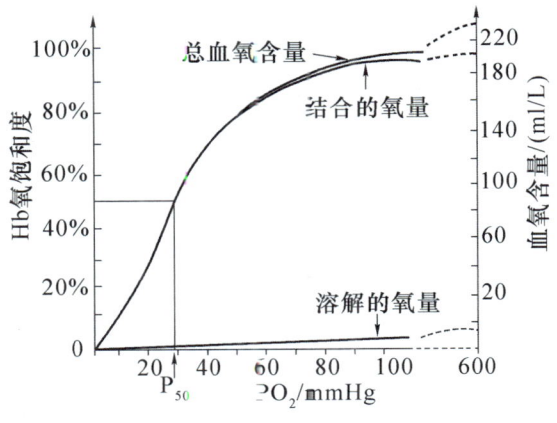

图 7-23 氧解离曲线

(1) 氧解离曲线的上段 氧解离曲线的上段是指 PO_2 在较高水平即在 60~100 mmHg 范围内的一段曲线,是描述 Hb 和 O_2 结合的部分。这段曲线较为平坦,表明 PO_2 的变化对 Hb 氧饱和度的影响不大。例如,PO_2 为 100 mmHg 即相当于动脉血 PO_2 时,Hb 氧饱和度为 98%,Hb 氧含量约为 19.4 ml/100 ml 血液;当 PO_2 降至 80 mmHg 时,Hb 氧饱和度约为 96%;而 PO_2 降至 60 mmHg 时,Hb 氧饱和度仍保持在 90% 左右的高水平。因此,即使吸入气或肺泡气中 PO_2 有所下降,如在高原、高空等低氧环境下生存或患某些呼吸系统疾病时,只要吸入气中 PO_2 不低于 60 mmHg,Hb 氧饱和度仍能保持在 90% 以上,血液仍可携带足够量的 O_2,不致发生明显的低氧血症。相反,若将吸入气中 PO_2 提高到 150 mmHg,Hb 氧饱和度虽可高达 100%,但此时的 Hb 氧含量约为 20 ml/100 ml 血液,即 Hb 氧含量只增加了 0.6 ml。这就可以解释为什么通气/血流值不匹配时,增加肺泡通气量无助于 O_2 的摄取了。

(2) 氧解离曲线的中段 氧解离曲线的中段是指 PO_2 在 40~60 mmHg 范围内的一段曲线,是描述 HbO_2 释放 O_2 的部分。这段曲线较陡。当 PO_2 为 40 mmHg 即相当于静脉血 PO_2 时,Hb 氧饱和度约为 75%,Hb 氧含量为 14.4 ml/100 ml 血液。这说明血液从动脉流到静脉的过程中,Hb 氧饱和度由 98% 下降到 75%,每 100 ml 血液向组织释放 O_2 约 5 ml。其生理意义是血液流经组织时可释放适量的 O_2,以保证安静状态下组织代谢的需要。

(3) 氧解离曲线的下段 氧解离曲线的下段是指 PO_2 在 15~40 mmHg 范围内的一段曲线,是描述 HbO_2 与 O_2 解离的部分。这段曲线最陡,表示 PO_2 稍有下降,Hb 氧饱和度即有明显的降低。在组织代谢活动加强时,PO_2 可降至 15 mmHg,Hb 氧饱和度降低到 22% 左右,Hb 氧含量仅约 4.4 ml/100 ml 血液,即每 100 ml 血液可供给组织 O_2 15 ml,是安静时(曲线中段)的 3 倍。这段曲线表示血液有很大的释 O_2 储备量,能满足组织活动增强时的需要。

Hb 氧解离曲线的特殊形态不仅解释了血液运输氧的机制,也反映了 Hb 具有氧缓冲作用,能有效地保证体内 O_2 的运输和利用(表 7-4)。当血液中 PO_2 升高到一定程度后,PO_2 再升高也不能使 Hb 氧含量增加,因为 Hb 结合的 O_2 量已达饱和,氧解离曲线完全进入平台状,所以提高 PO_2 只能使血液中溶解的 O_2 增加。临床采用高压氧舱治疗 CO 中毒,其目的在于通过提高血液溶解的 O_2 量来改善血液运输 O_2 的效率。

表 7-4 氧解离曲线上、中、下三段的比较

比较项	上段	中段	下段
对应 PO_2/mmHg	60~100	40~60	15~40
曲线特点	平坦	较陡	最陡
Hb 对氧的亲和力	高	低	最低
对应人体部位	肺	组织	组织
PO_2 变化对饱和度的影响	不明显	较明显	最明显
意义	反映结合	反映解离	反映储备

氧解离曲线的上述特点对因呼吸、心血管系统某些疾病引起的缺氧的早期诊治不利。因为当动脉血 PO_2 降低不多时，Hb 氧饱和度降低不大，缺氧并不明显；一旦动脉血 PO_2 降到 60 mmHg 以下，Hb 氧饱和度与 Hb 氧含量急剧下降，病情就会急转直下而出现严重缺氧。

2. 影响氧解离曲线的因素

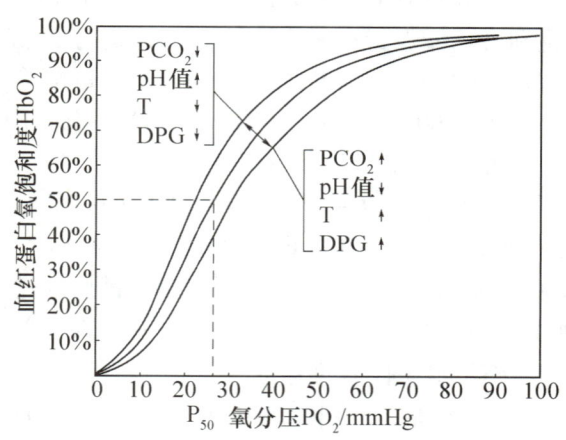

图 7-24 影响氧解离曲线的主要因素

氧解离曲线反映 Hb 氧饱和度与血液或吸入气中 PO_2 的关系，但是不能反映 Hb 与 O_2 的亲和力。实践中，常用 P_{50} 表示 Hb 对 O_2 的亲和力。P_{50} 是指 Hb 氧饱和度为 50% 时的 PO_2，正常值为 26.5 mmHg（图 7-24）。P_{50} 增大，表明 Hb 与 O_2 的亲和力降低，有利于 O_2 的释放；反之，P_{50} 减小，表明 Hb 对 O_2 的亲和力升高，不利于 O_2 的释放。

（1）血液 pH 值和 PCO_2 的影响　pH 值降低或 PCO_2 升高，可使 Hb 与 O_2 的亲和力降低，P_{50} 增大，曲线向右偏移；pH 值升高或 PCO_2 降低，Hb 与 O_2 的亲和力增强，P_{50} 减小，曲线向左偏移。血液酸碱度对 Hb 与 O_2 亲和力的这种影响又称为波尔效应。波尔效应的生理意义是它既可以促进体循环毛细血管血液中 O_2 的释放，又可促进肺循环毛细血管血液的氧合，从而提高血液的运氧效率。由于全身组织细胞的代谢活动不断进行，组织中 H^+ 和 CO_2 含量均较高，当血液流经组织时，CO_2 扩散进入血液，血液中的 CO_2 和 H^+ 浓度随之升高，Hb 对 O_2 的亲和力减弱，HbO_2 解离趋势增强并向组织释放 O_2，组织代谢水平越高，获取的 O_2 越多；当血液流经肺毛细血管时，随着 CO_2 由血液向肺泡的扩散，血液 PCO_2 下降，H^+ 浓度降低，使 Hb 对 O_2 的亲和力增强，血

液结合的 O_2 随之增加。

（2）**温度的影响**　温度升高，Hb 与 O_2 的亲和力减弱，曲线向右偏移，有助于 HbO_2 释放 O_2；而温度降低，Hb 与 O_2 的亲和力增强，曲线向左偏移，则不利于 O_2 的释放。温度对氧解离曲线的影响可能与温度影响了 H^+ 的活度有关，温度升高，H^+ 活度增加，降低了 Hb 与 O_2 的亲和力。当组织代谢活跃时，局部组织温度升高，加之 CO_2 和酸性代谢产物的增多，都有利于 HbO_2 解离，组织可获得更多的 O_2 以适应其代谢的需要。

（3）**2,3-二磷酸甘油酸**　2,3-二磷酸甘油酸是红细胞无氧糖酵解的产物，是一种有机磷化物，它能与 Hb 分子的 β 链结合，促使 Hb 向 T 型转变，降低 Hb 与 O_2 的亲和力，使氧解离曲线右移，有助于 HbO_2 解离释放 O_2。

（4）**其他因素**　Hb 与 O_2 的亲和力还受其自身状态的影响，如 Hb 的 Fe^{2+} 可在氧化剂的作用下被氧化成 Fe^{3+}，因此形成高铁 Hb，失去运输 O_2 的能力。胎儿的 Hb 与 O_2 的亲和力高，有助于胎儿血液流经胎盘时从母体摄取 O_2。

CO 与 Hb 的亲和力是 O_2 的 250 倍，这意味着在极低的 PCO 下，CO 就可占据 O_2 的结合位点，并取代 O_2 与 Hb 结合而形成 HbCO，从而使 HbO_2 形成减少。此外，CO 与 Hb 分子中某个血红素结合，将增加其他血红素对 O_2 的亲和力，使氧解离曲线左移，HbO_2 不易解离，氧利用系数降低。可见，CO 既妨碍 Hb 与 O_2 结合，也妨碍 HbO_2 解离，危害极大。

二、二氧化碳的运输

CO_2 的溶解度比 O_2 大，但 100 ml 血液也只能溶解 CO_2 3 ml 左右，其仅占血液运输 CO_2 总量的 5%，其余 95% 都以化学结合的形式存在和运输。血液中，以化学结合形式运输的 CO_2 有碳酸氢盐和氨基甲酰血红蛋白两种，前者约占 88%，后者约占 7%。

（一）以碳酸氢盐的形式运输

CO_2 从组织扩散进入血液后，可与 H_2O 反应生成 H_2CO_3。这一反应可在碳酸酐酶（CA）催化下快速进行。然而，碳酸酐酶在血浆中含量极少，而在红细胞内含量丰富。因此，这一反应主要在红细胞内进行。如图 7-25 所示，血液流经组织时，由组织扩散进入血浆的 CO_2 大部分再进入红细胞，在碳酸酐酶的催化下与 H_2O 迅速生成 H_2CO_3，并很快解离成 H^+ 和 HCO_3^-。红细胞对 HCO_3^- 的通透性很大，随着 HCO_3^- 在红细胞内浓度的升高，大部分 HCO_3^- 可透过细胞膜与血浆中的 Na^+ 结合成 $NaHCO_3$，后者是血液中重要的碱储，可对酸碱平衡起重要调节作用；小部分 HCO_3^- 则与红细胞内的 K^+ 结合成 $KHCO_3$。但红细胞对正离子的通透性很小，正离子不能伴随 HCO_3^- 透出，为保持电荷平衡，血浆中的 Cl^- 向红细胞内转移，这一现象称为氯转移。H_2CO_3 解离出的 H^+ 能与 HbO_2 迅速结合并促进 HbO_2 释出 O_2。

上述反应是可逆的，当血液流经肺部时，由于肺泡中 PCO_2 较低，反应则沿相反的方向进行，释放出 CO_2 并扩散进入肺泡。其反应过程可写成下式：

$$CO_2 + H_2O \xleftrightarrow{\text{碳酸酐酶}} H_2CO_3 \xleftrightarrow{} HCO_3^- + H^+$$

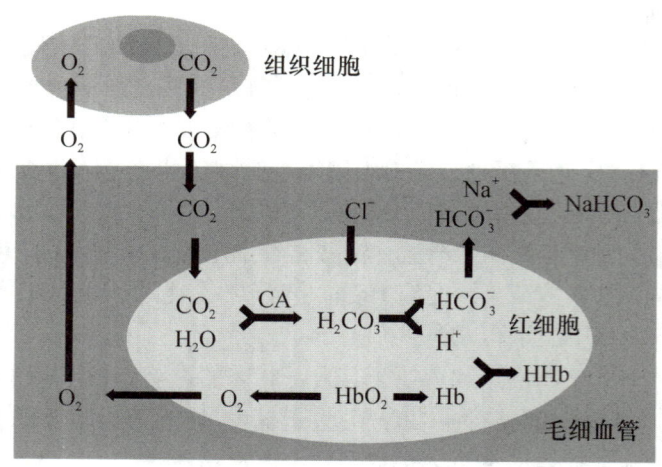

图 7-25 CO_2 在血液中的运输示意图

(二) 以氨基甲酰血红蛋白的形式运输

血液中部分 CO_2 也可与 Hb 的自由氨基结合，形成氨基甲酰血红蛋白（HHbNHCOOH）。这一反应十分迅速，无须酶的催化，为可逆反应。CO_2 与 Hb 的结合和解离可表示为

$$HbNH_2O_2 + H^+CO_2 \underset{\text{肺}}{\overset{\text{组织}}{\rightleftharpoons}} HHbNHCOOH + O_2$$

调节该反应的主要因素是氧合作用，HbO_2 的酸性较高，难与 CO_2 直接结合；而去氧 Hb 的酸性较低，易与 CO_2 结合。因此，当血液流经组织时，HbO_2 释放出 O_2，迅速与 CO_2 结合形成 HHbNHCOOH；当血液流经肺部时，Hb 与 O_2 结合成 HbO_2，CO_2 被释放。以这种形式运输的 CO_2 约占血中 CO_2 总量的 7%，在排出的 CO_2 总量中由 HHbNHCOOH 释放出的却占 18% 左右，可见以这种形式运输的效率较高。

由此可见，红细胞不仅在 O_2 的运输中很重要，而且对 CO_2 的运输起重要作用。

(三) 二氧化碳解离曲线

二氧化碳解离曲线是表示血液中 CO_2 含量与 PCO_2 关系的曲线（图 7-26）。血液中 CO_2 的含量随 PCO_2 的升高而增加。与氧解离曲线不同，CO_2 解离曲线接近线性而不是呈 S 形，且无饱和点，故 CO_2 解离曲线的纵坐标不用饱和度而用浓度表示。图 7-26 中，A 点是静脉血 PO_2 为 40 mmHg、PCO_2 为 45 mmHg 时血液中的 CO_2 含量，约为 52 ml/100 ml 血液；B 点是动脉血 PO_2 为 100 mmHg、PCO_2 为 40 mmHg 时血液中的 CO_2 含量，约为 48 ml/100 ml 血液。上述数据表明血液流经肺部时，每 100 ml 血液可释放出 4 ml CO_2。

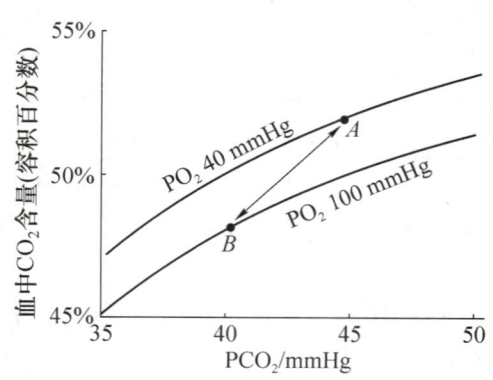

图 7-26 二氧化碳解离曲线

(四) O_2 与血红蛋白结合对 CO_2 运输的影响

O_2 与 Hb 结合可促使 CO_2 释放，而去氧 Hb 则

容易与 CO_2 结合。这一现象称为霍尔丹效应。从图 7-20 中可以看出，在相同的 PCO_2 下，动脉血所携带的 CO_2 比静脉血少。这是因为 HbO_2 酸性较强，而 Hb 酸性弱，所以 Hb 容易与 CO_2 结合，生成 HbNHCOOH，也容易与 H^+ 结合，使 H_2CO_3 解离过程中产生的 H^+ 被及时中和，有利于血液运输 CO_2。因此，在组织中，HbO_2 释放出 O_2 而成为 Hb，通过霍尔丹效应促使血液摄取并结合 CO_2；反之在肺部，则因 O_2 与 Hb 结合，霍尔丹效应表现为促使 CO_2 释放。

第五节 呼吸运动的调节

在人体生命过程中，呼吸运动一般是自动地、有节律地进行的，并能随人体活动的情况而改变其频率和深度，使肺通气量与机体的代谢水平相适应，从而保持血液中 O_2 和 CO_2 含量的相对恒定。但是，呼吸运动在一定限度内也受意识的控制。因此呼吸运动可分为节律性呼吸（又称自主性呼吸）和随意性呼吸两种。它们都是在神经系统的调节和控制下实现的，而且它们之间能够相互作用。以血液中化学成分变化为主的各种刺激，经反馈性调节机制影响节律性呼吸；以大脑皮质为最高级调节中枢的调节机制则可对呼吸进行有意识的行为性调节，使呼吸及时适应机体特定功能的需要，如唱歌时对气息的调整。因此，呼吸运动是以中枢性节律活动为基础的，在一定程度上又能进行随意调节。

一、呼吸中枢与呼吸节律的形成

（一）呼吸中枢

呼吸中枢分布在脊髓、延髓、脑桥、间脑和大脑皮质等各级中枢部位。它们在呼吸节律的产生和调节中各有不同的作用。

（1）脊髓　脊髓中有支配呼吸肌的运动神经元，它们位于第 3~5 颈段（支配膈肌）和胸段（支配肋间肌和腹肌等）的前角。若在延髓和脊髓之间切断联系，呼吸运动立即停止，不再恢复。这表明呼吸节律不是由脊髓产生的，脊髓只是联系高位脑与呼吸肌的中继站和整合某些呼吸反射的初级中枢。

（2）低位脑干　延髓内有产生呼吸节律的基本中枢，脑桥下部有能兴奋吸气活动的长吸中枢，脑桥上部有完善正常呼吸节律的呼吸调整中枢。三者共同作用，形成正常的呼吸节律。

（3）高位脑　呼吸还受脑桥以上部位的影响，如下丘脑、边缘系统和大脑皮质等。

（二）呼吸节律的形成

目前比较公认的主要是吸气切断机制学说。该学说认为，呼吸节律的产生依赖于延髓呼吸神经元之间复杂的相互联系和相互作用，即在延髓内存在一些起中枢吸气活动发生器和吸气切断机制作用的神经元。

二、呼吸运动的调节

呼吸中枢可接受许多内、外感受器的传入冲动，反射性地调节呼吸运动，使呼吸频率和深度发生改变，使肺通气量适应机体代谢活动的需要。下面介绍几个重要的反射。

（一）肺牵张反射

肺牵张反射是肺扩张引起吸气被抑制和肺缩小引起吸气的呼吸运动反射，又称黑－伯反射，包括肺扩张反射和肺萎陷反射。

肺扩张反射是指肺扩张或充气时抑制吸气的反射。其感受器分布于从气管到细支气管的平滑肌中，为机械牵张感受器。吸气时呼吸道扩张，牵张感受器兴奋，发放冲动增加，冲动沿迷走神经传入纤维到达延髓，兴奋吸气切断机制，后者抑制中枢吸气活动发生器或吸气神经元，从而抑制吸气肌运动神经元，终止吸气，产生呼气。肺扩张反射是一种负反馈，其生理意义是使吸气不致过长、过深，促使吸气及时转为呼气。它与脑桥呼吸调整中枢共同调节着呼吸的频率和深度。

肺萎陷反射是指肺萎陷时引起吸气活动的反射。肺萎陷反射对平静呼吸时的调节作用很小，只有当肺缩小很明显时才出现，可能对阻止肺过度缩小或肺不张有一定意义。

（二）化学感受性反射

呼吸活动可调节体内 O_2、CO_2 和 H^+ 的水平；与之相反，血液中 PCO_2、PO_2 和 H^+ 浓度的改变，可通过化学感受器，反射性地调节呼吸运动，改变肺通气量，保持血液中 CO_2 与 O_2 的含量及 pH 值的相对稳定。

1. 化学感受器

化学感受器是感受体液中化学物质含量及变化的一类感受器，按其所在部位，可分为外周化学感受器和中枢化学感受器。

（1）外周化学感受器　外周化学感受器是指颈动脉体和主动脉体。动脉血中 PCO_2 升高、PO_2 降低、H^+ 浓度增高均可兴奋外周化学感受器，冲动分别经窦神经和迷走神经传入延髓，反射性地引起呼吸加快、加深和心血管活动的变化。而且，三种刺激对感受器有协同效应，即两种刺激同时作用的效应比一种刺激单独作用强。这对呼吸、循环衰竭病人增强代偿性呼吸反应有重要意义。颈动脉体和主动脉体均参与呼吸和循环功能的调节，但颈动脉体偏重于呼吸功能，而主动脉体在循环功能调节方面较为重要。由于颈动脉体的解剖位置有利于研究，所以对外周化学感受器的研究主要集中在颈动脉体。

用游离的颈动脉体记录其传入神经单纤维的动作电位，从中发现，当灌流液的 PO_2 降低或 PCO_2 和 H^+ 浓度升高时，其传入冲动的频率增加；如果保持灌流液的 PO_2 在 100 mmHg，仅减小灌流量，其传入冲动频率也增加；而贫血或 CO 中毒时，虽然动脉血的 O_2 含量减少，但只要灌流量充分，传入神经放电并不增加。这说明，颈动脉体的适宜刺激是感受所处环境的 PO_2，而不是动脉血的 O_2 含量。当灌流液的 PCO_2 或 H^+ 浓度升高时，其传入冲动的频率也增加。

（2）中枢化学感受器　中枢化学感受器位于延髓腹外侧浅表部，左右对称，每侧都分成头、中、尾三个区。头、尾两区有化学感受性；中区则无感受性，可能是头、尾两区传向脑干呼吸中枢的中继站（图 7-27）。

中枢化学感受器的有效刺激物是脑脊液和局部脑组织细胞外液中的 H^+（图 7-28）。在保持人工脑脊液 pH 值不变的条件下，用含高浓度 CO_2 的人工脑脊液灌流脑室时所引起的通气增强反应消失，可见，有效刺激物不是 CO_2 本身，而是 CO_2 所引起的 H^+ 浓度的增加。血液中的 CO_2 可迅速透过血-脑屏障，与脑内的 H_2O 生成 H_2CO_3，再解离成 H^+ 和 HCO_3^-，从而使脑脊液中的 H^+ 浓度升高。由于脑脊液中碳酸酐酶含量很少，CO_2 与水的结合反应很慢，所以对 CO_2 的反应有一定的时间延迟，反应潜伏期较长。而动脉血中的 H^+ 则不易透过血-脑屏障，因而对中枢化学感受器的直接作用不大。中枢化学感受器不能感受低 O_2 的刺激，但对 CO_2 的敏感性高于外周化学感受器。

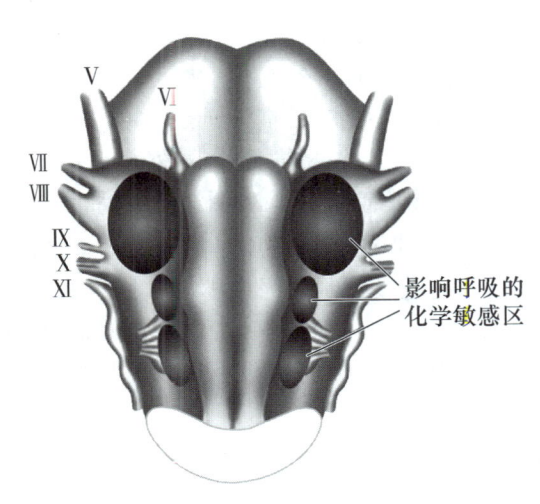

图 7-27　延髓腹外侧中枢化学感受区

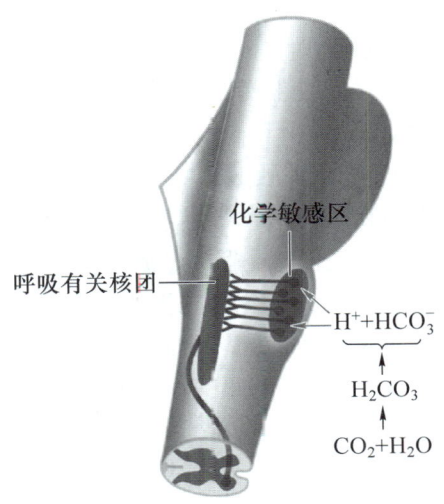

图 7-28　脑脊液口 H^+ 的浓度对中枢化学感受器影响的示意图

中枢化学感受器的作用可能是通过调节脑脊液中 H^+ 的浓度，使中枢神经系统内部始终维持稳定的 pH 值环境；而外周化学感受器的作用主要是在机体低 O_2 时，维持对呼吸中枢活动的驱动作用。

2. CO_2 对呼吸的影响

CO_2 是调节呼吸运动最重要的化学因素，是促进呼吸的生理性刺激物。人在过度通气后可发生呼吸暂停，这是因为过度通气使较多的 CO_2 被排出，导致血液 PCO_2 下降，以致对呼吸中枢的刺激作用减弱。适当增加吸入气中 CO_2 含量，可使呼吸加深加快。例如，当吸入气中 CO_2 含量增加到 1% 时，肺通气量即可增加；当吸入气中 CO_2 含量增加到 4% 时，肺通气量可增加 1 倍。由于肺通气的加大可增加 CO_2 的排出，肺泡气和动脉血中的 PCO_2 得以维持正常水平。但当吸入气中的 CO_2 含量超过一定水平（如 >7%）时，肺通气量不再相应增加，使肺泡气和动脉血 CO_2 显著升高，导致包括呼吸中枢在内的中枢神经系统活动的抑制，引起呼吸困难、头痛、头昏，甚至昏迷等 CO_2 麻醉症状。对 CO_2 的反应，不仅有个体差异，还受疾病或药物等多种因素影响。

CO_2 对呼吸的刺激作用通过以下两条途径实现：①刺激中枢化学感受器。在体内，血液

中的 CO_2 能迅速透过血-脑屏障，使脑组织细胞外液中的 H^+ 浓度升高，通过刺激中枢化学感受器而引起呼吸中枢兴奋。②刺激外周化学感受器。PCO_2 升高能直接兴奋颈动脉体和主动脉体感受器，冲动经窦神经和迷走神经传入，兴奋延髓呼吸中枢的有关核团，反射性引起肺通气增加。两条途径均可使呼吸加深加快、增加肺通气量，但以前一途径为主，约占总效应的 80%。因为动脉血 PCO_2 只需升高 2 mmHg 就可通过刺激中枢化学感受器，出现通气加强效应；而对于外周化学感受器，则需升高 10 mmHg。另外，阻断外周化学感受器的作用途径后，CO_2 引起的通气反应仅下降约 20%。可见，中枢化学感受器在 CO_2 引起的通气反应中起主要作用。但是由于中枢化学感受器对刺激的反应慢、潜伏期长，所以当动脉血 PCO_2 突然升高时，外周化学感受器可接受这一刺激而引起快速的呼吸调节反应。此外，当中枢化学感受器受到抑制或麻痹，对 CO_2 的敏感性降低时，外周化学感受器的作用就显得更为重要。

3. 低 O_2 对呼吸的影响

当动脉血 PO_2 降到 80 mmHg 以下时，肺通气量明显增加。实验表明，低 O_2 加强呼吸是通过对外周化学感受器的刺激而实现的；低 O_2 对呼吸中枢的直接作用是抑制。通常情况下，低 O_2 通过兴奋外周化学感受器而加强呼吸的效应比它直接抑制呼吸中枢的作用更强，所以一般表现为呼吸加强、通气量增加。其意义在于促使肺吸入更多的 O_2，以提高动脉血 PO_2。但当动脉血 PO_2 降到 40 mmHg 以下时，来自外周化学感受器的兴奋已不足以对抗低 O_2 对中枢的抑制作用，因而表现为呼吸抑制。

一般而言，动脉血 PCO_2 增加对呼吸运动的刺激作用较强，而 PO_2 降低对呼吸的影响相对较弱。但对于严重肺气肿、肺心病病人，肺换气功能障碍，导致缺 O_2 和 CO_2 潴留，而血中长期保持高浓度 CO_2 可使中枢化学感受器的敏感性降低，但外周化学感受器对低 O_2 的刺激适应较慢，所以此时低 O_2 刺激所引起的外周化学感受器反射已成为维持呼吸中枢兴奋性的重要因素。因此，对这种病人不宜输入高浓度的 O_2，也不可快速给 O_2，而应采取低浓度持续给 O_2 的方式，以免低 O_2 刺激突然解除而导致呼吸抑制。

4. H^+ 对呼吸的影响

动脉血 H^+ 浓度增加使 pH 值减小 0.05~0.1，即可引起肺通气量明显增加；反之，动脉血 pH 值增大，则呼吸运动减弱。由于血液中的 H^+ 不易透过血-脑屏障，所以它对呼吸的影响主要是通过刺激外周化学感受器而引起的。

动脉血中 PCO_2、PO_2 和 H^+ 浓度的变化对呼吸运动的调节，既可因总和而加强，也可因相互抵消而减弱。在实验中，若只改变三者中的单一因素而对其他两个因素不加控制，实际观察到的则是各种因素对肺通气调节的总和效应。其中改变 PCO_2 时，对肺通气量的影响尤为显著，只要 PCO_2 略有升高，肺通气量即显著增加。因为随着 PCO_2 的升高，血中 H^+ 浓度也升高，二者的刺激作用发生总和。当血中 H^+ 浓度升高时，因肺通气增加，CO_2 排出量也随之增加，部分抵消了 H^+ 浓度的影响。当动脉血 PO_2 下降时，也可因通气量增加，CO_2 排出增多而使动脉血 PCO_2 和 H^+ 浓度降低，明显减轻低 O_2 对呼吸的刺激作用。但若在实验中改变三因素之一的同时而保持其他两因素不变，可观察到各单一因素对肺通气的调节效应。

虽然 PCO_2 升高、H^+ 浓度升高和 PO_2 降低三因素都具有增强肺通气的效应，但 PO_2 降低发挥的作用相对较弱。只有当血 PO_2 低于 60 mmHg 时，才可使肺通气量逐渐增加，显然这不在生理调节范围之内。因此，在临床上必须具体问题具体分析，全面考虑，抓主要矛盾，恰当处理，这样才能获得良好效果。

（三）防御性呼吸反射

1. 咳嗽反射

咳嗽反射是最常见的非常重要的防御性呼吸反射，其感受器位于喉、气管和支气管的黏膜，属于快适应感受器。大支气管以上的感受器对机械刺激敏感，二级支气管以下的感受器主要对化学刺激物敏感。当感受到刺激物时，传入冲动沿迷走神经上行到达延髓，触发一系列协调反应，引起咳嗽反射，以清除刺激物，避免其进入肺泡。咳嗽时，先是短暂深吸气，随之声门紧闭，呼气肌强烈收缩，肺内压和胸膜腔内压急剧上升；然后声门突然打开，由于瞬间气压差极高，气体以极高的速度由肺内冲出，使呼吸道内的异物或分泌物强力排出。剧烈咳嗽时，胸膜腔内压显著升高，阻碍静脉回流，使静脉压和脑脊液压升高。

2. 喷嚏反射

喷嚏反射是一种类似于咳嗽的反射，刺激物主要作用于鼻黏膜的感受器，传入神经是三叉神经。打喷嚏时，反射性引起腭垂下降，舌面压向软腭，气流主要由鼻腔喷出，以清除鼻腔中的刺激物。

除上述防御性呼吸反射外，呼吸运动还受其他多种感受器的传入性影响。例如，肺毛细血管充血或肺泡壁间质积液时，可刺激肺毛细血管旁感受器（位于肺组织和气管内），冲动经迷走神经传入延髓，反射性地引起呼吸暂停，继以呼吸浅快、血压降低、心率减慢。该反射在呼吸调节中的作用尚不清楚，可能与运动时呼吸加快及肺充血、肺水肿时的急促呼吸有关。另外，颈动脉窦、主动脉弓、心房、心室等处的压力感受器受到刺激时，也可反射性地抑制呼吸运动，但这些反射活动的调节作用较弱，生理意义有限。

练习题

一、名词解释

1. 肺通气 2. 弹性阻力 3. 潮气量 4. 肺活量 5. 用力呼气量 6. 肺泡通气量 7. 通气/血流值 8. 氧容量 9. 氧含量 10. 氧饱和度 11. 氧解离曲线 12. 外周化学感受器 13. 中枢化学感受器

二、简答题

1. 胸内负压是如何形成的？有何生理作用？
2. 什么是肺表面活性物质？有何生理作用？
3. 甲、乙两人，其解剖无效腔均为 150 ml。甲进行深慢呼吸，潮气量为 1 000 ml 时，呼吸频率为 8 次/分；乙进行浅快呼吸，潮气量为 250 ml 时，呼吸频率为 32 次/分。分别计算两人的肺通气量和肺泡通气量，并回答哪个人的气体交换效果好？为什么？

4. 何谓肺换气？影响肺换气的主要因素是什么？

5. 什么是氧解离曲线？试分析氧解离曲线的特点和生理意义。

6. O_2和CO_2在血液中是如何运输的？

7. 缺O_2和CO_2蓄积对呼吸运动有何影响？为什么？

第八章

消化系统的结构与功能

> **学习目标**
>
> **掌握：**
> 消化系统的组成与结构；消化和吸收的概念；胃液的成分、作用及消化期胃液分泌的调节；胰液的成分、作用和分泌调节；胃的运动、胃排空及其控制；小肠的运动。
>
> **了解：**
> 消化道平滑肌的生理特性；消化道的神经调节；消化腺的分泌功能；胃肠激素；胆汁的成分与作用；胆汁分泌和排出的调节；小肠液的作用及分泌调节；大肠的功能；小肠内主要营养物质的吸收；药物吸收过程。

第一节 消化系统的组成和结构

消化系统由消化管和消化腺两部分组成（图8-1）。消化管包括口腔、咽、食管、胃、小肠（十二指肠、空肠、回肠）和大肠（盲肠、阑尾、结肠、直肠和肛管）。临床上通常把十二指肠以上的消化管称为上消化道，空肠以下的消化管称为下消化道。消化腺是分泌消化液的腺体，包括口腔大唾液腺（腮腺、下颌下腺、舌下腺）、肝、胰以及消化管壁内的小腺体（胃腺、肠腺等），它们均借排出管道将分泌物排入消化管腔内。

一、消化道

（一）消化道的组织学构造

消化道管壁（除口腔与咽外）由内向外一般分为黏膜层、黏膜下层、肌层和外膜四层（图8-2）。

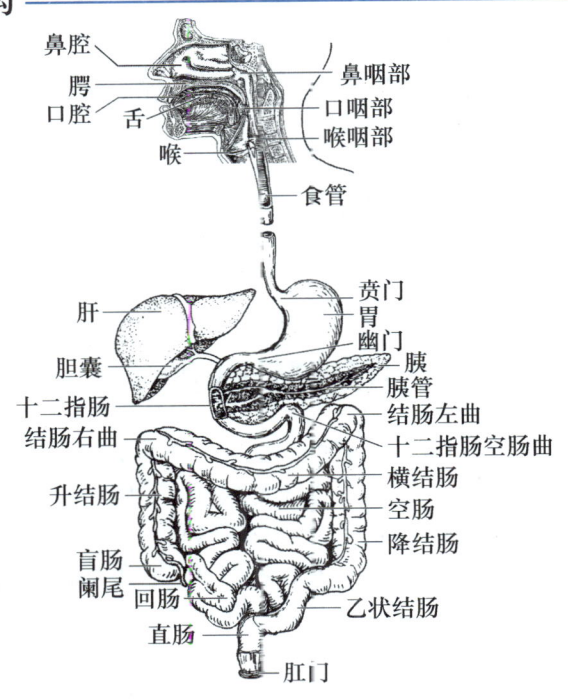

图8-1 人消化系统结构模式图

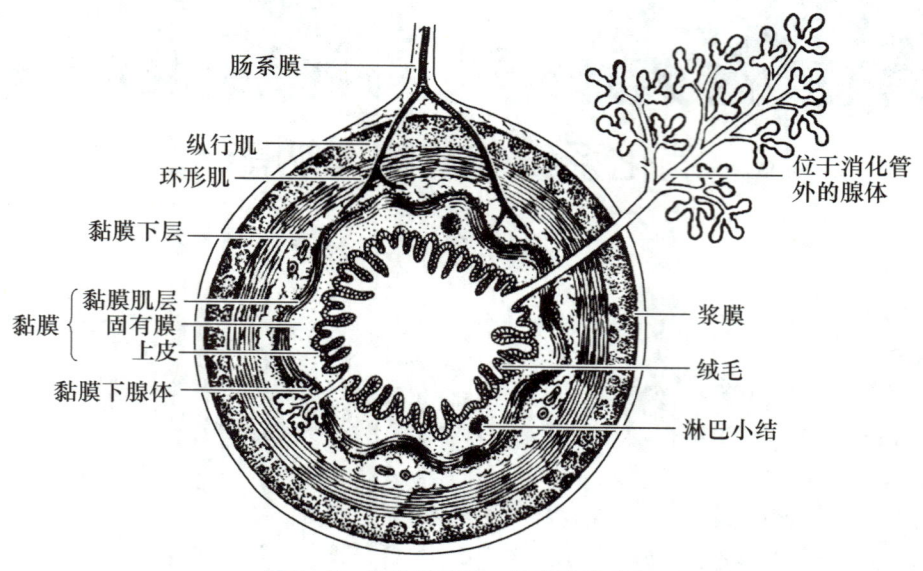

图 8-2 消化道管壁一般结构模式图

1. 黏膜层

黏膜层由上皮、固有膜和黏膜肌组成。胃肠的黏膜层为单层柱状上皮,利于消化吸收,小肠的上皮和固有膜向腔内突出形成小肠绒毛,扩大了吸收面积。黏膜层具有保护、吸收和分泌功能。

2. 黏膜下层

黏膜下层由疏松结缔组织构成,内含小血管、淋巴管和神经丛。黏膜下层使黏膜具有一定移动性。

3. 肌层

除咽、食管中上段和肛管的肌层为横纹肌外,其余部由多层平滑肌组成。肌层一般分为内环、外纵两层。

4. 外膜

外膜由薄层结缔组织构成,胃肠的外膜为浆膜,表面覆以间皮。

(二) 消化道的解剖学构造

1. 口腔

口腔是消化管的起始部,向前借口裂通外界,向后经咽峡与咽相续,上壁(顶)为腭,前2/3为硬腭,后1/3为软腭。软腭的后缘游离,中央有一向下的突起称腭垂或悬雍垂。腭垂的两侧各有两条弓形黏膜皱襞,前方的称腭舌弓,后方的称腭咽弓。两弓之间的窝内容纳腭扁桃体。腭垂、左、右腭舌弓和舌根共同围成咽峡,是口腔和咽的分界(图8-3)。口腔被上牙弓、下牙弓分为口腔前庭和固有口腔两部分,口腔前庭的侧壁称为颊。

(1) 牙 嵌于上、下颌骨的牙槽内,是人体最坚硬的器官。人的一生先后长两套牙,即乳牙和恒牙。乳牙共有20个,分为乳切牙、乳尖牙和乳磨牙三种,上、下各10个。恒牙分为切牙、尖牙、前磨牙和磨牙四种,共32个。

(2) 舌 位于口腔底，为被覆黏膜的肌性器官，由骨骼肌和黏膜构成，有味蕾，具有感受味觉、搅拌食物、协助吞咽和辅助发音等功能。舌背及舌两侧缘的黏膜上有许多小突起，称舌乳头。其中数量最多是丝状乳头，感受一般感觉。菌状乳头、叶状乳头和轮廓乳头均含有味觉感受器——味蕾，可感受味觉。

(3) 口腔腺 又称唾液腺，分泌唾液注入口腔，除有唇腺、颊腺等小唾液腺外，还有腮腺、下颌下腺、舌下腺三对大唾液腺（图8-4），分泌唾液湿润口腔黏膜，并有混合食物形成食团、促进食物消化的作用。

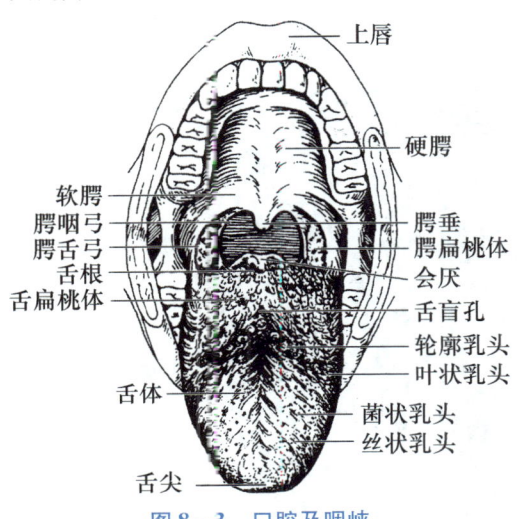

图8-3 口腔及咽峡

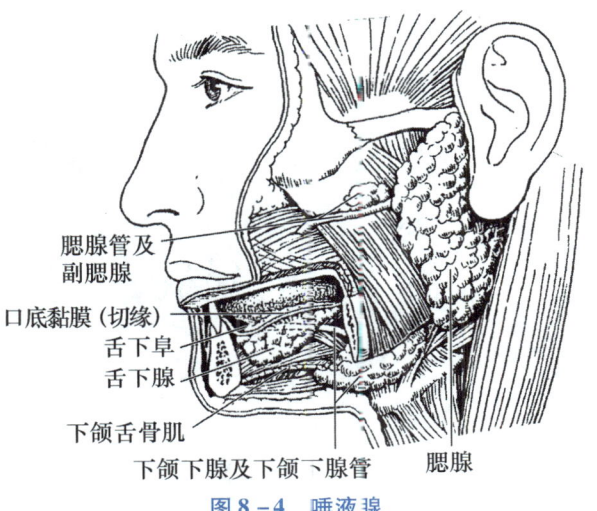

图8-4 唾液腺

2. 咽

咽是前后略扁的漏斗状肌性管道，上起颅底，下续于食管。咽的前壁不完整，自上而下分别与鼻腔、口腔和喉腔相通（图8-5）。咽按其前壁的毗邻分为鼻咽、口咽和喉咽。在鼻咽侧壁上有咽鼓管咽口，经咽鼓管与中耳的鼓室相通。

3. 食管

食管为输送食物的肌性管道，全长约25 cm，上端于第6颈椎平面续于咽，沿脊柱前面下降，穿过膈的食管裂孔，进入腹腔与胃的贲门相连。食管全长有三个生理性狭窄。第一个狭窄位于咽与食管相续处，距中切牙约15 cm；第二个狭窄位于食管与左主支气管交叉处，距中切牙25 cm；第三个狭窄位于食管穿膈的食管

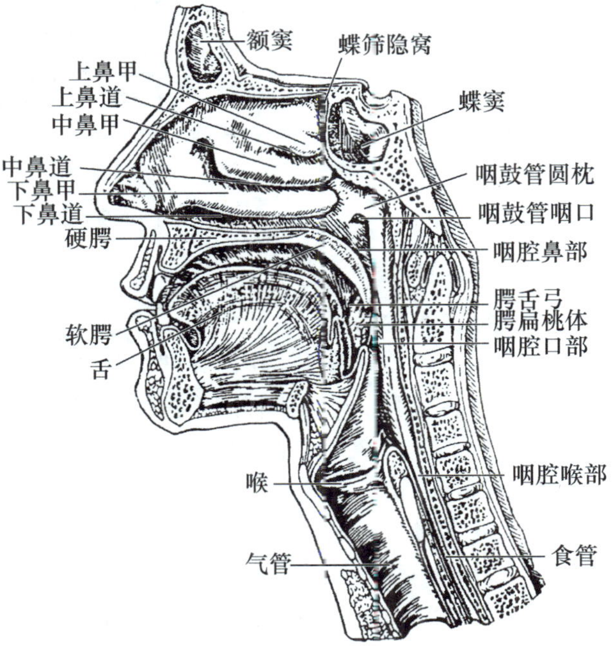

图8-5 鼻腔、咽和喉的正中矢状断面示意图

第八章 消化系统的结构与功能

裂孔处，距中切牙约 40 cm。这些狭窄处是异物易停留和肿瘤好发的部位。

4. 胃

胃是消化管中最膨大的部分。胃大部分位于左季肋区，小部分位于腹上区。胃有前后两壁、上下两缘和入出两口。上缘较短，凹向右上方，称胃小弯，其最低点称角切迹；下缘较长，凸向左下方，称胃大弯；胃的入口称贲门，与食管相续；出口称幽门，与十二指肠相通，幽门处的环形平滑肌发达，形成幽门括约肌。胃分为四部分：靠近贲门的部分称贲门部；贲门平面以上，向左上方膨出的部分为胃底；胃底与角切迹间的部分称胃体；角切迹与幽门之间的部分为幽门部（图 8-6）。

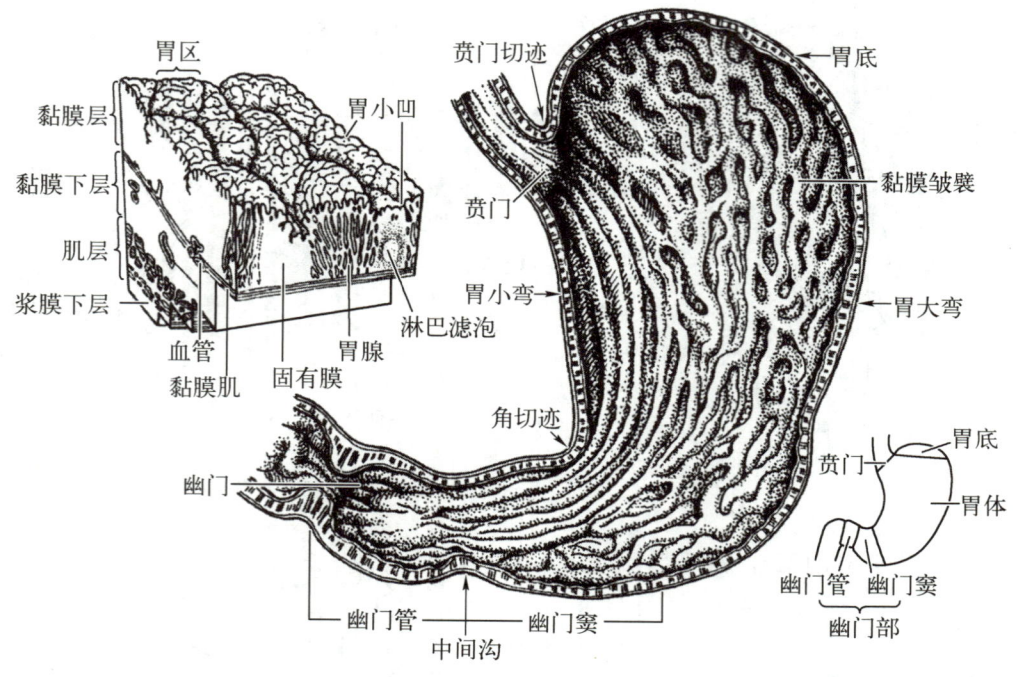

图 8-6　胃的形态和分部

当胃空虚时，其黏膜可形成许多皱襞。黏膜表面有很多小窝，称胃小凹，是胃腺的开口。胃黏膜的上皮为单层柱状上皮，能分泌黏液，保护胃黏膜免受胃液的侵蚀。

固有层其内充满腺体。按所在部位分为贲门腺、幽门腺和胃底腺。胃底腺主要分布于胃底和胃体。胃底腺主要由三种细胞构成（图 8-7）。

（1）主细胞　又称胃酶细胞。数量最多，多分布于腺体底部和体部。细胞体呈柱状；细胞核椭圆形，位于基底部。主要功能是分泌胃蛋白酶原（图 8-7）。

（2）壁细胞　又称泌酸细胞。数量较少，可分布于胃底腺各部。细胞体较大，呈三角形。主要功能是分泌盐酸，并可分泌内因子（图 8-7）。

（3）颈黏液细胞　分布于腺体的颈部，细胞体呈矮柱状，可分泌黏液，对胃黏膜起保护作用。胃的肌层较厚，由外纵、中环、内斜三层平滑肌构成。中层的环形平滑肌在幽门处增厚,称为幽门括约肌。

5. 小肠

小肠是消化管中最长的一段,成人全长 5~7 m,它上起幽门,下接盲肠,分为十二指肠、空肠和回肠三部分(图 8-1),是消化、吸收食物的主要部位。

十二指肠是小肠的起始部分,呈 C 形,包绕胰头,紧贴于腹后壁,全长约 25 cm。它上接幽门,下续于空肠,可分为上部、降部、下部(又称水平部)和升部四部分。降部的左后壁黏膜面有一隆起,称十二指肠大乳头,是胆总管和胰管汇合形成肝胰壶腹的开口(图 8-8)。空肠和回肠盘绕在腹腔中部和下部,借小肠系膜固定于腹后壁。空、回肠无明显分界,上 2/5 为空肠,下 3/5 为回肠。空肠管腔较大,管壁厚,黏膜环状皱襞密而高,绒毛较多。

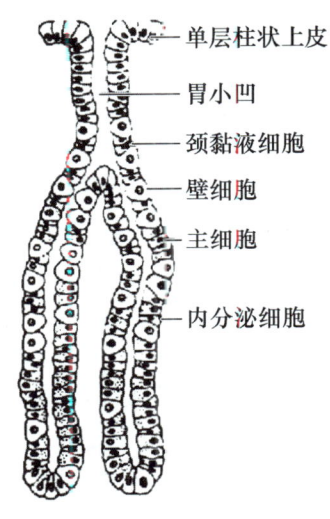

图 8-7　胃底腺

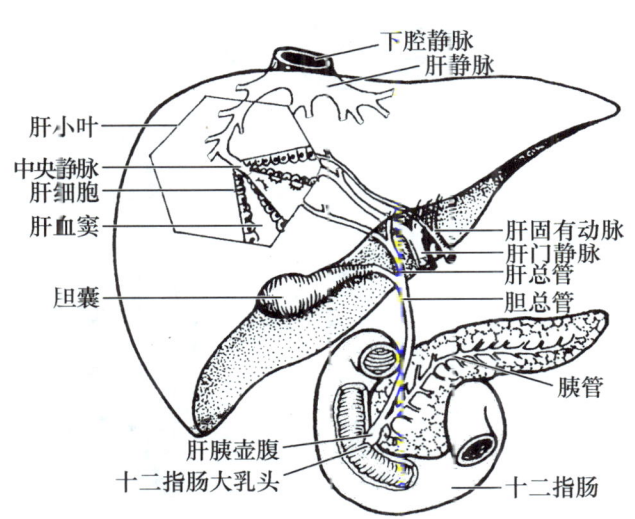

图 8-8　肝、胆道、胰和十二指肠模式图

6. 大肠

大肠是消化管的末段,长约 1.5 m,略呈方形围绕在空回肠周围。起自右髂窝的回肠末端,止于肛门,分为盲肠、阑尾、结肠(升结肠、横结肠、降结肠和乙状结肠)、直肠和肛管五部分(图 8-1)。

盲肠是大肠的起始部,位于右髂窝内,上通升结肠,左接回肠。在回肠进入盲肠的开口处上、下方各有一个唇状皱襞,称回盲瓣,可阻止大肠内容物逆流入回肠(图 8-9)。阑尾根部附于盲肠后内侧壁形如蚯蚓,长 6~8 cm,多位于右髂窝内。

结肠分为升结肠、横结肠、降结肠和乙状结肠四部分。

直肠位于盆腔内,在矢状面上有两个弯曲:上部的称直肠骶曲,凸向后方;下部的称直肠会阴曲,凸向前方。肛管是指盆膈以下的消化管,其黏膜形成的肛瓣与肛柱的下端共同形成环状的齿状线。黏膜下含有丰富的静脉丛,静脉曲张形成痔。以齿状线为界,痔分为内痔和外痔。肛管的壁有内、外两组括约肌,内括约肌是平滑肌,外括约肌是骨骼肌,受人的意识支配，控制排便（图 8-10）。

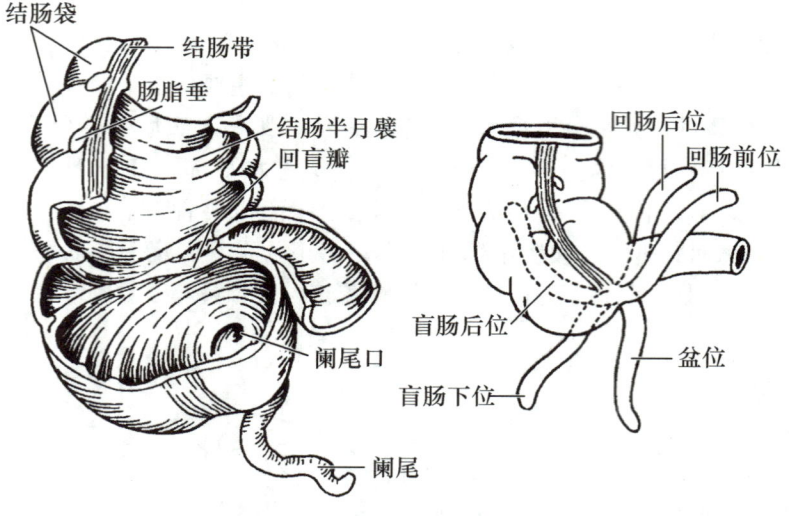

图 8-9　盲肠和阑尾结构模式图

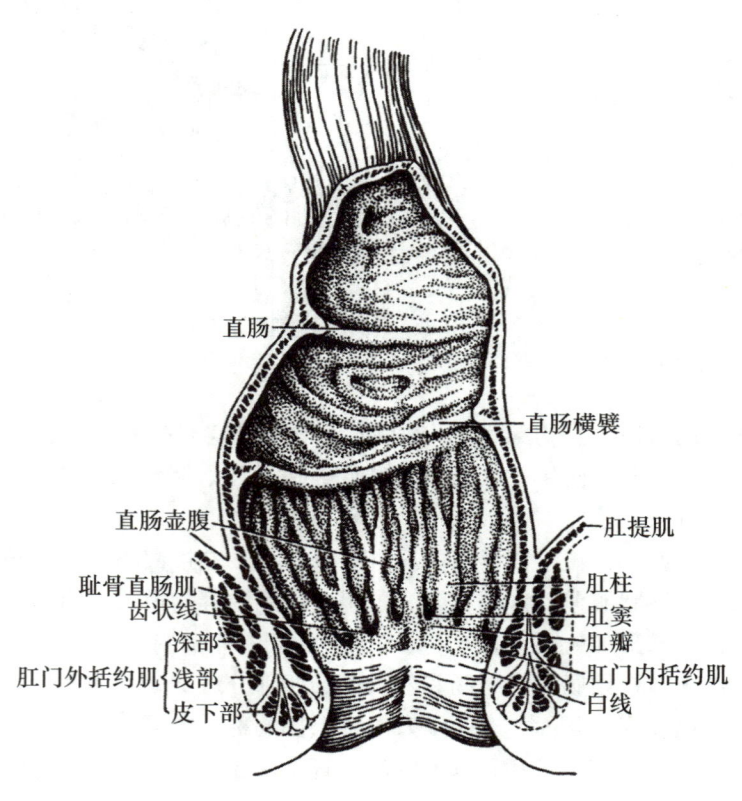

图 8-10　直肠和肛管

二、消化腺

消化腺除口腔腺、胃腺和肠腺等之外，还有肝和胰。消化腺的功能是分泌消化液，参与食物的消化。

（一）肝

肝是人体最大的腺体，呈红褐色，质软而脆，具有代谢、解毒、分泌、吞噬和防御等功能，胚胎时期还有造血功能。

1. 肝的位置和形态

肝的大部分位于右季肋区和腹上区，小部分位于左季肋区。肝呈楔形，上面膨隆与膈穹窿一致，借矢状位的肝镰状韧带将肝分为左、右两叶。肝的下面凹凸不平，有一近似 H 形的沟，即左侧纵沟、右侧纵沟和横沟。右侧纵沟的前部为胆囊窝，容纳胆囊。右侧纵沟的后部为腔静脉沟，有下腔静脉通过。横沟称肝门，是肝固有动脉、肝门静脉、肝管、神经和淋巴管出入肝的部位（图 8-8）。左侧纵沟由肝圆韧带和静脉韧带构成。肝的脏面借 H 形沟分为左叶、右叶、方叶和尾状叶四叶。

2. 肝的组织结构

肝表面有结缔组织被膜，被膜外面大部分由浆膜覆盖。肝门处的结缔组织随肝动脉、肝门静脉和肝管的分支或属支深入肝实质，将肝分隔成许多肝小叶。成人肝的实质约由 100 万个肝小叶构成，肝小叶是肝结构和功能的基本单位，呈多角形棱柱体（图 8-11）。在肝小叶中央有一中央静脉贯穿。其周围是肝细胞组成的肝板和肝血窦。肝细胞是构成肝小叶的主要成分，肝细胞以中央静脉为中心，向四周略呈放射状排列成肝板。肝板之间的腔隙是肝血窦，血窦经肝板上的孔互相通连成网。肝血窦腔内有肝巨噬细胞（库普弗细胞），具有吞噬能力和处理抗原参与免疫应答功能。相邻两肝细胞连接面局部细胞凹陷形成胆小管。胆

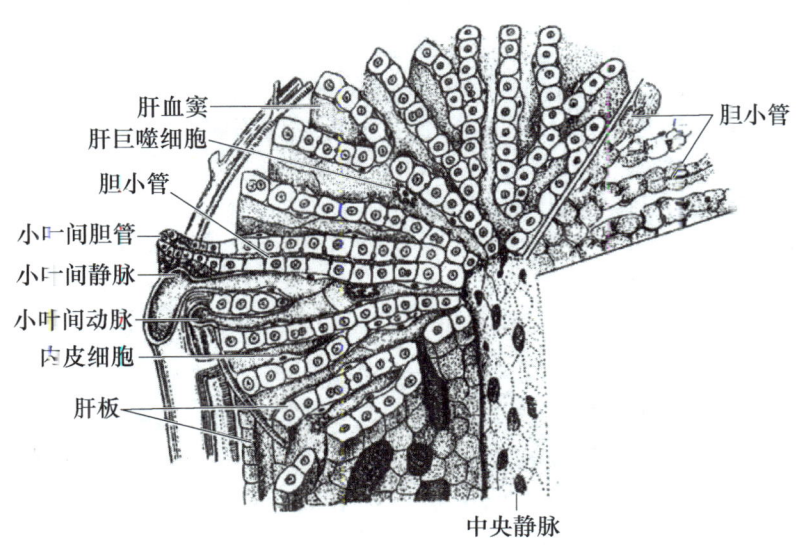

图 8-11 肝小叶局部三维结构模式图

小管在肝板内互相连接成网,胆小管将肝细胞分泌的胆汁汇集至肝小叶周边的小叶间胆管内。当胆小管结构受炎症等破坏时,胆汁可流入肝血窦,而导致黄疸。完整的肝小叶应包括一条中央静脉、肝板、肝血窦和胆小管等结构。相邻肝小叶之间有少量结缔组织,内有小叶间胆管、小叶间动脉和小叶间静脉以及淋巴管和神经通过,该区域称门管区。

肝细胞体积较大,呈多边形,细胞核圆形位于细胞中央。电镜下细胞质内含各种细胞器和包含物,如线粒体、高尔基复合体、粗面内质网、滑面内质网、溶酶体和糖原等。粗面内质网是肝细胞合成血浆白蛋白、纤维蛋白原和其他血浆蛋白的部位;滑面内质网则与胆汁分泌、脂类代谢、激素代谢和生物转化等功能有关。体内代谢产生的有毒产物,或肠道吸收的药物,是通过滑面内质网上各种酶的作用,进行氧化、还原、水解、结合等,降低毒性或增强水溶性,从而易于排泄。

3. 肝的血液循环

进入肝的血管有肝门静脉和肝固有动脉两套。肝门静脉是肝的功能性血管,由来自胃肠、胰、脾的静脉汇合而成,血量占肝总血量的3/4。肝门静脉入肝后,反复分支,经小叶间静脉注入肝血窦。肝固有动脉是肝的营养血管,与肝门静脉在肝内的分支伴行,经小叶间动脉注入肝血窦,营养肝细胞。

4. 输胆管道

输胆管道是指将肝分泌的胆汁输送到十二指肠的管道。肝内的胆小管汇入小叶间胆管,在肝门处汇合为肝左管和肝右管出肝门,合成肝总管。肝总管与胆囊管汇合成胆总管,在十二指肠降部和胰头之间与胰管汇合形成肝胰壶腹,开口于十二指肠大乳头。胆汁和胰液经此进入十二指肠(图8-8)。

(二)胰

胰是人体内仅次于肝的第二大腺体。胰呈长棱柱状,位于胃的后方,在第1、2腰椎水平,贴于腹后壁十二指肠与脾门之间。胰在形态上可分为头、颈、体、尾四部分。在胰的实质内有分泌胰液的腺泡,其导管汇入贯穿胰全长的胰管,它向右与胆总管汇合后,共同开口于十二指肠大乳头流入肠腔(图8-8)。在胰的外分泌细胞团之间有散在的内分泌细胞团,称胰岛。胰岛主要由A细胞、B细胞、D细胞和PP细胞组成。其中,A细胞分泌胰高血糖素;B细胞分泌胰岛素,具有调节血糖功能;D细胞分泌生长抑素;PP细胞分泌胰多肽(详见内分泌生理)。

三、腹膜

腹膜为被覆于腹壁和盆壁内面及腹、盆腔脏器表面薄而光滑的浆膜,由间皮和结缔组织构成。被覆在腹壁及盆壁内面的腹膜,称腹膜壁层;被覆在腹、盆腔脏器表面的腹膜,称腹膜脏层。脏、壁腹膜相互移行所围成的间隙,称腹膜腔(图8-12)。此腔在男性为完全密闭的盲囊;在女性则借输卵管、子宫、阴道与外界相通。腹膜具有分泌浆液、吸收水分的功能。浆液之中有大量巨噬细胞,有防御功能。腹膜还具有支持、保护、修复等能力。腹膜脏层和壁层相互移行连接形成网膜、系膜和韧带等结构。这些结构不仅对器官起着连接和固定的作用，也是血管和神经出入脏器的途径。

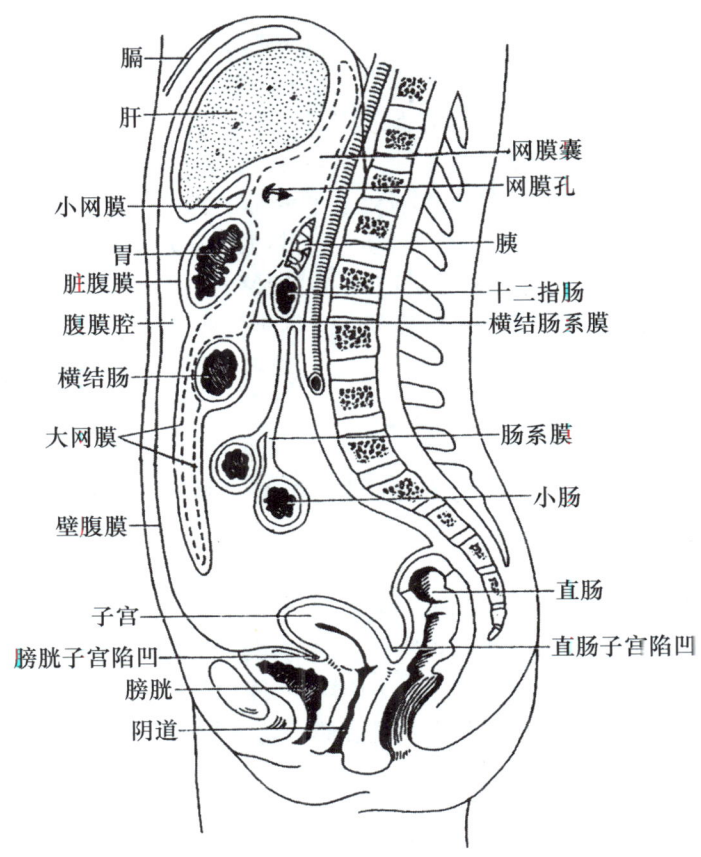

图 8-12 腹膜和腹膜腔模式图

第二节 消化系统生理功能概述

消化是食物在消化道内被分解为小分子的过程。消化的方式有两种：一种是通过消化道肌肉的舒缩活动，将食物磨碎，并使之与消化液充分混合，再将食物不断地向消化道的远端推送，这种方式称为机械性消化。另一种是通过消化腺分泌的消化液完成的，消化液中含有各种消化酶，能分别分解蛋白质、脂肪和糖类等物质，使之成为小分子物质，这种消化方式称为化学性消化。正常情况下，这两种方式的消化作用是同时进行、互相配合的。食物经过消化后，透过消化道的黏膜，进入血液和淋巴循环的过程，称为吸收。消化和吸收是两个相辅相成、紧密联系的过程。不能被消化和吸收的食物残渣，最后以粪便的形式排出体外。

一、消化道平滑肌的生理特性

在整个消化道中，除口、咽、食管上端和肛门外括约肌是骨骼肌外，其余部分都是由平滑肌组成的。这些肌肉通过舒缩活动，完成对食物的机械性消化，并推动食物前进。消化道的运动对于食物的化学性消化和吸收也有促进作用。

消化道平滑肌具有肌肉组织的共同特性，如兴奋性、自律性、传导性和收缩性等，但这些特性的表现均有其自身的特点。例如，消化道平滑肌，其兴奋性较骨骼肌低；在离体后，置于适宜的环境中，能进行良好的节律性运动，但其收缩很缓慢，节律性远不如心肌规则；经常保持在一种微弱的持续收缩状态，即具有一定的紧张性；能适应实际的需要而做很大的伸展；对电刺激较不敏感，但对牵张、温度和化学等刺激特别敏感，轻微的刺激即可引起强烈的收缩。

二、消化腺的分泌功能

消化腺是分泌消化液的器官，属于外分泌腺，主要有唾液腺、胃腺、胰、肝和肠腺等。胃腺和肠腺存在于消化管的管壁内，属管内腺。而唾液腺、肝和胰则位于消化管之外，属管外腺。

人体中，每日由各种消化腺分泌的消化液总量达 6~8 L。消化液主要由有机物、离子和水组成。消化液的主要功能为：①稀释食物，使之与血浆的渗透压相等，以利于吸收；②改变消化腔内的 pH 值，使之适应消化酶活性的需要；③水解复杂的食物成分，使之便于吸收；④通过分泌黏液和大量液体，保护消化道黏膜，防止物理性和化学性损伤。

三、消化系统的神经支配

（一）外来神经

支配消化道的外来神经，包括交感神经和副交感神经。

1. 交感神经

交感神经从脊髓胸腰段侧角发出，经过腹腔神经节、肠系膜神经节或腹下神经节，更换神经元后，节后纤维分布到胃肠各部分。由交感神经节后纤维释放至内在神经元表面的去甲肾上腺素，可抑制神经元的兴奋活动，从而抑制其向前传导的活动。

2. 副交感神经

副交感神经通过迷走神经和盆神经支配胃肠。到达胃肠的纤维都是节前纤维，它们终止于内在神经丛的神经元上。多数内在神经丛是兴奋性胆碱能纤维，少数是抑制性纤维；而在这些抑制性纤维中，多数既不是胆碱能纤维，也不是肾上腺素能纤维，它们的末梢释放的递质可能是肽类物质，因而被称为肽能神经。由肽能神经末梢释放的递质不是单一的肽，而可能是不同的肽，如血管活性肽、P 物质、脑啡肽和生长抑素等。目前认为，胃的容受性舒张、机械刺激引起的小肠充血等，均为神经兴奋释放血管活性肠肽所致，血管活性肠肽能神经的作用主要是舒张平滑肌、舒张血管和加强小肠、胰腺的分泌活动。

(二)内在神经丛

胃肠的内在神经是由存在于食管至肛门的管壁内的两种神经丛组成的。一种是位于胃肠壁黏膜下的神经丛；另一种是位于环形肌与纵行肌层之间的肌间神经丛。内在神经丛的神经纤维将胃肠壁的各种感受器及效应细胞与神经元互相连接起来，起到传递感觉信息、调节运动神经元的活动和启动、维持或抑制效应系统的作用。消化管壁的内在神经丛构成了一个完整的、相对独立的整合系统，在胃肠活动的调节中具有十分重要的作用（图8-13）。

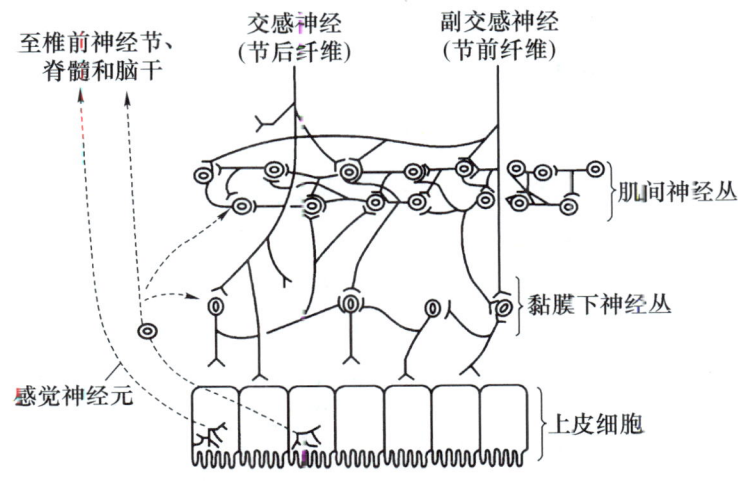

图8-13 消化道内在神经丛与外来神经关系示意图

四、消化系统的内分泌功能

在胃肠的黏膜层内，不仅存在多种外分泌腺体，还含有数十种内分泌细胞，这些细胞分泌的激素统称为胃肠激素。胃肠激素在化学结构上都是由氨基酸残基组成的肽类，分子量大多数在5 000以内。

(一)胃肠内分泌细胞的形态及分布

用细胞免疫组织化学的方法已经证明，从胃到大肠的黏膜层内，存在40多种内分泌细胞，它们分散在胃肠黏膜非内分泌细胞之间。由于胃肠黏膜的面积巨大，故胃肠内分泌细胞的总数很大，超过了体内所有内分泌腺的总和。因此，消化道已不仅仅是人体内的消化器官，也是人体内最大、最复杂的内分泌器官（表8-1）。

表8-1 主要胃肠内分泌细胞的名称、分布部位和分泌产物

细胞名称	分泌产物	分布部位
A细胞	胰高血糖素	胰岛
B细胞	胰岛素	胰岛

续表

细胞名称	分泌产物	分布部位
D 细胞	生长抑素	胰岛、胃、小肠、结肠
G 细胞	胃泌素	胃窦、十二指肠
I 细胞	胆囊收缩素	小肠上部
K 细胞	抑胃肽	小肠上部
Mo 细胞	胃动素	小肠
N 细胞	神经降压素	回肠
PP 细胞	胰多肽	胰岛、胰腺外分泌部分、胃、小肠、大肠
S 细胞	促胰液素	小肠上部

（二）胃肠激素的作用

胃肠激素与神经系统一起，共同调节消化器官的运动、分泌和吸收功能。此外，胃肠激素对体内其他器官的活动也具有广泛的影响。其作用主要有以下三方面。

1. 调节消化腺的分泌和消化道的运动

调节消化腺分泌和消化道运动的胃肠激素主要有胃泌素、促胰液素和胆囊收缩素等，这一作用的靶器官包括唾液腺、胃腺、胰腺、肠腺、肝细胞、食管-胃括约肌、胃肠平滑肌及胆囊等。三种胃肠激素对消化腺分泌和消化道运动的作用见表8-2。

表 8-2 三种胃肠激素对消化腺分泌和消化道运动的作用

胃肠激素	胃酸	胰 HCO_3^-	胰酶	肝胆汁	小肠液	食管-胃括约肌	胃运动
胃泌素	++	+	++	+	+	+	+
促胰液素	-	++	+	+	+	-	-
胆囊收缩素	+	+	++	+	+	-	+

注：+表示兴奋性作用；-表示抑制性作用。

2. 调节其他激素的释放

胃肠激素可调节其他激素的释放。例如，食物消化时，从胃肠释放的抑胃肽有很强的刺激胰岛素分泌的作用。因此，口服葡萄糖比静脉注射相同剂量的葡萄糖能引起更多的胰岛素分泌。进餐时，葡萄糖的吸收入血直接作用于胰岛 B 细胞，可促进其分泌胰岛素；而通过抑胃肽及早把信息传递到胰岛，可使胰岛素较早分泌，使血糖不至于升得过高而从尿中丢失。这对于有效地保持机体的能量来源具有重要的生理意义。

3. 营养作用

一些胃肠激素具有刺激消化道组织代谢和促进生长的作用，称为营养作用。例如，胃泌素能刺激胃泌酸部黏膜和十二指肠黏膜的蛋白质、RNA 和 DNA 的合成，从而促进其生长。在临床上观察到，切除胃窦的病人，血清中胃泌素水平下降，同时可发生胃黏膜萎缩。另外，有一些胃肠激素释放后并不进入血液循环，而是通过细胞外弥散至邻近的靶细胞，这种传递局部信息的方式也称为旁分泌。由胃窦部或胰岛内的 D 细胞释放的生长抑素，很可能是以这种方式发挥其对邻近的胃泌素细胞（G 细胞）或胰岛 B 细胞的抑制性调节作用的。

（三）脑－肠肽的概念

近年来的研究证实，一些在胃肠道内产生的肽，不仅存在于胃肠道，也存在于中枢神经系统；而原本被认为只存在于中枢神经系统的神经肽，也在消化道中被发现。这些双重分布的肽被统称为脑－肠肽。现在，这些肽类双重分布的生理意义已引起人们的重视。

第三节 胃内消化

一、胃液的生理功能及其分泌调节

胃黏膜是一个复杂的分泌器官，有外分泌腺和多种内分泌细胞。胃的外分泌腺有：①贲门腺，分布在胃与食管连接处宽 1~4 cm 的环状区内，为黏液腺，分泌黏液；②泌酸腺，分布在占全胃黏膜约 2/3 的胃底和胃体部，由壁细胞、主细胞和黏液颈细胞三种细胞组成，分别分泌盐酸、胃蛋白酶原和黏液；③幽门腺，分布在幽门部，是分泌碱性黏液的腺体。胃液就是由这三种腺体和胃黏膜上皮细胞的分泌物构成的。而胃黏膜内至少含有 6 种内分泌细胞，如分泌胃泌素的 G 细胞、分泌生长抑素的 D 细胞和分泌组胺的肥大细胞等。

（一）胃液的性质、成分和作用

纯净的胃液是一种无色而呈酸性反应的液体，pH 值为 0.9~1.5。正常人每日分泌的胃液量为 1.5~2.5 L。胃液的成分包括无机物如盐酸、钠和钾的氯化物等，以及有机物如黏蛋白、消化酶等。

1. 盐酸

胃液中的盐酸也称胃酸，其含量通常以单位时间内分泌的盐酸量（mmol）表示，称为盐酸排出量。正常人空腹时，盐酸排出量（基础酸排出量）为 0~5 mmol/h。在食物或药物（胃泌素或组胺）的刺激下，盐酸排出量可进一步增加。正常人的盐酸最大排出量可达 20~25 mmol/h。男性的胃酸分泌多于女性。

胃液中 H^+ 的最大浓度可达 150 mmol/L，比血浆中 H^+ 的浓度高三四百万倍。因此，壁细胞分泌 H^+ 是逆着巨大的浓度梯度进行的主动过程。H^+ 的分泌是依靠壁细胞顶端分泌小管膜中的质子泵实现的。质子泵具有转运 H^+、K^+ 和催化 ATP 酶的功能，也称 H^+-K^+-ATP 酶。奥美拉唑能抑制质子泵的转运功能，因此能抑制胃酸的分泌，该药物在临床上用于治疗消化性溃疡。

胃内的盐酸有许多作用，它可杀死随食物进入胃内的细菌，对维持胃和小肠内的无菌状态具有重要意义；激活胃蛋白酶原，使之转变为有活性的胃蛋白酶，盐酸还为胃蛋白酶的作用提供了必要的酸性环境；引起促胰液素的释放，从而促进胰液、胆汁和小肠液的分泌；有助于小肠对铁和钙的吸收。但若盐酸分泌过多，也会对人体产生不利影响。

2. 胃蛋白酶原

胃蛋白酶原是由主细胞合成的，并以不具有活性的酶原颗粒形式储存在细胞内。分泌入胃腔内的胃蛋白酶原在胃酸的作用下，转变为具有活性的胃蛋白酶。已激活的胃蛋白酶对胃蛋白酶原也有激活作用。胃蛋白酶能水解食物中的蛋白质，其主要分解产物是䏡和胨，并产生少量的多肽或氨基酸。胃蛋白酶只有在酸性较强的环境中才能发挥作用，其最适 pH 值为 2.0。随着 pH 值的升高，胃蛋白酶的活性即降低，当 pH 值升至 6 及以上时，此酶即发生不可逆的变性。

3. 黏液和碳酸氢盐

胃的黏液是由表面上皮细胞、泌酸腺的黏液颈细胞、贲门腺和幽门腺共同分泌的，其主要成分为糖蛋白。由于糖蛋白的结构特点，黏液具有较高的黏滞性和形成凝胶的特性。在正常人体内，黏液覆盖在胃黏膜的表面，形成一个厚约 500 μm 的黏液层，它具有润滑作用，可减少粗糙的食物对胃黏膜的机械性损伤。

胃黏液－碳酸氢盐屏障的作用：胃黏液的黏稠度为水的 30～260 倍，使 H^+ 和 HCO_3^- 等离子在黏液层内的扩散速度明显减慢。如图 8-14 所示，在胃腔内的 H^+ 向黏液深层弥散的过程中，它不断地与从黏液层下面的上皮细胞分泌并向表面扩散的 HCO_3^- 相遇，两种离子在黏液层内发生中和。在胃黏液层存在一个 pH 值梯度，黏液层靠近胃腔面的一侧呈酸性，pH 值为 2 左右，而近黏膜细胞侧呈中性，pH 值为 7 左右。因此，由黏液和碳酸氢盐共同构筑的胃黏液－碳酸氢盐屏障，能有效地阻挡 H^+ 的逆向弥散，保护胃黏液免受 H^+ 的侵蚀；同时，黏液深层的中性 pH 值环境还使胃蛋白酶丧失了分解蛋白质的作用。

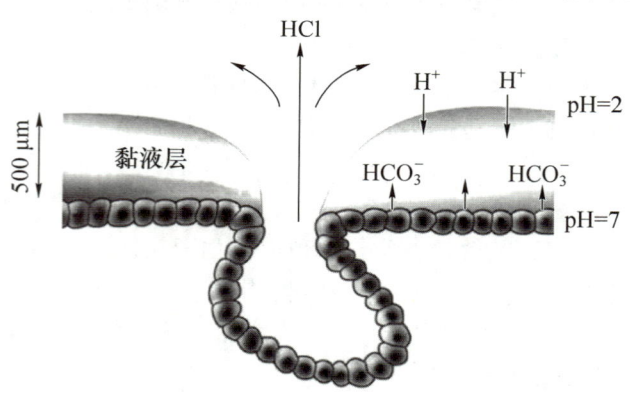

图 8-14　胃黏液－碳酸氢盐屏障模式图

4. 内因子

泌酸腺的壁细胞除分泌盐酸外，还分泌一种分子量在 50 000～60 000 的糖蛋白，称为内因子。内因子可与进入胃内的维生素 B_{12} 结合而促进其在回肠的吸收。

(二) 胃液分泌的调节

胃液分泌受许多因素的影响，其中有的起兴奋性作用，有的则起抑制性作用。进食是对胃液分泌的自然刺激，它通过神经和体液因素调节胃液的分泌。

1. 刺激胃酸分泌的内源性物质

（1）乙酰胆碱　大部分支配胃的副交感神经节后纤维末梢都释放乙酰胆碱。乙酰胆碱直接作用于壁细胞膜上的胆碱能受体，引起盐酸分泌增加。乙酰胆碱的作用可被胆碱能受体阻断药（如阿托品）阻断。

（2）胃泌素　胃泌素主要由胃窦黏膜内的 G 细胞分泌。十二指肠和空肠上段黏膜内也有少量 G 细胞。胃泌素释放后主要通过血液循环作用于壁细胞，刺激其分泌盐酸。

（3）组胺　胃的泌酸部黏膜内含有大量的组胺。产生组胺的细胞是存在于固有膜中的肥大细胞。正常情况下，胃黏膜恒定地释放少量组胺，组胺通过局部弥散到达邻近的壁细胞，刺激胃酸分泌。壁细胞上的组胺受体为Ⅱ型受体（H_2受体），用西咪替丁及与其相类似的药物可以阻断组胺与壁细胞的结合，从而减少胃酸分泌。

2. 消化期的胃液分泌

进食后胃液分泌的机制，一般按接受食物刺激的部位分成三个时期来分析，即头期、胃期和肠期。但必须注意，三个时期的划分是人为的，只是为了便于叙述，实际上，这三个时期几乎是同时开始、相互重叠的。

（1）头期胃液分泌　头期胃液分泌是由进食动作引起的，其传入冲动均来自头部感受器（眼、耳、口腔、咽、食管等），因而得名。迷走神经是传出神经。迷走神经兴奋后，除了通过其末梢释放乙酰胆碱，直接引起胃腺分泌外，还可引起胃窦黏膜内的 G 细胞释放胃泌素，后者经过血液循环刺激胃腺分泌（图 8-15）。由此可见，头期胃液分泌并不是纯神经反射性的，而是一种神经-体液性的调节。

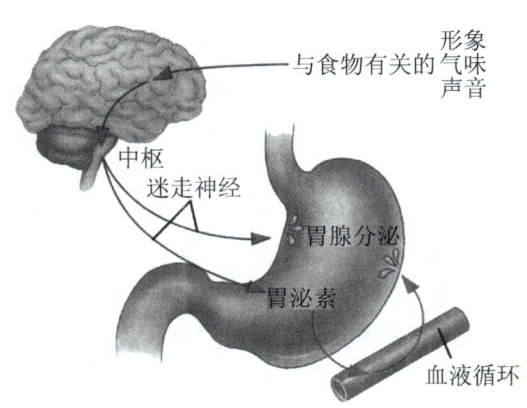

图 8-15　头期胃液分泌的神经-体液性调节示意图

头期分泌的胃液量和酸度都很高，且胃蛋白酶原的含量尤其高，因而消化力强。人体观察的资料表明，头期胃液分泌的大小与食欲有很大的关系。

(2) 胃期胃液分泌　食物入胃后，对胃产生机械和化学刺激，继续引起胃液分泌，其主要途径为：①胃的扩张刺激胃底、胃体部的感受器，通过迷走-迷走神经的长反射和壁内神经丛的短反射，引起胃腺分泌；②胃的扩张刺激胃幽门部，通过壁内神经丛，作用于 G 细胞，引起胃泌素的释放；③食物的化学成分直接作用于 G 细胞，引起胃泌素的释放。刺激 G 细胞释放胃泌素的主要食物化学成分是蛋白质的消化产物，其中包括肽类和氨基酸。胃期分泌的胃液酸度也很高，但其中胃蛋白酶原含量比头期少，故消化力比头期弱。

(3) 肠期胃液分泌　将食糜、肉的提取液、蛋白胨液由瘘管直接注入十二指肠内，也可引起胃液分泌的轻度增加。这说明当食物离开胃进入小肠后，还有继续刺激胃液分泌的作用。肠期胃液分泌的量不大，大约占进食后胃液分泌总量的 1/10，这可能与食物在小肠内同时还产生许多对胃液分泌起抑制性作用的调节有关。

3. 胃液分泌的抑制性调节

综上所述，在进食过程兴奋胃液分泌的机制中，正常消化期的胃液分泌还受到各种抑制性因素的调节，所以实际表现的胃液分泌正是兴奋和抑制性因素共同作用的结果。在消化期内，抑制胃液分泌的因素除精神、情绪外，还有盐酸、脂肪和高张溶液三种调节。

盐酸是胃腺活动的产物，但它对胃腺的活动又具有抑制性作用，因此对胃酸分泌形成一种负反馈的调节机制。当胃窦的 pH 值降到 1.2~1.5 时，便可能对胃液分泌产生抑制作用。这种抑制作用的机制可能是盐酸直接抑制了胃窦黏膜中的 G 细胞，减少胃泌素释放的结果。

脂肪是抑制胃液分泌的一个重要因素。脂肪及其消化产物抑制胃液分泌的作用发生在脂肪进入十二指肠后，而不是在胃中。

高张溶液对胃液分泌的抑制作用可能通过两种途径来实现，即激活小肠内渗透压感受器，通过肠-胃反射引起胃酸分泌的抑制，以及通过刺激小肠黏膜释放一种或几种抑制性激素，从而抑制胃液分泌。

二、胃的运动

胃既有储存食物的功能，又有泵的功能。胃底和胃体的前部（也称头区）运动较弱，其主要功能是储存食物；胃体的远端和胃窦（也称尾区）则有较明显的运动，其主要功能是磨碎食物，使食物与胃液充分混合，以形成食糜，并逐步将食糜排至十二指肠。

(一) 胃的容受性舒张

当咀嚼和吞咽时，食物对咽、食管等处的感受器的刺激，可通过迷走神经反射性地引起胃底和胃体的肌肉舒张。胃壁肌肉的这种活动，被称为胃的容受性舒张。容受性舒张使胃腔容量由空腹时的 50 ml，增加到进食后的 1.5 L，以适应大量食物的涌入；而在此过程中，胃内压力变化并不大，从而使胃更好地完成容受和储存食物的功能，其生理意义是显然的。

胃的容受性舒张是通过迷走神经的传入和传出通路反射地实现的。如果切断人和动物的双侧迷走神经，容受性舒张将不再出现。

(二) 胃的蠕动

食物进入胃后约 5 min，蠕动即开始。蠕动是从胃的中部开始，有节律地向幽门方向进行的。人的胃蠕动波的频率约每分钟 3 次，并需 1 min 左右到达幽门。因此，通常是一波未平，一波又起。

蠕动波在初起时比较小，在向幽门传播过程中，波的深度和速度都逐步增加；当接近幽门时，蠕动波明显加强，并可将一部分食糜（1～2 ml）排入十二指肠，因此有幽门泵之称。并不是每一个蠕动波都会到达幽门，有些蠕动波到胃窦后即行消失。当收缩波超越胃内容物，并到达胃窦终末时，由于胃窦终末部位的有力收缩，一部分胃内容物将被反向地推回近侧胃窦和胃体部（图8-16）。胃蠕动的生理意义主要有两方面：一方面是使食物与胃液充分混合，以利于胃液发挥消化作用；另一方面是搅拌和粉碎食物，推进胃内容物通过幽门并向十二指肠运行。

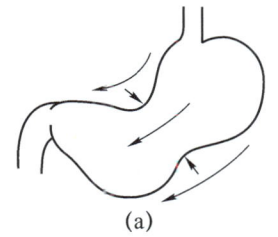 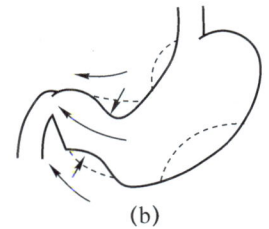 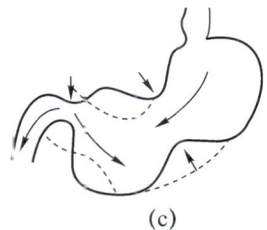

图8-16　胃的蠕动模式图

（a）胃的蠕动起始于胃的中部，向幽门方向推进；（b）将食糜排入十二指肠；
（c）强有力的收缩波还可将一部分胃内容物反向推回近侧胃窦和胃体部，使胃内容物在胃内进一步被磨碎

（三）胃的排空及其控制

食物由胃排入十二指肠的过程称为胃的排空。一般在食物入胃后5 min即有部分食糜被排入十二指肠。不同食物的排空速度不同，这与食物的物理性状和化学组成都有关系。在三种主要食物中，糖类的排空时间较蛋白质短，脂肪类食物排空最慢。对于混合食物，由胃完全排空通常需要4～6 h。胃的排空速度受到胃和十二指肠两方面因素的控制。

1. 胃内因素促进排空

（1）胃内食物量对排空速度的影响　胃内容物作为扩张胃的机械刺激，通过胃壁内局部神经反射或迷走-迷走神经反射，引起胃运动的加强。

（2）胃泌素对胃排空的影响　扩张刺激以及食物的某些成分，主要是蛋白质消化产物，可引起胃窦黏膜释放胃泌素。胃泌素除了促进胃酸分泌外，对胃的运动也有中等程度的刺激作用，它可提高幽门泵的活动而使幽门舒张，因而对胃排空有重要的促进作用。

2. 十二指肠因素抑制排空

（1）肠-胃反射对胃运动的抑制　在十二指肠壁上存在多种感受器，而酸、脂肪、渗透压及机械扩张等都可刺激这些感受器，使其反射性地抑制胃运动，减慢胃排空的速度。这种反射称为肠-胃反射，其传出冲动可通过迷走神经、壁内神经，甚至可能通过交感神经等几条途径传到胃。肠-胃反射对酸的刺激特别敏感，当pH值降到3.5～4.0时，反射即可引起，它会抑制幽门泵的活动，从而阻止酸性食糜进入十二指肠。

（2）十二指肠产生的激素对胃排空的抑制　当过量的食糜，特别是酸或脂肪由胃进入十二指肠后，可引起小肠黏膜释放几种不同的激素，抑制胃的运动，延缓胃的排空。促胰液

素、抑胃肽等都具有这种作用，统称为肠抑胃素。

第四节 小肠内消化

小肠内消化是整个消化过程中最重要的阶段。在小肠内，食糜受到胰液、胆汁和小肠液的化学性消化及小肠运动的机械性消化作用，最终转变成可被吸收的小分子物质，未被消化的食物残渣从小肠推进到大肠。

一、胰液的生理功能及其分泌调节

胰腺是兼有外分泌和内分泌功能的腺体。胰腺的内分泌功能主要与糖代谢的调节有关；胰腺的外分泌为胰液，是由胰腺的腺泡细胞和导管细胞所分泌的，具有很强的消化能力。

（一）胰液的成分和作用

胰液是无色无嗅的碱性液体，pH 值为 7.8~8.4，渗透压约与血浆相等。人每日分泌的胰液量为 1~2 L。

胰液中含有无机物和有机物。在无机成分中，碳酸氢盐的含量很高，它是由胰腺内的导管细胞分泌的。导管细胞内含有较高浓度的碳酸酐酶，在它的催化下，二氧化碳可水化而产生碳酸，后者经过解离而产生碳酸氢根（HCO_3^-），人的胰液中 HCO_3^- 的最高浓度为 140 mmol/L，其浓度随分泌速度的增加而增加。HCO_3^- 的主要作用是中和进入十二指肠的胃酸，使肠黏膜免受强酸的侵蚀；同时，提供了最适宜小肠内多种消化酶活动的 pH 值环境（pH = 7~8）。

胰液中的有机物主要是蛋白质，含量为 0.1%~10%，随分泌的速度不同而有所不同。胰液中的蛋白质主要由多种消化酶组成，它们是由腺泡细胞分泌的。胰液中的消化酶主要有：

1. 胰淀粉酶

胰淀粉酶是一种 α 淀粉酶，它对生的或熟的淀粉的水解效率都很高，消化产物为糊精、麦芽糖。胰淀粉酶作用的最佳 pH 值为 6.7~7.0。

2. 胰脂肪酶

胰脂肪酶可将三酰甘油分解为脂肪酸、单酰甘油和甘油。胰脂肪酶作用的最适宜 pH 值为 7.5~8.5。

3. 胰蛋白酶和糜蛋白酶

胰蛋白酶和糜蛋白酶是以不具有活性的酶原形式存在于胰液中的。肠液中的肠致活酶可以激活蛋白酶原，使之变为具有活性的胰蛋白酶。糜蛋白酶原是在胰蛋白酶作用下转化为有活性的糜蛋白酶的。

胰液中含有水解糖、脂肪和蛋白质的消化酶，因而是所有消化液中最重要的一种。临床和实验均证明，当胰液分泌障碍时，即使其他消化腺的分泌都正常，食物中的脂肪和蛋白质仍不能完全消化，从而也影响吸收，但糖的消化和吸收一般不受影响。

（二）胰液分泌的调节

在非消化期，胰液几乎是不分泌或很少分泌的。进食开始后，胰液分泌即开始。所以，食物是兴奋胰腺的自然因素。进食时，胰液分泌受神经和体液双重控制，但以体液调节为主。

1. 神经调节

食物的形象、气味及食物对口腔、食管、胃和小肠的刺激，都可通过神经反射（条件反射和非条件反射）引起胰液分泌。反射的传出神经主要是迷走神经。迷走神经兴奋引起胰液分泌的特点是：水分和碳酸氢盐的含量很低，而酶的含量很高。

2. 体液调节

调节胰液分泌的体液因素主要有促胰液素和胆囊收缩素两种，分述如下。

（1）促胰液素 当酸性食糜进入小肠后，可刺激小肠黏膜释放促胰液素。小肠上段黏膜含促胰液素较多，距幽门越远，含量越少。盐酸是最强的刺激因素，其次为蛋白质分解产物和脂酸钠，糖类几乎没有作用。

（2）胆囊收缩素 这是小肠黏膜中I细胞释放的一种肽类激素。引起胆囊收缩素释放的因素由强到弱依次为蛋白质分解产物、脂酸钠、盐酸、脂肪，糖类没有作用。

促胰液素和胆囊收缩素之间具有协同作用，即一个激素可加强另一个激素的作用。

二、胆汁的生理功能及其分泌调节

胆汁是由肝细胞不断生成的，生成后顺肝管流出，经胆总管至十二指肠；或经由肝管转入并储存于胆囊，消化时再由胆囊排出至十二指肠。胆汁和胰液、肠液一起，对小肠内的食糜进行化学性消化。

（一）胆汁的性质和成分

成人每日分泌胆汁为 800~1 000 ml。胆汁的生成量和蛋白质的摄入量有关，高蛋白食物可促进生成较多的胆汁。

胆汁是一种较浓的具有苦味的有色液汁。人的胆汁（由肝直接分泌的胆汁）呈金黄色或橘棕色；而胆囊胆汁（在胆囊中储存过的胆汁）则因浓缩而颜色变深。肝直接分泌的胆汁呈弱碱性（pH 值为 7.4），在胆囊储存过的胆汁则因碳酸氢盐在胆囊中被吸收而呈弱酸性（pH 值为 6.8）。胆汁的成分很复杂，除水分和 Na^+、K^+、Ca^{2+}、HCO_3^- 等无机成分外，还有有机成分，如胆盐、胆色素、脂肪酸、胆固醇、卵磷脂和黏蛋白等。胆汁中没有消化酶。

（二）胆汁的作用

胆汁对于脂肪的消化和吸收具有重要意义：①胆汁中的胆盐、胆固醇和卵磷脂等都可作为乳化剂，减低脂肪的表面张力，使脂肪乳化成微滴，分散在肠腔内。这样便增加了胰脂肪酶的作用面积，使其分解脂肪的作用加速。②胆盐因其分子结构的特点，当达到一定浓度后，可聚合而形成微胶粒。肠腔中脂肪的分解产物，如脂肪酸、单酰甘油等，均可渗入微胶粒中，形成水溶性复合物（混合微胶粒）。因此，胆盐便成了不溶于水的脂肪水解产物到达肠黏膜表面所必需的运载工具，这对于脂肪消化产物的吸收具有重要意义。③胆汁通过促进脂肪分解产物的吸收，对脂溶性维生素（维生素 A、维生素 D、维生素 E、维生素 K）的吸收也有促进作用。④胆汁在十二指肠中还可以中和一部分胃酸。⑤胆盐在小肠内吸收后还是促进胆汁自身分泌的一个体液因素。

（三）胆汁分泌和排出的调节

食物在消化道内是引起胆汁分泌和排出的自然刺激物。其中，高蛋白食物（蛋黄、肉类）对胆汁分泌刺激的作用最强，高脂肪或混合食物的作用次之，而糖类食物的作用最小。

1. 神经因素的作用

神经对胆汁分泌和胆囊收缩的作用均较弱。进食动作或食物对胃和小肠的刺激都可通过神经反射引起肝胆汁的少量增多，胆囊收缩也轻微增加。其传出途径是迷走神经，切断两侧迷走神经，或应用胆碱能受体阻断药，上述反应消失。

2. 体液因素的作用

有多种体液因素参与调节胆汁的分泌和排出，主要如下：

（1）胃泌素　胃泌素对肝胆汁的分泌及胆囊平滑肌的收缩均有一定的刺激作用。它可通过血液循环作用于肝细胞和胆囊；也可先引起胃酸分泌，后者再作用于十二指肠黏膜，引起促胰液素释放而促进肝胆汁分泌。

（2）促胰液素　促胰液素的主要作用是刺激胰液分泌，但它还有一定的刺激肝胆汁分泌的作用。促胰液素主要作用于胆管系统而非肝细胞，它引起的胆汁分泌主要是分泌量和HCO_3^-含量的增加，胆盐的分泌并不增加。

（3）胆囊收缩素　在蛋白质分解产物、盐酸和脂肪等物质作用下，小肠上部黏膜内的Ⅰ细胞可释放胆囊收缩素。它通过血液循环兴奋胆囊平滑肌，引起胆囊的强烈收缩。

（4）胆盐　胆汁中的胆盐或胆汁酸排至小肠后，绝大部分（约95%）仍可由小肠（主要为回肠末端）黏膜吸收入血，通过门静脉回到肝，再组成胆汁而又分泌入肠，这一过程称为胆盐的肠-肝循环（图8-17）。每次进餐后可进行2~3次肠-肝循环。胆盐每循环一次约损失5%，则每次进餐后有6~8 g胆盐排出。返回到肝的胆盐有刺激肝胆汁分泌的作用。

总之，由进食开始，到食物进入小肠内，神经和体液因素的调节都可引起胆汁的分泌和排出活动，尤以食物进入小肠后的作用最为明显。在这一时期中，不仅肝胆汁的分泌明显增加，而且由于胆囊的强烈收缩，储存在胆囊中的胆汁也大量排出。

三、小肠液的生理功能及其分泌调节

（一）小肠液的性质、成分和作用

小肠液是一种弱碱性液体，pH值约为7.6，渗透压与血浆相等。成人每日分泌小肠液1~3 L。大量的小肠液可以稀释消化产物，使其渗透压下降，有利于吸收。小肠液被分泌后又很快地被绒毛重吸收，这种液体的交流为小肠内营养物质的吸收提供了媒介。

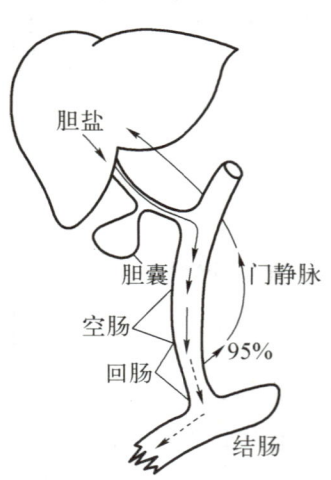

图8-17　胆盐的肠-肝循环

（二）小肠液分泌的调节

小肠液的分泌是经常性的，但在不同条件下，分泌量的变化可以很大。食糜对黏膜的局部机械刺激和化学刺激都可引起小肠液的分泌。小肠黏膜对扩张刺激最为敏感，小肠内食糜的量越多，小肠液分泌量也越多。

四、小肠的运动

小肠的运动功能是靠肠壁的两层平滑肌完成的。其中，肠壁的外层是纵行肌，内层是环形肌。

（一）小肠的运动形式

小肠的运动形式包括紧张性收缩、分节运动和蠕动三种。

1. 紧张性收缩

小肠平滑肌的紧张性收缩是其他运动形式有效进行的基础。当小肠紧张性收缩减弱时，肠腔易于扩张，肠内容物的混合和转运减慢；相反，当小肠紧张性收缩加强时，食糜在小肠内的混合和运转过程就加快。

2. 分节运动

分节运动是一种以环形肌为主的节律性收缩和舒张运动（图8-18）。分节运动的推进作用很小，其作用主要在于使食糜与消化液充分混合，便于进行化学性消化；使食糜与肠壁紧密接触，为吸收创造良好的条件。分节运动还能挤压肠壁，有助于血液和淋巴的回流。分节运动在空腹时几乎不存在，进食后才逐渐变强起来。这种活动对于食糜从小肠的上部向下部推进具有一定的意义。

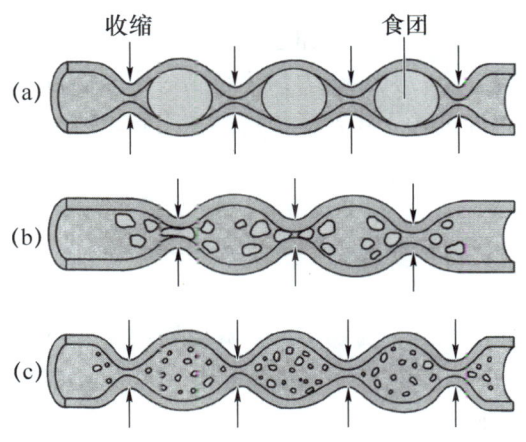

图8-18 小肠的分节运动模式图

(a) 食糜所在的肠管环形肌隔一定距离同时收缩，把食糜分割成许多节段；
(b) 数秒后，原收缩处舒张，原舒张处收缩，使食糜原来的节段分成两半，邻近的两半合在一起，形成新的节段；
(c) 如此反复进行，使食糜与消化液充分混合

3. 蠕动

小肠的蠕动可发生在小肠的任何部位，其速度为 0.5~2.0 cm/s，近端小肠的蠕动速度

大于远端。小肠蠕动波很弱，通常只进行一段短距离（约数厘米）后即消失。蠕动的意义在于使经过分节运动作用的食糜向前推进一步并到达下一个肠段，再开始分节运动。在小肠内还常见到一种进行速度很快（2~25 cm/s）、传播较远的蠕动，称为蠕动冲。蠕动冲可把食糜从小肠始端一直推送到大肠。蠕动冲可能是由进食时吞咽动作或食糜进入十二指肠而引起的。

（二）小肠运动的调节

1. 内在神经丛的作用

位于纵行肌和环形肌之间的肌间神经丛对小肠运动起主要调节作用。机械和化学刺激作用于肠壁感受器时，通过局部反射可引起平滑肌的蠕动。即使切断小肠的外来神经，小肠的蠕动仍可进行。

2. 外来神经的作用

一般来说，副交感神经的兴奋能加强小肠运动，而交感神经兴奋则对其产生抑制作用。但是，上述效果还要根据肠肌当时的状态而定。如果小肠肌的紧张性高，则无论副交感神经或交感神经兴奋，都能抑制其活动；相反，如果小肠肌的紧张性低，则这两种神经兴奋都有增强其活动的作用。

3. 体液因素的作用

小肠壁内的神经丛和平滑肌对各种化学物质都有广泛的敏感性。除两种重要的神经递质乙酰胆碱和去甲肾上腺素外，一些肽类激素和胺，如P物质、脑啡肽和5-羟色胺等，也有兴奋小肠运动的作用。

（三）回盲括约肌的功能

回肠末端与盲肠交界处的环形肌显著加厚，起着括约肌的作用，称为回盲括约肌。回盲括约肌在平时保持轻度收缩状态，其内压力约比结肠内压力高 20 mmHg。回盲括约肌的主要功能是防止回肠内容物过快地进入大肠，延长食糜在小肠内停留的时间，因此有利于小肠内容物的完全消化和吸收。

第五节　大肠的功能

大肠的主要功能是：①吸收肠内容物中的水和电解质，参与机体对水、电解质平衡的调节；②吸收由大肠内细菌合成的维生素B、维生素K等物质；③完成对食物残渣的加工、形成并暂时储存粪便，控制排便。

一、大肠液的生理功能及其分泌调节

大肠液由大肠黏膜表面的柱状上皮细胞和杯状细胞分泌，pH值为8.3~8.4，分泌量为600~800 ml/d，主要成分是黏液和碳酸氢盐，主要作用是保护肠黏膜和润滑粪便。

食物残渣对肠壁的机械刺激通过局部神经反射可引起大肠液的分泌。副交感神经兴奋可使大肠液分泌增加，交感神经兴奋可使大肠液分泌减少。

二、大肠的运动与排便

大肠的运动少而慢,对刺激的反应也较迟缓,这些特点使大肠成为暂时储存粪便的适宜场所。

(一) 大肠运动的形式

1. 袋状往返运动

袋状往返运动是在空腹时最多见的一种大肠运动形式,由环形肌交替发生节段性的收缩所引起。它使结肠袋中的内容物向两个方向做短距离的位移,但并不向前推进。

2. 分节或多袋推进运动

分节或多袋推进运动是一个结肠袋或一段结肠收缩,其内容物被推移到下一段的运动。进食后或结肠受到副交感药物刺激时,这种运动增多。

3. 蠕动

大肠的蠕动是由一些稳定向前的收缩波所组成的。收缩波前方的肌肉舒张,往往充有气体;收缩波后方的肌肉则保持收缩状态,使这段肠管闭合并排空。

4. 集团蠕动

在大肠内还有一种进行很快且前进很远的蠕动,称为集团蠕动。它通常开始于横结肠,可将一部分大肠内容物推送至降结肠或乙状结肠。集团蠕动常见于进食后,最常发生在早餐后 60 min 之内。其可能是在胃内食物进入十二指肠后,由十二指肠-结肠反射所引起。这一反射主要是通过内在神经丛的传递实现的。

(二) 排便

食物残渣在大肠内停留的时间较长,一般可达十多个小时。在这一过程中,食物残渣中的一部分水分被大肠黏膜吸收;同时,食物残渣经过大肠内细菌的发酵和腐败作用,形成了粪便。粪便中除食物残渣外,还包括脱落的肠上皮细胞和大量的细菌。此外,机体代谢后的废物,包括由肝排出的胆色素衍生物,以及由血液通过肠壁排至肠腔中的某些金属,如钙、镁、汞等的盐类,也随粪便排至体外。

正常的直肠通常是空的,没有粪便在内。当大肠的蠕动将粪便推入直肠时,刺激了直肠壁内的感受器,冲动经盆神经和腹下神经传至脊髓腰骶段的初级排便中枢,同时上传到大脑皮质,引起便意和排便反射。排便运动受大脑皮质的影响是显而易见的,而且意识可以加强或抑制排便。人们对便意经常予以制止,就使直肠渐渐地对粪便的压力刺激失去正常的敏感性,加之粪便在大肠内停留过久,水分吸收过多而变得干硬,引起排便困难,这是便秘最常见的原因之一。

第六节 吸收

消化道内的吸收是指食物的成分或其消化后的产物,通过上皮细胞进入血液和淋巴的过程。消化过程是吸收的重要前提。由于吸收为多细胞机体提供了营养,因而具有很大的生理意义。

一、吸收的部位

消化道不同部位的吸收能力与吸收速度是不同的，这主要取决于各部分消化道的组织结构，以及食物在各部位被消化的程度和停留的时间。在口腔和食管内，食物实际上是不被吸收的。在胃内，食物的吸收也很少，胃可吸收酒精和少量水分。小肠是吸收的主要部位，一般认为，糖类、蛋白质和脂肪的消化产物大部分是在十二指肠和空肠被吸收的；回肠有其独特的功能，即主动吸收胆盐和维生素 B_{12}（图 8-19）。对于大部分营养成分，当它到达回肠时，通常已被吸收完毕，因此回肠主要是吸收功能的储备。小肠内容物进入大肠时已经没有多少可被吸收的物质了。大肠主要吸收水分和盐类，一般认为，结肠可吸收进入其内物质中 80% 的水与 90% 的 Na^+ 和 Cl^-。

正常成人的小肠长 4~5 m，它的黏膜具有环形皱褶，并拥有大量的绒毛。绒毛是小肠黏膜的微小突出构造，其长度为 0.5~1.5 mm。绒毛的外面是一层柱状上皮细胞，柱状上皮细胞顶端有明显的纵纹，纵纹是柱状上皮细胞顶端细胞膜的突出，被称为微绒毛。人的小肠绒毛上，每一柱状上皮细胞的顶端约有 1 700 条微绒毛。环形皱褶、绒毛和微绒毛的存在，最终使小肠的吸收面积比同样长短的简单圆筒的面积增加约 600 倍，达到 200 m² 左右（图 8-20）。小肠具有巨大的吸收面积，此外食物在小肠内停留的时间较长（3~8 h），食物在小肠内已被消化成适于吸收的小分子物质，因此小肠在吸收过程中发挥了重要作用。

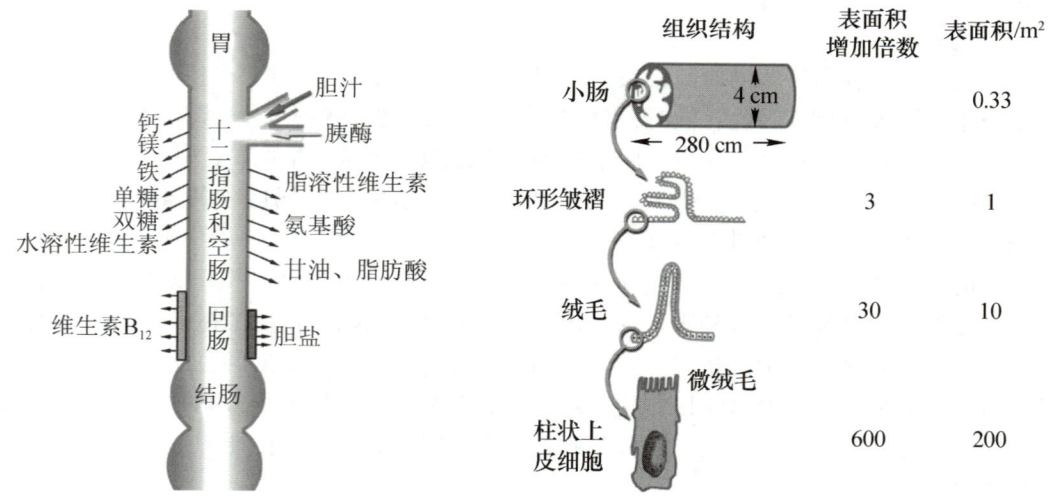

图 8-19 各种主要营养物质在小肠的吸收部位　　图 8-20 增加小肠表面积的三种机制

小肠绒毛内部有毛细血管、毛细淋巴管、平滑肌纤维和神经纤维网等结构。动物在空腹时，绒毛不活动；进食则可引起绒毛产生节律性的伸缩和摆动。这些运动可加速绒毛内血液和淋巴的流动，有助于吸收。

二、吸收的途径与方式

营养物质和水可通过两条途径进入血液或淋巴：一条为跨细胞途径，即通过绒毛柱状上皮细胞的腔面膜进入细胞，再通过细胞底膜和侧膜进入血液或淋巴；另一条为旁细胞途径，即物质或水通过细胞间的紧密连接，进入细胞间隙，再转入血液或淋巴。

营养物质的吸收方式有被动转运、主动转运、入胞和出胞等。

三、主要营养物质的吸收

在小肠中，被吸收的物质不仅有由口腔摄入的物质，还有由各种消化腺分泌入消化道的水分、无机盐和某些有机成分，它们大部分将在小肠中被重吸收。

（一）水分的吸收

人每日由胃肠吸收回体内的液体量约有 8 L。水分的吸收都是被动的，各种溶质，特别是 NaCl 的主动吸收所产生的渗透压梯度是水分吸收的主要动力。在十二指肠和空肠上部，水分由肠腔进入血液的量和水分由血液进入肠腔的量都很大，因此，肠腔内液体的量减少得并不多。在回肠，离开肠腔的液体比进入的多，从而使肠内容物大为减少。

（二）无机盐的吸收

一般来说，单价碱性盐类如钠、钾、铵盐的吸收很快，多价碱性盐类则吸收很慢。凡能与钙结合而形成沉淀的盐，如硫酸盐、磷酸盐、草酸盐等，都不能被吸收。

成人每日吸收钠 250~300 mmol，消化腺大致分泌相同数量的钠，但从粪便中排出的钠不到 4 mmol，这说明肠内容物中 95%~99% 的钠都被吸收了。

（三）糖的吸收

糖类只有分解为单糖时才能被小肠上皮细胞所吸收。各种单糖的吸收速率有很大差别，己糖的吸收很快，而戊糖则很慢；在己糖中，又以半乳糖和葡萄糖的吸收为最快，果糖次之，甘露糖最慢。单糖的吸收是消耗能量的主动过程，它可逆着浓度差进行，能量来自钠泵，属于继发性主动转运。在小肠黏膜上皮细胞的纹状缘上存在一种转运体蛋白，它能选择性地把葡萄糖和半乳糖从纹状的肠腔面运入细胞内，然后扩散入血。各种单糖与转运体蛋白的亲和力不同，从而导致吸收的速率也不同。转运体蛋白在转运单糖时，需要 Na^+ 的存在。一般认为，一个转运体蛋白可与两个 Na^+ 和一个葡萄糖分子结合。由此可见，Na^+ 对单糖的主动转运是必需的。

（四）蛋白质的吸收

无论是食入的蛋白质（100 g/d）还是内源性蛋白质（25~35 g/d），经消化分解为氨基酸后，几乎全部被小肠吸收。煮过的蛋白质因变性而易于消化，在十二指肠和近端空肠就被迅速吸收；未煮过的蛋白质和内源性蛋白质则较难消化，需进入回肠后才基本被吸收。氨基酸的吸收是主动性的。中性氨基酸的转运速度比酸性或碱性氨基酸快。氨基酸的吸收绝大部分是经血液的，当小肠吸收蛋白质后，门静脉血液中的氨基酸含量即增加。

（五）脂肪的吸收

在小肠内，脂类的消化产物，如脂肪酸、单酰甘油、胆固醇等，很快与胆汁中的胆盐形成混合微胶粒。由于胆盐有亲水性，它能携带脂肪消化产物通过覆盖在小肠绒毛表面的非流动水层并到达微绒毛。在小肠绒毛表面，脂溶性脂肪酸、甘油和单酰甘油进入小肠上皮细胞重新合成三酰甘油，并与载脂蛋白和磷脂结合形成乳糜颗粒，乳糜颗粒再以出胞的方式进入组织间隙，最后进入淋巴循环，此为脂肪吸收的淋巴途径。中、短链三酰甘油水解产生的脂肪酸和单酰甘油，在小肠上皮细胞中不再变化，它们是水溶性的，可以直接进入门脉而不进入淋巴。因为饮食中的脂肪多为长链脂肪酸，所以脂肪的吸收途径以淋巴途径为主。

（六）胆固醇的吸收

进入肠道的胆固醇主要有两种来源：一种是从食物中来的，另一种是从肝分泌的胆汁中来的。由胆汁来的胆固醇是游离的，而食物中的胆固醇是酯化的。酯化的胆固醇必须在肠腔经消化液中胆固醇酯酶的作用，水解为游离胆固醇后才能被吸收。游离胆固醇通过形成混合微胶粒，在小肠上部被吸收。

（七）维生素的吸收

多数水溶性维生素通过依赖于 Na^+ 的同向转运体被吸收；维生素 B_{12} 先与内因子结合形成复合物，再到回肠被吸收；脂溶性维生素 A、维生素 D、维生素 E、维生素 K 的吸收同脂肪消化产物的吸收。

四、药物的吸收

口服给药方便，且多数药物能在消化道充分吸收，是常用的给药途径。药物可在消化道不同部位吸收，如硝酸甘油可经口腔黏膜吸收，阿司匹林可经胃黏膜吸收，但药物吸收部位主要在小肠。小肠的吸收面积大且肠道内适宜的酸碱度对药物解离影响小，这些均有利于药物在小肠的吸收。有些药物也可经直肠或舌下给药。

大多数药物在胃肠道内以单纯扩散方式吸收。从胃肠道吸收入门静脉系统的药物在到达全身血液循环前先通过肝脏，在肝脏代谢转化后经血液到达相应的组织器官发挥作用，最终经肾脏从尿中排出或经胆汁从粪便排出。如果肝脏对药物的代谢能力强或胆汁排泄量大，会使进入全身血液循环的有效药量明显减少，因此，凡是在肝脏易于代谢转化而被破坏的药物，口服效果差，以注射为好。而经舌下及直肠途径给药，由于药物不经过门静脉即进入全身血液循环，避免了药物被肝脏代谢而导致的对药效的影响。

> **练习题**

一、名词解释

1. 上消化道 2. 回盲瓣 3. 齿状线 4. 肝胰壶腹 5. 肝血窦 6. 腹膜腔 7. 消化 8. 吸收 9. 机械性消化 10. 化学性消化 11. 蠕动 12. 胃肠激素 13. 胃容受性舒张 14. 黏液-碳酸氢盐屏障 15. 脑-肠肽 16. 内因子 17. 胃排空 18. 分节运动

二、简答题

1. 简述消化道管壁的组织结构。
2. 简述肝小叶的结构。

3. 简述胆汁的产生及排出途径。
4. 胃液中含有哪些主要成分？其中哪些成分与贫血相关？
5. 何谓黏液-碳酸氢盐屏障？有何生理作用？
6. 何谓胃排空？胃排空调节的机制是什么？
7. 为什么说胰液是消化液中最重要的一种？
8. 胆汁的生理作用是什么？胆汁分泌和排放受哪些因素的调节？

第九章

泌尿系统的结构与功能

> **学习目标**
>
> **掌握：**
> 肾和膀胱的基本组成及结构；肾小球的滤过和影响滤过的因素；尿生成的调节以及在维持机体内环境相对稳定中的意义。
>
> **了解：**
> 肾血液循环的特征及肾血流量的调节；肾小管、集合管的重吸收与分泌的过程；尿液的浓缩稀释作用。

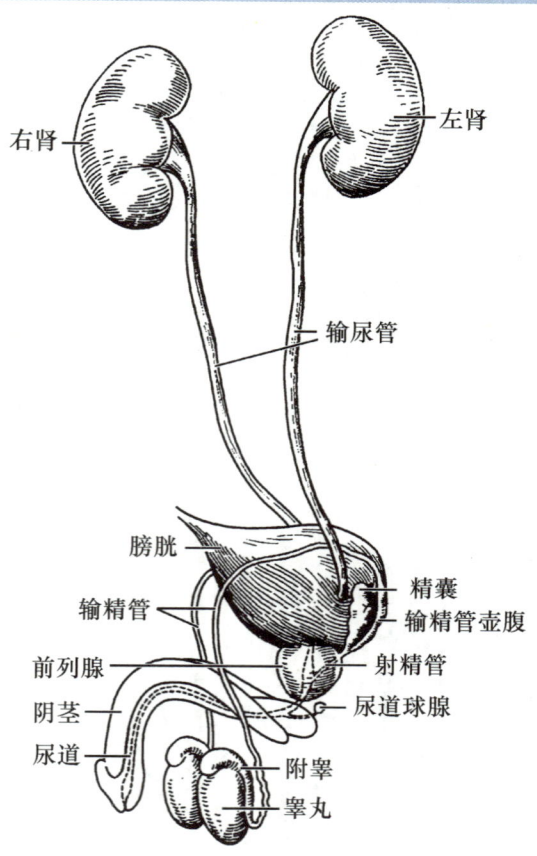

图 9-1　男性泌尿生殖系统示意图

泌尿系统由肾、输尿管、膀胱及尿道四部分组成（图 9-1），它的功能是生成和排出尿液。机体内在新陈代谢过程中所产生的废物，如尿素、尿酸、多余的水分和无机盐等通过血液循环在肾内形成尿液，经输尿管排出，入膀胱储存，由尿道排出体外。肾脏通过泌尿还对机体的水、电解质平衡和酸碱平衡起着重要的调节作用。此外，药物的代谢产物也多通过肾由尿排出。有些药物以原型由肾清除。因此，肾功能不全时，必然会导致药代动力学改变。此时应注意合理用药，慎用对肾有毒性的药物。肾还具有内分泌功能：合成和释放肾素，参与动脉血压的调节；合成和释放红细胞生成素，调节骨髓红细胞的生成等。

第一节 泌尿系统的结构

一、肾

(一) 肾的形态和位置

肾为成对的实质性器官，形似蚕豆，表面光滑，平均质量为120～150 g。肾上端宽薄，下端窄厚，前面隆凸，后面平坦，外侧缘凸隆，内侧缘中部凹陷，称肾门，有肾动脉、肾静脉、肾盂、神经和淋巴管等出入，上述机构被结缔组织包裹形成肾蒂。自肾门向肾实质的盲囊状凹陷称肾窦。窦内有肾小盏、肾大盏、肾盂、肾动脉的分支、肾静脉的属支、淋巴管、神经和脂肪组织等。

肾位于腹腔后壁的上部，脊柱的两旁，前面有腹膜覆盖，为腹膜外位器官（图9-2）。左肾上端平第11胸椎下缘，下端平第2腰椎下缘；由于右上腹有肝的存在，右肾比左侧略低，上端平第12胸椎，下端平第3腰椎。左侧第12肋斜过左肾后面的中部，右侧第12肋斜过右肾后面的上部。在腹后壁竖脊肌外侧缘与第12肋的夹角处为肾区。某些肾疾病病人，叩击此区可引起疼痛。

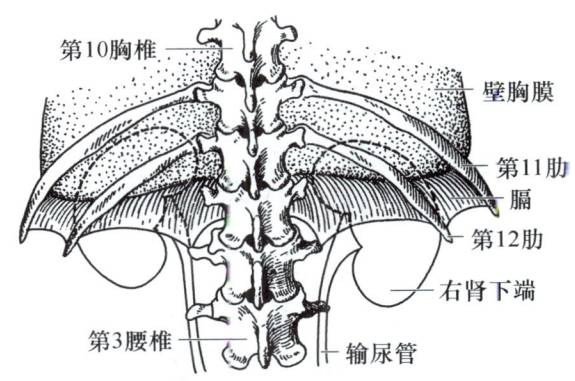

图9-2 肾与肋骨和椎骨的关系体表投影（后面）示意图

肾的表面包有三层被膜，由内向外依次为肾纤维囊、肾脂肪囊和肾筋膜。肾纤维囊包于肾实质的表面，由致密结缔组织及少量弹性纤维构成。肾脂肪囊位于肾纤维囊的外面，为肾周围的囊状脂肪层，包裹肾和肾上腺。脂肪囊对肾有保护作用。肾筋膜包于肾脂肪囊外面，由结缔组织构成，分前、后两层，分别位于肾的前方和后方，内有输尿管通过。临床上的肾囊封闭，即将药物注入肾脂肪囊内。

肾的正常位置靠多种因素维持，肾被膜、肾血管、肾的毗邻器官、腹内压以及腹膜等对肾均起固定作用。肾的固定装置不健全时可造成肾下垂。

(二) 肾的断面结构

在肾的额状切面上，肾实质可分为肾皮质和肾髓质两部分（图9-3）。肾皮质位于肾实质的浅层，富含血管，约占肾实质的外1/3，肾皮质伸入肾髓质的部分称肾柱。肾髓质位于肾皮质深部，血管较少，色淡，致密有条纹，由许多小的管道组成，形成15～20个肾锥体。

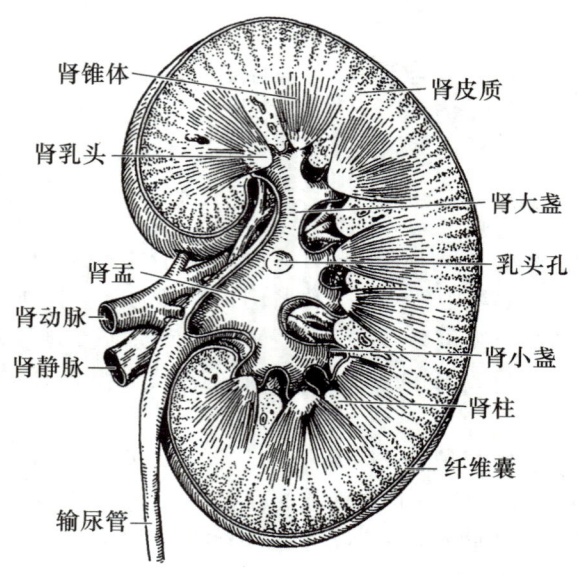

图9-3 右肾额状切面（后面观）模式图

肾锥体的底朝向皮质，尖朝向肾窦称肾乳头。包绕肾乳头的漏斗状膜性短管称肾小盏，2~3个肾小盏合成一个肾大盏。肾大盏有2~3个，由肾大盏集合成一个扁平漏斗形的肾盂。肾盂出肾门后逐渐变细，在平第2腰椎上缘水平延续为输尿管。

（三）肾的组织学构造

肾实质主要由许多泌尿小管组成，其间有少量结缔组织、血管、神经等，构成肾间质。泌尿小管是形成尿液和尿液重吸收的一系列管道，包括肾单位、集合小管及其所属结构（图9-4）。

1. 肾单位

肾单位是肾形成尿液的结构和功能单位，由肾小体和肾小管组成。人每个肾有100万个以上肾单位。

（1）肾小体 似球形，又称肾小球。由血管球和肾小囊组成。每个肾小体有两极，血管球与小动脉相连的一端称血管极，与肾小管相连的一端为尿极（图9-5）。

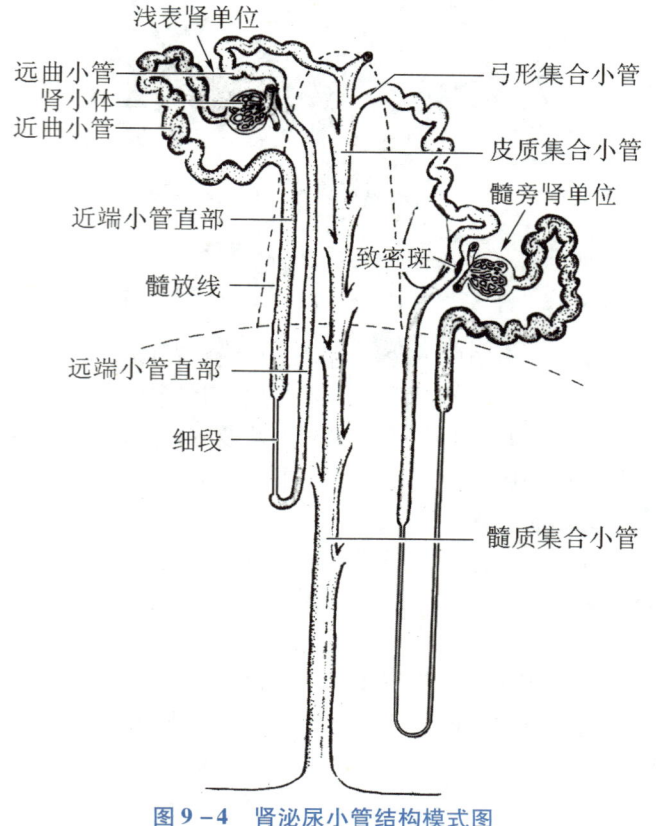

图9-4 肾泌尿小管结构模式图

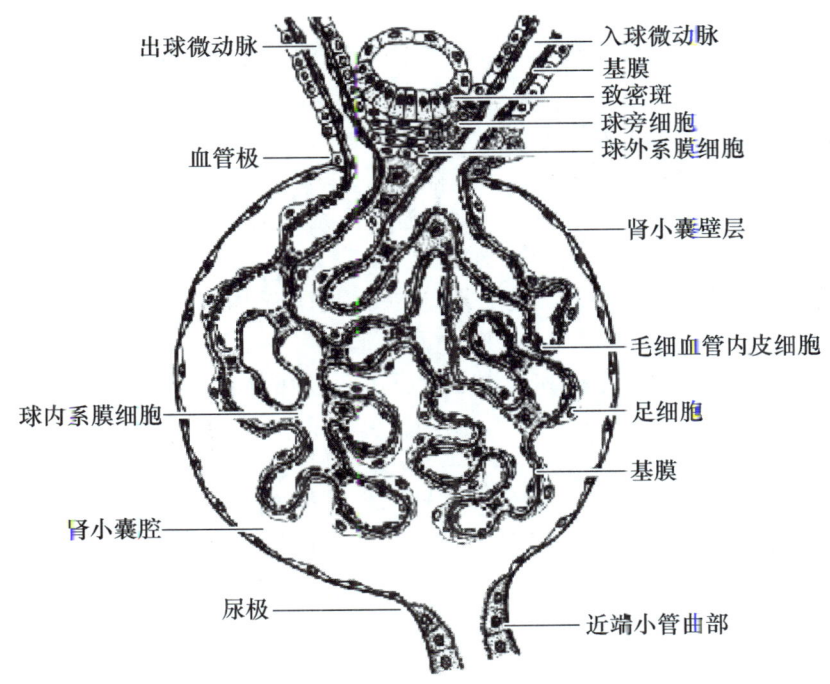

图 9-5 肾小体模式图

血管球：血管球的毛细血管是来自肾动脉的小分支（图 9-5），称为入球小动脉。入球小动脉进入肾小体后形成有许多分支的毛细血管袢，毛细血管袢的外面覆盖有肾小囊的脏层。毛细血管袢再汇合成一条出球小动脉，从血管极处离开肾小体。电镜下，血管球毛细血管内皮细胞有许多小孔，小孔上无隔膜，有利于滤过。

肾小囊：是肾小管近端小管曲部起始端膨大并凹陷而成的双层杯状囊。外层称壁层，内层称脏层，两层之间的腔隙为肾小囊腔，与近端小管管腔相通。壁层由扁平多边形细胞构成，在尿极处与近端小管相连。脏层由多突状的足细胞组成，紧包在血管球毛细血管基膜外面。

根据肾小体在皮质中的位置不同，将肾单位分为皮质肾单位和近髓肾单位。皮质肾单位的肾小体位于皮质浅部；近髓肾单位位于皮质深部。皮质肾单位主要在滤过中发挥作用，近髓肾单位主要有浓缩和稀释作用。

（2）肾小管　管壁由单层上皮围成，分为近端小管、细段和远端小管三部分（图 9-4、图 9-5）。肾小管有重吸收原尿中某些成分和排泌等作用。

近端小管：主肾小囊腔，是肾小管中最粗、最长的一段，分曲部和直部。

近端小管曲部：又称近曲小管，位于肾皮质内，起于肾小体尿极。光镜下，管壁由单层立方或锥体形细胞组成，管腔面有刷状缘。电镜下，刷状缘为细胞表面细长而密集的微绒毛，它扩大了细胞游离面的表面积，有利于重吸收作用。

近端小管直部：又称近直小管，构成髓袢降支的粗段，是近曲小管的延续，位于髓放线和肾锥体内。

细段：管径较细，与毛细血管相近，管壁为单层扁平上皮。细段壁薄，利于水和离子透过。

远端小管：分直部和曲部两部分。

远端小管直部：又称远直小管，经肾锥体和髓放线上行至肾皮质，是髓袢升支的重要组成部分。管壁为单层立方上皮。光镜下，细胞游离面无刷状缘。电镜下，细胞表面微绒毛少而短。

远端小管曲部：又称远曲小管，位于肾皮质内，基本结构与直部相同，但上皮细胞比直部略高。

髓袢：由近端小管直部、细段和远端小管直部三者在肾髓质内构成的一个 U 形的袢状结构。

2. 集合小管

多个肾单位的远曲小管连于一个集合小管。集合小管的起始端为弓形集合小管，它与远曲小管相接，进入髓放线后为直集合小管，入髓质后行至肾乳头称乳头管，开口于肾小盏。

3. 球旁复合体

球旁复合体也称球旁器，位于肾小体附近，主要由球旁细胞、球外系膜细胞和致密斑组成（图 9-6）。

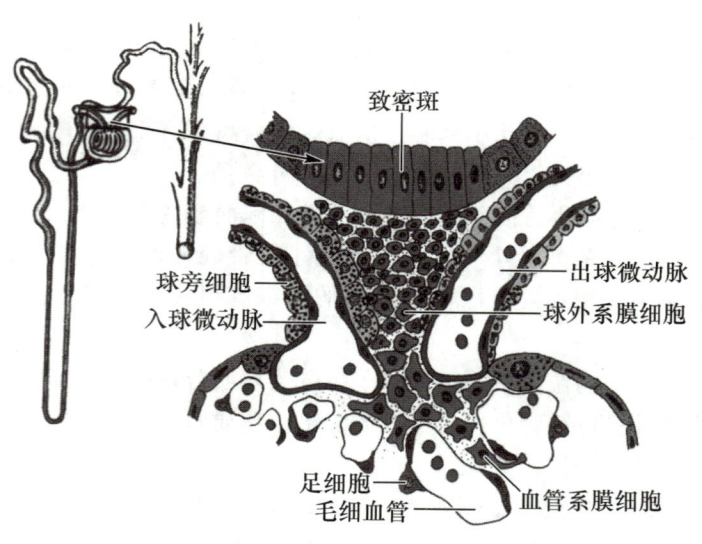

图 9-6　球旁复合体光镜结构模式图

（1）球旁细胞　是入球微动脉管壁中膜平滑肌特化而成的上皮样细胞。细胞质内含分泌颗粒。主要功能是合成、分泌肾素和红细胞生成素，也称颗粒细胞。肾素使血管收缩，血压升高。

（2）球外系膜细胞　是位于入球小动脉、出球小动脉和致密斑之间的细胞，具有吞噬和收缩功能。

（3）致密斑　是紧靠肾小体血管极一侧的远曲小管上皮细胞紧密排列形成的椭圆形斑，是一种离子感受器，能感受远端小管内滤液中的钠离子浓度。

(四) 肾的血管

肾担负着过滤血液、形成尿液的特殊功能，因此有相应的血液循环途径和特点（图9-7）。

1. 动脉

肾动脉的主干依次发出叶动脉、叶间动脉、弓形动脉、小叶间动脉、入球微动脉和出球微动脉以及皮质肾小管间毛细血管丛。肾皮质的静脉收受皮质的直小血管和髓质毛细血管丛的静脉血，然后注入肾静脉出肾（图9-7）。

肾叶动脉在皮质、髓质交界处的肾锥体的底呈直角分为两条弓形动脉。弓形动脉与肾表面平行，呈弓状走行于皮质、髓质之间又分出小叶间动脉。后者呈放射状地进入肾皮质迷路，沿途分支，而后向肾表面走行（图9-7）。

入球微动脉主要来自小叶间动脉的侧支。出球微动脉在离开血管球后迅速分支，在近曲小管、远曲小管周围形成密集的肾小管周围毛细血管丛。

2. 静脉

肾小管周围毛细血管丛静脉端汇入小叶间静脉。许多小叶间静脉起始于肾被膜下方，由

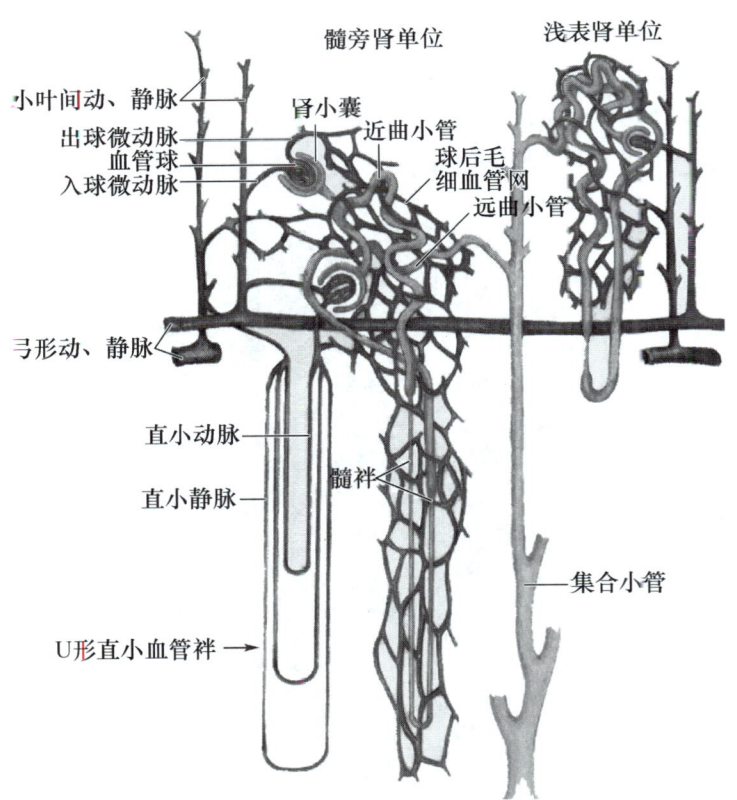

图9-7　肾血液循环模式图

数条星形静脉汇集而成。星形静脉引流肾皮质最表浅区域的血液,行进至皮质和髓质交界处;小叶间静脉接收某些上升的直小血管,并止于弓形静脉。弓形静脉汇集形成叶间静脉后再相互吻合,并汇集成肾静脉(图9-7)。

肾血管的特点为:①肾动脉直接由腹主动脉分出,血流量大。平均每分钟约有1 200 ml血液流经双肾。②肾内血管走行较直,血液很快到达血管球。入球微动脉管径比出球微动脉粗,使血管球内压力增高,有利于滤过。③两次形成毛细血管网,即入球小动脉形成肾小球毛细血管网,出球小动脉形成肾小管毛细血管网,前者有利于滤过,后者有利于重吸收。④髓质内直的血管袢与髓袢伴行,有利于肾小管和集合管的重吸收与尿液浓缩。

二、输尿管

输尿管是一对细长的肌性管状器官,起自肾盂,终于膀胱,成人输尿管长25~30 cm,为腹膜外位器官。输尿管壁有较厚的平滑肌层,可做节律性蠕动,使尿液不断流入膀胱。输尿管有三个狭窄部:①肾盂与输尿管移行处;②越过小骨盆入口处(与髂血管交叉处);③穿过膀胱壁处。肾结石随尿液下行时,常易嵌顿于这些狭窄部。

三、膀胱

膀胱是一个储存尿液的肌性囊状器官,成人膀胱最大储尿量可达800 ml。膀胱充满时呈卵圆形,空虚时则呈锥体形。顶端尖细,朝向前上方,称膀胱尖;底部膨大,朝向后下方,称膀胱底;尖与底之间的大部分为膀胱体。膀胱以尿道内口与尿道相接(图9-8)。膀胱位

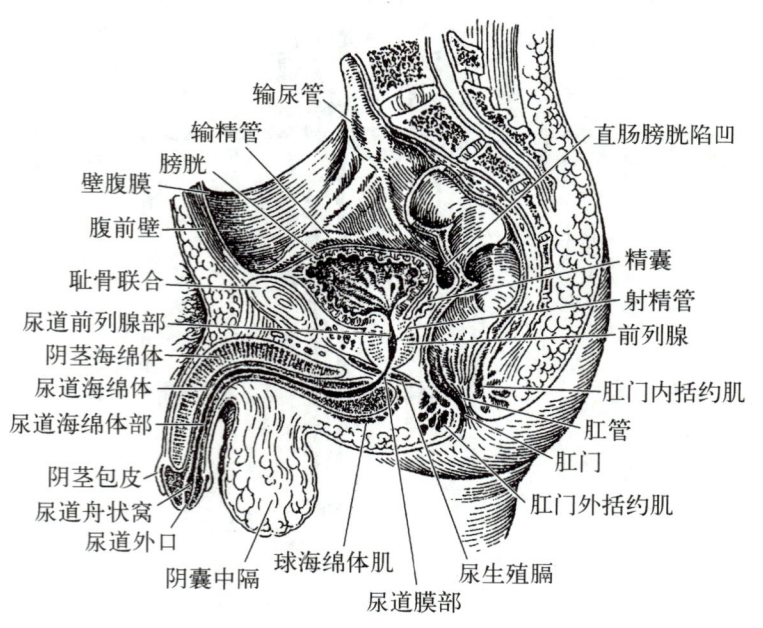

图9-8 男性骨盆正中矢状断面示意图

于小骨盆腔内，耻骨联合的后方。膀胱充盈时，膀胱尖则高出耻骨联合以上。

膀胱底的后方，女性与子宫颈和阴道上段相邻，男性邻直肠、输精管壶腹和精囊。膀胱颈的下方在男性邻前列腺（图9-8），在女性邻尿生殖膈（图9-9）。

在膀胱底的内面左、右输尿管口和尿道内口围成的三角区称膀胱三角，因此区缺少黏膜下层，其黏膜平滑无皱襞，是肿瘤、结核和炎症的好发部位。

四、尿道

尿道为膀胱排出尿液的管道。女性尿道短直且宽，全长4～5 cm（图9-9），起自尿道内口，穿过尿生殖膈，以尿道外口开口于阴道前庭前部。

男性尿道穿过前列腺、尿生殖膈和尿道海绵体，开口于阴茎的头端（图9-8）。男性尿道细长，兼有排精的功能。男、女性尿道在穿过尿生殖膈时，女性有尿道阴道括约肌围绕，男性有尿道膜部括约肌围绕，该括约肌为横纹肌，受意识控制。

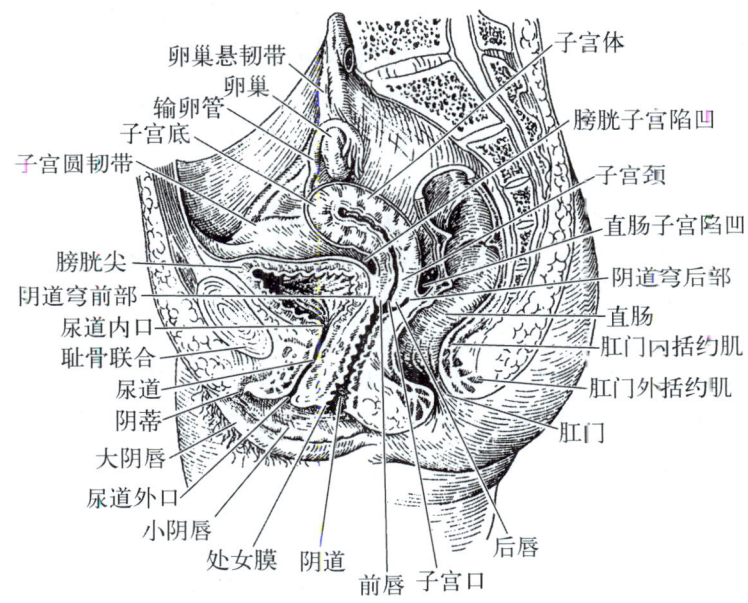

图9-9　女性骨盆正中矢状断面示意图

第二节　尿生成的过程

尿生成的过程分为三个相互联系的环节：肾小球的滤过；肾小管与集合管的重吸收；肾小管与集合管的分泌与排泄。

一、肾小球的滤过功能

循环血液经过肾小球毛细血管时，血浆中的水和小分子溶质，包括少量分子量较小的血浆蛋白，可以滤入肾小囊的囊腔而形成滤过液。使用微穿刺法，利用显微操纵仪将外径 6~10 μm 的微细玻璃管插入肾小体的囊腔中，对其中的液体进行分析，结果表明，除了蛋白质含量甚少之外，肾小球滤过液中的各种晶体物质，如葡萄糖、氯化物、无机磷酸盐、尿素、尿酸和肌酐等的浓度都与血浆中的非常接近，而且其渗透压及酸碱度也与血浆相似。由此证明，囊内液确是血浆的超滤液。

单位时间内（每分钟）两肾生成的超滤液量称为肾小球滤过率。据测定，体表面积为 1.73 m^2 的个体，其肾小球滤过率为 125 ml/min 左右。照此计算，两侧肾每一昼夜从肾小球滤出的血浆总量将高达 180 L。此值约为体重的 3 倍。肾小球滤过率和肾血浆流量的比值称为滤过分数。经测算，肾血浆流量为 660 ml/min，所以滤过分数为

$$125/660 \times 100\% \approx 19\%$$

滤过分数表明，流经肾的血浆约有 1/5 从肾小球滤出到囊腔中。

（一）滤过膜及其通透性

人体两侧肾的全部肾小球毛细血管总面积估计在 1.5 m^2 以上，这样大的滤过面积有利于血浆的滤过。在正常情况下，人两肾的全部肾小球滤过面积可以保持稳定。但是在急性肾小球肾炎时，由于肾小球毛细血管的管腔变窄或完全阻塞，有滤过功能的肾小球数量减少，有效滤过面积也因此减少，导致肾小球滤过率降低，结果出现少尿（每昼夜尿量在 100~500 ml）以致无尿（每昼夜尿量不到 100 ml）。

不同物质通过肾小球滤过膜的能力取决于被滤过物质的分子大小及其所带的电荷。表 9-1 显示了被滤过物质的分子量和有效半径对滤过的影响。一般来说，有效半径小于 1.8 nm 的物质可以被完全滤过，如葡萄糖（分子量为 180）的有效半径为 0.36 nm；有效半径大于 3.6 nm 的大分子物质绝大多数不能滤过，如血浆白蛋白（分子量约为 69 000）；有效半径介于葡萄糖和血浆白蛋白之间的物质，随着有效半径的增加，它们被滤过的量逐渐降低。以上事实提示，滤过膜上存在大小不同的孔道，小分子物质很容易通过各种大小的孔道，而有效半径较大的物质只能通过较大的孔道。

表 9-1　物质的分子量、有效半径与肾小球滤过能力的关系

物质	分子量	有效半径/nm	肾小球滤过能力
水	18	0.1	1
钠	23	0.14	1
尿素	60	0.16	1
葡萄糖	180	0.36	1
蔗糖	342	0.44	1
菊粉	5 500	1.48	0.98

续表

物质	分子量	有效半径/nm	滤过能力
肌球蛋白	17 000	1.95	0.75
卵白蛋白	43 000	2.85	0.22
血红蛋白	68 000	3.25	0.03
血浆白蛋白	69 000	3.55	<0.01

注：滤过能力值为1.0表示该物质可自由滤过，0则表示不能滤过。

用右旋糖酐进行实验可观察到，有效半径小于1.8 nm 的中性右旋糖酐能自由通过滤过膜，有效半径大于3.6 nm 的右旋糖酐就完全不能通过。有效半径在1.8～3.6 nm 的右旋糖酐，其滤过量与有效半径成反比，即随着有效半径的增大，滤过量不断减少。

滤过膜的通透性还取决于被滤过物质所带的电荷。用带不同电荷的右旋糖酐进行实验可观察到，在有效半径相同的情况下，带正电荷的右旋糖酐较易被滤过，而带负电荷的右旋糖酐则较难通过。虽然血浆白蛋白的有效半径为3.5 nm，但由于其带负电荷，因此就难以通过滤过膜。肾在病理情况下，滤过膜上带负电荷的糖蛋白减少或消失，导致带负电荷的血浆蛋白滤过量比正常时明显增加，从而出现蛋白尿。

（二）有效滤过压

肾小球滤过作用的动力是有效滤过压。像其他器官组织液生成的机制一样，肾小球有效滤过压（图9-10）的计算公式为

有效滤过压 =（肾小球毛细血管血压 + 囊内液胶体渗透压）
－（血浆胶体渗透压 + 囊内压）

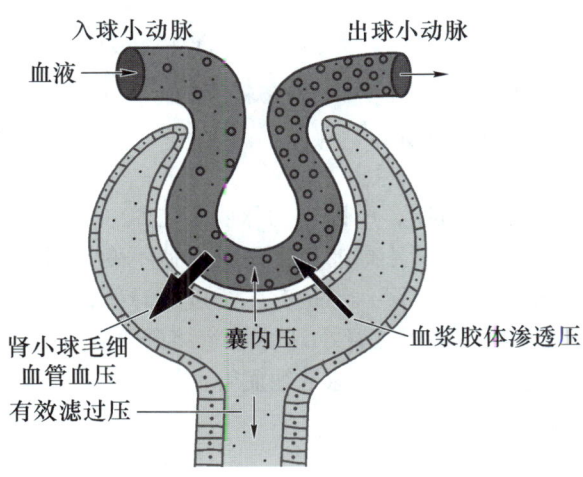

图9-10 肾小球有效滤过压形成示意图

由于肾小囊内的滤过液中蛋白质浓度较低，其胶体渗透压可忽略不计。因此，肾小球毛细血管血压是滤出的唯一动力，而血浆胶体渗透压和囊内压则是滤出的阻力，即

有效滤过压 = 肾小球毛细血管血压 − (血浆胶体渗透压 + 囊内压)

皮质肾单位的入球小动脉粗而短，血流阻力较小；出球小动脉细而长，血流阻力较大。因此，肾小球毛细血管血压较其他器官的毛细血管血压高。用微穿刺法测得肾小球毛细血管血压平均值为 45 mmHg，为主动脉平均压的 40% 左右；用微穿刺法测量还发现，由肾小球毛细血管的入球端到出球端，血压下降得不多，两端的血压几乎相等。囊内压约为 10 mmHg，肾小球毛细血管始端血浆胶体渗透压约为 25 mmHg，将数据代入上式，则肾小球毛细血管始端有效滤过压为

有效滤过压 = 45 − (25 + 10) = 10 （mmHg）

肾小球毛细血管内的血浆胶体渗透压不是固定不变的。在血液流经肾小球毛细血管时，由于不断生成滤过液，血液中血浆蛋白浓度就会逐渐增加，血浆胶体渗透压也随之升高。因此，有效滤过压也逐渐下降。当有效滤过压下降到零时，就达到滤过平衡，滤过便停止了（图 9 − 11）。由此可见，不是肾小球毛细血管的全段都有滤过作用，只有从入球小动脉端到滤过平衡这一段才有滤过作用。滤过平衡越靠近入球小动脉端，有效滤过的毛细血管越短，有效滤过压下降得越快，有效滤过面积越小，肾小球滤过率越低。如果达不到滤过平衡，全段毛细血管都有滤过作用。

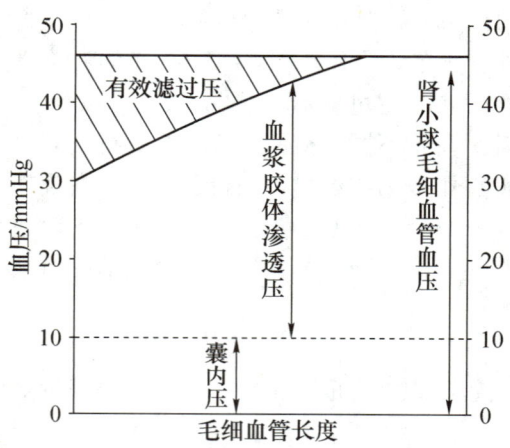

图 9 − 11　肾小球毛细血管血压、血浆胶体渗透压和囊内压对肾小球滤过率的作用

（三）影响肾小球滤过的因素

滤过膜的通透性和滤过面积的改变对肾小球滤过功能的影响前已述及。下面进一步分析肾小球毛细血管血压、血浆胶体渗透压、囊内压和肾血浆流量变化对肾小球滤过功能的影响。

1. **肾小球毛细血管血压**

由于肾血流量具有自身调节机制，所以当动脉血压在 80~180 mmHg 范围内变动时，肾小球毛细血管血压维持稳定，而使肾小球滤过率基本保持不变。但当动脉血压降到 80 mmHg 以下时，肾小球毛细血管血压相应下降，于是有效滤过压降低，肾小球滤过率也减少。当动脉血压降到 40~50 mmHg 甚至更低时，肾小球滤过率将降低到零，因而无尿。在高血压病晚期，入球小动脉由于硬化而缩小，肾小球毛细血管血压会明显降低，于是肾小球滤过率减小而导致少尿。

2. **囊内压**

在正常情况下，囊内压是比较稳定的。肾盂或输尿管结石、肿瘤压迫或其他原因引起的输尿管阻塞，都可使肾盂内压显著升高。此时囊内压也将升高，致使有效滤过压降低，肾小

球滤过率因此而减小。

3. 血浆胶体渗透压

人体血浆胶体渗透压在正常情况下不会有很大变动。但当全身血浆蛋白的浓度明显降低时，血浆胶体渗透压也将降低。此时，有效滤过压将升高，肾小球滤过率也随之增大。例如，由静脉快速注入生理盐水时，肾小球滤过率将增大，其原因之一可能是血浆胶体渗透压降低。

4. 肾血浆流量

肾血浆流量对肾小球滤过率有很大影响，主要影响滤过平衡的位置。如果肾血浆流量加大，肾小球毛细血管内血浆胶体渗透压的上升速度减慢，滤过平衡就靠近出球小动脉端，有效滤过压和滤过面积将增加，肾小球滤过率也将随之增大。如果肾血流量进一步增加，血浆胶体渗透压上升速度会进一步减慢，此时肾小球毛细血管的全长都达不到滤过平衡，全长都有滤过，肾小球滤过率就会进一步增大。在严重缺氧、中毒性休克等病理情况下，由于交感神经兴奋，肾血流量和肾血浆流量将显著减少，肾小球滤过率也因此显著减小。

人两肾每天生成的肾小球滤过液达 180 L，而终尿仅为 1.5 L。这表明，滤过液中约 99% 的水被肾小管和集合管重吸收，只有约 1% 被排出体外。

二、肾小管与集合管的重吸收和分泌功能

（一）肾小管与集合管的转运方式

肾小管与集合管对各种物质的转运方式有主动转运和被动转运。

1. 主动转运

主动转运是指溶质逆电化学梯度通过肾小管上皮细胞的过程。主动转运需要消耗能量。例如，Na^+ 和 K^+ 的主动转运是靠细胞膜上的钠泵水解 ATP 直接提供能量的。一般来讲，小管液中各种对机体有用的物质，如葡萄糖、氨基酸、Na^+ 等，都是由肾小管和集合管主动转运的。

2. 被动转运

被动转运是指小管液中的水和溶质顺浓度差、电位差或渗透压差，进入小管周围组织间液的过程。由于这种转运过程是顺电化学梯度进行的，所以是不需消耗能量就能通过肾小管上皮细胞的过程。例如，水从渗透压低的一侧通过细胞膜进入渗透压高的一侧。

（二）各段肾小管和集合管的转运功能

1. 近端小管

肾小球滤出的超滤液流经近端小管后，滤过液中 67% 的 Na^+、Cl^-、K^+ 和水被重吸收，85% 的 HCO_3^- 也被重吸收，葡萄糖、氨基酸全部被重吸收；H^+ 则分泌到肾小管中。近端小管重吸收的关键动力是侧膜上的钠泵；许多溶质包括水的重吸收，都与钠泵的活动有关。

（1）Na^+、Cl^- 和水的重吸收 在近端小管前半段，大部分 Na^+ 与葡萄糖、氨基酸同向转运，与 H^+ 逆向转运而主动重吸收；而在近端小管后半段，Na^+ 和 Cl^- 主要通过细胞旁路而被动重吸收。水随 NaCl 等溶质的重吸收而被重吸收，因此，该段小管液与血浆渗透压相同，是等渗重吸收。

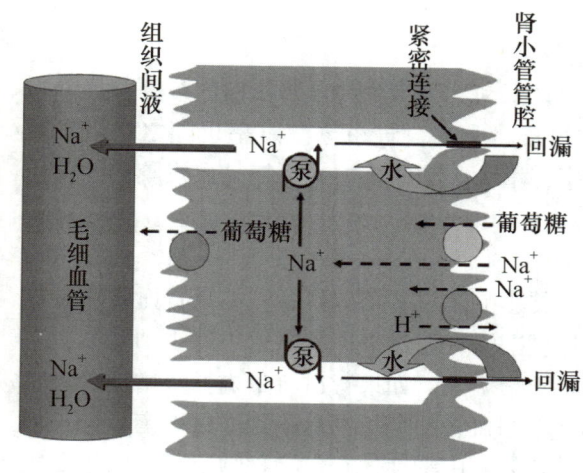

图 9-12　近端小管前半段 Na^+ 重吸收示意图

在近端小管前半段，如图 9-12 所示，由于侧膜上钠泵的作用，一部分 Na^+ 被泵至细胞间隙，使细胞内 Na^+ 浓度降低，细胞内带负电位。这一方面使细胞内 Na^+ 的浓度降低，小管液中的 Na^+ 和葡萄糖便可通过管腔膜不断转运进入细胞内，细胞内的葡萄糖由易化扩散通过细胞管周膜而离开细胞回到血液中；另一方面使细胞间隙中的 Na^+ 浓度升高，渗透压也升高，通过渗透作用，水随之进入细胞间隙。由于细胞间隙在管腔膜侧的紧密连接相对是密闭的，Na^+ 和水进入后就使其中的静水压升高，这一压力可促使 Na^+ 和水通过血管壁进入相邻的毛细血管而被重吸收，但也可能使部分 Na^+ 和水通过紧密连接回漏至小管腔内。另一部分的 Na^+ 通过 Na^+-H^+ 交换而主动重吸收。小管液中的 Na^+ 和细胞内的 H^+ 与管腔膜上的交换体结合进行逆向转运，使小管液中的 Na^+ 在顺浓度梯度通过管腔膜进入细胞的同时，将细胞内的 H^+ 分泌到小管液中；进入细胞内的 Na^+ 随即被侧膜上的钠泵泵至细胞间隙而主动重吸收。分泌到小管液中的 H^+ 将有利于小管液中的 HCO_3^- 的重吸收。

在近端小管后半段，如图 9-13 所示，Na^+ 和 Cl^- 是通过细胞旁路和跨上皮细胞两条途径而被重吸收的。小管液进入近端小管后半段时，绝大多数的葡萄糖、氨基酸已被重吸收。由于 HCO_3^- 的重吸收速率明显大于 Cl^- 的重吸收速率，所以 Cl^- 留在小管液中，造成近端小管后半段的 Cl^- 浓度比管周组织间液高 20%~40%。因此，Cl^- 顺浓度梯度通过紧密连接进入细胞间隙，并经细胞旁路被重吸收回血。Cl^- 被动重吸收是生电性的，使小管液中正离子相对较多，造成管内外电位差，管腔内带正电，管腔外带负电。

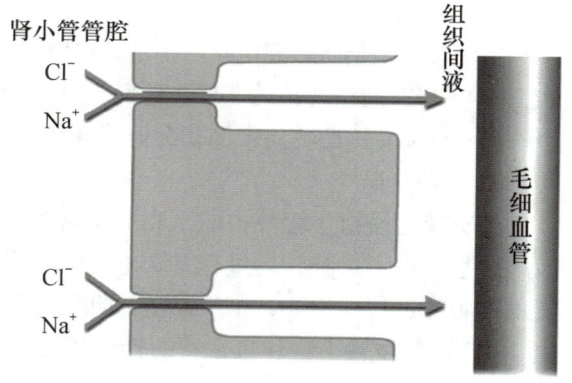

图 9-13　近端小管后半段 Na^+ 和 Cl^- 重吸收示意图

在这种电位差的作用下，Na^+ 顺电位差通过细胞旁路而被动重吸收。Cl^- 通过细胞旁路重吸收是顺浓度梯度进行的，而 Na^+ 通过细胞旁路重吸收是顺电位梯度进行的，因此，Na^+ 和 Cl^- 的重吸收都是被动的。

水的重吸收是被动的，是靠渗透作用进行的。水重吸收的渗透梯度存在于上皮细胞和细胞间隙之间。这是由于 Na^+ 顺电化学梯度通过管腔膜并进入细胞后，细胞内的 Na^+ 被侧膜上的钠泵泵至细胞间隙，使细胞间隙渗透压升高。在渗透作用下，水从小管液进入上皮细胞，并从细胞不断进入细胞间隙，造成细胞间隙静水压升高；加上管周毛细血管内静水压较低，水便通过周围组织间隙进入毛细血管而被重吸收。

（2）HCO_3^- 的重吸收与 H^+ 的分泌　HCO_3^- 的重吸收与肾小管上皮细胞管腔膜上的 Na^+-H^+ 交换有密切关系。如图 9-14 所示，HCO_3^- 在血浆中以钠盐（$NaHCO_3$）的形式存在，$NaHCO_3$ 滤入囊腔进入肾小管后可解离成 Na^+ 和 HCO_3^-。通过 Na^+-H^+ 交换从细胞分泌到小管液中的 H^+，与 HCO_3^- 结合生成 H_2CO_3，后者分解成 CO_2 和 H_2O。CO_2 是高度脂溶性物质，能迅速通过管腔膜进入肾小管上皮细胞，在碳酸酐酶作用下，进入细胞内的 CO_2 与 H_2O 结合生成 H_2CO_3。H_2CO_3 又解离成 H^+ 和 HCO_3^-。因此，肾小管重吸收 HCO_3^- 是以 CO_2 的形式，而不是直接以 HCO_3^- 的形式进行的。如果滤过的 HCO_3^- 超过了分泌的 H^+，HCO_3^- 就不能全部被重吸收。由于它不易透过管腔膜，所以余下的便随尿液排出体外。Na^+ 通过 Na^+-H^+ 交换从小管液进入细胞，并与细胞内的 HCO_3^- 一起被转运回血。可见，肾小管上皮细胞分泌 1 个 H^+ 就可使 1 个 HCO_3^- 和 1 个 Na^+ 被重吸收回血，这在体内的酸碱平衡调节中起到重要作用。乙酰唑胺可抑制碳酸酐酶的活性，因此，用乙酰唑胺后，Na^+-H^+ 交换就会减少，因而 $NaHCO_3$、$NaCl$ 和水的排出就会增加，可引起利尿。

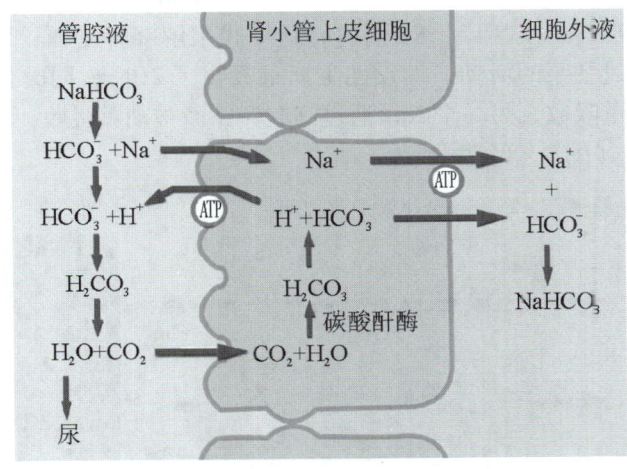

图 9-14　HCO_3^- 重吸收与 H^+ 分泌的示意图

（3）K^+ 的重吸收　微穿刺法实验表明：肾小球滤过的 K^+，67% 左右在近端小管被重吸收回血，而尿中的 K^+ 主要是由远曲小管和集合管分泌的。有人认为，近端小管对 K^+ 的重吸收是一个主动转运过程。小管液中 K^+ 的浓度为 4 mmol/L，远低于细胞内 K^+ 的浓度（150 mmol/L）。因此在管腔膜处，K^+ 的重吸收是逆浓度梯度进行的。

（4）葡萄糖的重吸收　肾小球滤过液中的葡萄糖浓度与血糖浓度相同，但尿中几乎不含葡萄糖，这说明葡萄糖全部被重吸收回血。研究表明，重吸收葡萄糖的部位仅限于近端小管，尤其是在近端小管前半段，其他各段肾小管都没有重吸收葡萄糖的能力。因此，如果在近端小管以后的小管液中仍含有葡萄糖，则尿中将出现葡萄糖。

葡萄糖是不带电荷的物质，它是逆浓度梯度重吸收的，是继发性主动转运。葡萄糖和 Na^+

分别与管腔膜上的同向转运体蛋白的结合位点相结合而进行同向转运（见前述 Na^+ 的重吸收）。

近端小管对葡萄糖的重吸收有一定限制。当血液中的葡萄糖浓度超过 160～180 mg/100 ml 时，有一部分肾小管对葡萄糖的吸收已达到极限，尿中开始出现葡萄糖，此时的血糖浓度称为肾糖阈。血糖浓度再继续升高，尿中葡萄糖含量也将随之不断增加。当血糖浓度超过 300 mg/100 ml 时，全部肾小管对葡萄糖的吸收均已达到极限，此值即葡萄糖吸收极限量。此时，尿葡萄糖排出量随血糖浓度升高而平行增加。

（5）其他物质的重吸收和分泌　小管液中氨基酸的重吸收与葡萄糖的重吸收机制相同，即与 Na^+ 同向转运。但是，转运葡萄糖和转运氨基酸的同向转运体不同，也就是说同向转运体具有特异性。此外，重吸收的 HPO_4^{2-}、SO_4^{2-} 也与 Na^+ 同向转运。正常时，进入滤液中的微量蛋白质通过肾小管上皮细胞的吞饮作用而被重吸收。

2. 髓袢

近端小管液流经髓袢的过程中，约 20% 的 Na^+、Cl^- 和 K^+ 等物质被进一步重吸收。髓袢升支粗段的 Na^+ 和 Cl^- 重吸收在尿液稀释与浓缩机制中具有重要意义。髓袢升支粗段中的 Cl^- 是逆电化学梯度被上皮细胞重吸收的。如果在髓袢升支粗段管周液中加入选择性钠泵抑制药毒毛花苷（哇巴因）抑制钠泵后，Cl^- 的转运也会受阻，说明钠泵是 Cl^- 重吸收的重要因素。因此，有人提出 $Na^+:2Cl^-:K^+$ 同向转运模式来解释升支 Na^+ 和 Cl^- 的继发性主动重吸收。这说明，通过钠泵的活动，继发性主动重吸收了 $2Cl^-$，同时伴有 $2Na^+$ 的重吸收，其中一个 Na^+ 是主动重吸收，另一个 Na^+ 通过细胞旁路而被动重吸收，这为 Na^+ 的重吸收节约了 50% 的能量消耗（图 9-15）。

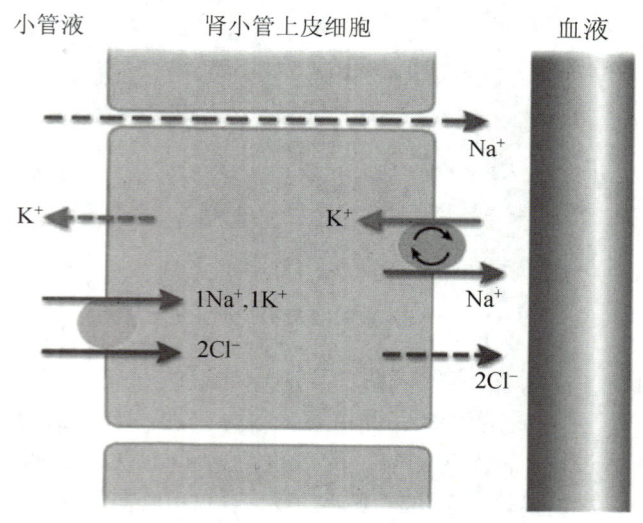

图 9-15　髓袢升支粗段重吸收 NaCl 示意图

髓袢升支粗段对水的通透性很低，水不被重吸收而留在小管内。由于 Na^+ 和 Cl^- 被上皮细胞重吸收至组织间液，因此造成小管液低渗，组织间液高渗。这种水和盐重吸收的分离，有利于尿液的浓缩和稀释。$Na^+:2Cl^-:K^+$ 同向转运体对呋塞米、衣他尼等利尿药很敏感。

它们与同向转运体结合后,可抑制其转运功能,使管腔内正电位消失,Na^+和Cl^-的重吸收受到抑制,从而干扰尿的浓缩机制,导致利尿。

3. 远曲小管和集合管

在远曲小管和集合管,大约12%滤过的Na^+和Cl^-被重吸收,不同量的K^+和H^+被分泌,不同量的水被重吸收。水、Na^+和Cl^-的重吸收以及K^+和H^+的分泌可根据机体的水、盐平衡状况来进行调节。当机体缺水或缺盐时,远曲小管和集合管可增加对水、盐的重吸收;当机体水、盐过剩时,则水、盐重吸收明显减少,水和盐从尿排出增加。因此,远曲小管和集合管对水与盐的转运是可被调节的。水的重吸收主要受抗利尿激素调节,而Na^+和K^+的转运主要受醛固酮调节。

远曲小管和集合管上皮细胞间隙的紧密连接对小离子如Na^+、K^+和Cl^-等的通透性很低,这些离子不易通过紧密连接回漏至小管腔内,因此,所建立起来的管内外离子浓度梯度和电位梯度很大。远曲小管初段,对水的通透性很低,但仍主动重吸收Na^+,继续产生低渗小管液。Na^+在远曲小管和集合管的重吸收是逆着电化学梯度进行的,是主动重吸收的过程。这可能与远曲小管的钠泵在肾单位中活性最高有关。有人认为在远曲小管初段的小管液中,Na^+是通过Na^+-Cl^-同向转运进入细胞的,然后由钠泵将Na^+泵出细胞而主动重吸收回血(图9-16)。Na^+-Cl^-同向转运体可被噻嗪类利尿药所抑制。

远曲小管后段和集合管含有两类细胞,即主细胞和闰细胞。主细胞重吸收Na^+和水,分泌K^+;闰细胞则主要分泌H^+。主细胞重吸收Na^+主要通过管腔膜上的Na^+通道。管腔内的Na^+顺电化学梯度通过管腔膜上的Na^+通道进入细胞,然后,由钠泵泵至细胞间液而被重吸收(图9-17)。

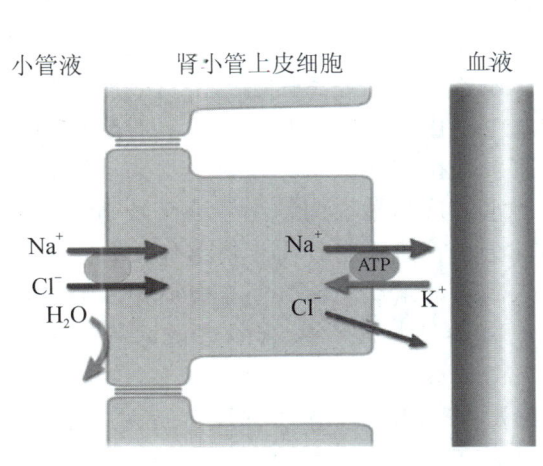

图9-16 远曲小管初段重吸收NaCl示意图

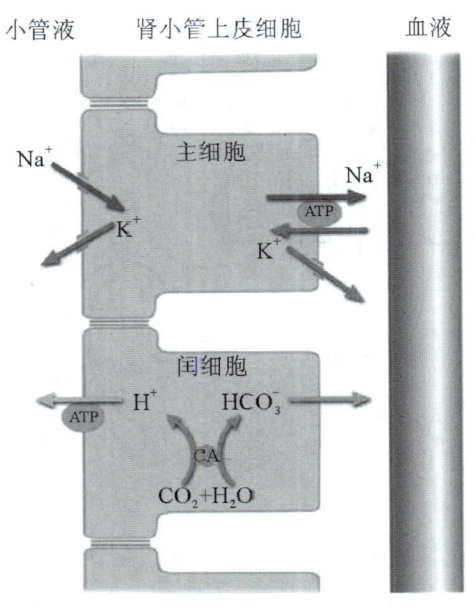

图9-17 远曲小管后段和集合管重吸收Na^+、Cl^-、K^+和H^+示意图

三、尿液的稀释和浓缩

尿的渗透浓度可因体内缺水或水过剩等不同情况而出现大幅度的变动。当体内缺水时，机体将排出渗透浓度明显高于血浆渗透浓度的高渗尿，即尿被浓缩。而当体内水过剩时，机体将排出渗透浓度低于血浆渗透浓度的低渗尿。正常人尿的渗透浓度可在 50~1 200 mOsm/kg H$_2$O 波动。因此，通过尿的渗透浓度可以了解肾的浓缩和稀释能力。肾的浓缩和稀释能力，在维持体液平衡和渗透压恒定的过程中具有极为重要的作用。

（一）尿液的稀释

尿液的稀释是由小管液的溶质被重吸收而水不易被重吸收造成的。这种情况主要发生在髓袢升支粗段。前已述及，髓袢升支粗段能主动重吸收 Na$^+$ 和 Cl$^-$，而对水不通透，故水不被重吸收，造成髓袢升支粗段小管液为低渗。在体内水过剩而抗利尿激素释放被抑制时，集合管对水的通透性非常低。因此，髓袢升支的小管液流经远曲小管和集合管时，水不被重吸收，而 Na$^+$ 和 Cl$^-$ 继续被重吸收，这使小管液渗透浓度进一步下降（可降低至 50 mOsm/kg H$_2$O），形成低渗尿，造成尿液的稀释。当抗利尿激素完全缺乏时，如严重尿崩症病人，每天可排出高达 20 L 的低渗尿，相当于肾小球滤过率的 10%。

（二）尿液的浓缩

尿液的浓缩是由小管液中的水被重吸收而溶质仍留在小管液中造成的。水重吸收的动力来自肾髓质渗透梯度的建立，即髓质的渗透浓度随着髓质外层向乳头部深入而不断升高。用冰点降低法测定鼠肾的渗透浓度可观察到，肾皮质部组织间液的渗透浓度与血浆渗透浓度之比为 1.0，说明皮质部组织间液与血浆是等渗的。而髓质部组织间液与血浆的渗透浓度之比会随着髓质外层向乳头部深入而逐渐升高，分别为 2.0、3.0、4.0，如图 9-18 所示，线条越密表示渗透压越高。这表明肾髓质的渗透浓度由外向内逐步升高，具有明确的渗透梯度。在抗利尿激素存在时，远曲小管和集合管对水的通透性增加，小管液从外髓集合管向内髓集合管流动时，由于渗透作用，水便不断进入高渗的组织间液，使小管液不断被浓缩而变成高渗液，最后尿液的渗透浓度可高达 1 200 mOsm/kg H$_2$O，形成浓缩尿。

髓质渗透梯度是如何形成的？有人用肾小管各段对水和溶质的通透性不同（表 9-2）和逆流倍增现象来解释。

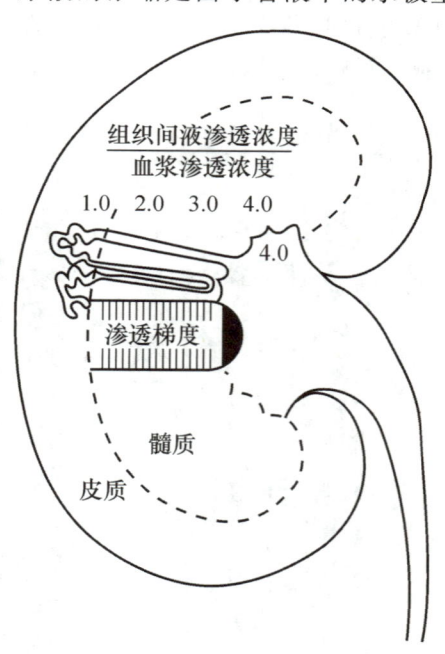

图 9-18　肾髓质渗透梯度示意图

表 9-2 兔肾小管不同部分的通透性

肾小管部分	水	Na^+	尿素
髓袢升支粗段	不易通透	Na^+ 主动重吸收 Cl^- 继发性主动重吸收	不易通透
髓袢升支细段	不易通透	易通透	中等通透
髓袢降支细段	易通透	不易通透	不易通透
远曲小管	有 ADH 时水易通透	Na^+ 主动重吸收	不易通透
集合管	有 ADH 时水易通透	Na^+ 主动重吸收	皮质外髓部不易通透

注：ADH 为抗利尿激素（antidiuretic hormone）。

逆流倍增现象可根据图 9-19 的模型来理解。模型中，含有钠盐的液体从甲管流进，通过管下端的弯曲部分又折返流入乙管，然后从乙管反向流出，构成逆流系统。溶液流动时，由于 M_1 膜能主动将 Na^+ 和 Cl^- 由乙管泵入甲管，而 M_1 膜对水不通透，因此，甲管中的 NaCl 溶液在向下流动过程中将不断接受由乙管泵入的 Na^+ 和 Cl^-，于是 NaCl 的浓度不断增加（倍增）。结果，甲管中溶液自上而下的渗透浓度会越来越高，到甲管下端的弯曲部分时，NaCl 浓度将达到最大值。当液体折返从乙管下部向上流动时，NaCl 浓度却越来越低。这样，不论是甲管还是乙管，从上而下来比较，溶液的渗透浓度均逐渐升高，即出现了逆流倍增现象，形成了渗透梯度。如果有渗透浓度较低的溶液从丙管向下流动，而且 M_2 膜对水通透、对溶质不通透，水将因渗透作用而进入乙管。这样丙管内溶质的浓度将逐渐增加；从丙管下端流出的液体即成了高渗溶液。

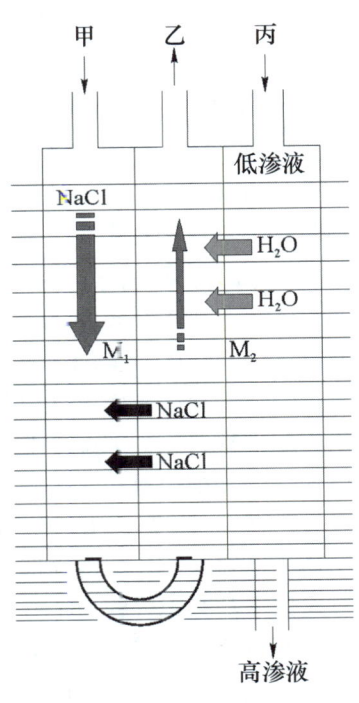

图 9-19 逆流倍增现象模型

髓袢、集合管的结构排列与上述的逆流倍增现象模型相似。这对理解尿液浓缩机制是有帮助的。在外髓部，由于髓袢升支粗段能主动重吸收 Na^+ 和 Cl^-（图 9-20），而对水不通透，故升支粗段内小管液向皮质方向流动时，管内 NaCl 浓度逐渐降低，小管液渗透浓度逐渐下降；而升支粗段外围组织间液则变成高渗。髓袢升支粗段位于外髓部，故外髓部的渗透梯度主要由升支粗段 NaCl 的重吸收所形成。越靠近皮质部，渗透浓度越低；越靠近内髓部，渗透浓度越高。

在内髓部，渗透梯度的形成与尿素的再循环和 NaCl 的重吸收有密切关系：①远曲小管及皮质部和外髓部的集合管对尿素不易透过，但小管液流经远曲小管及皮质部和外髓部的集合管时，在抗利尿激素作用下，对水的通透性增加，由于外髓部高渗，水被重吸收，所以小

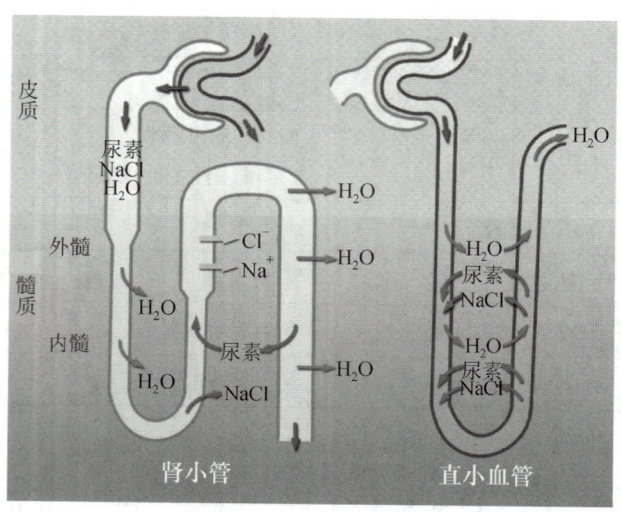

图 9-20 尿液浓缩机制示意图

管液中尿素的浓度逐渐升高。②当小管液进入内髓部集合管时，由于管壁对尿素的通透性增大，小管液中的尿素就顺浓度梯度通过管壁向内髓部组织间液扩散，造成内髓部组织间液中尿素浓度的增高，渗透浓度因之而增大。③髓袢降支细段对尿素不易通透，而对水易通透，所以在渗透压的作用下，水被"抽吸"出来，从降支细段进入内髓部组织间液。由于降支细段对 Na^+ 不易通透，小管液将被浓缩，于是其中的 NaCl 浓度越来越高，渗透浓度不断升高。④当小管液绕过髓袢顶端折返流入升支细段时，它同组织间液的 NaCl 浓度梯度明显地建立起来。由于升支细段对 Na^+ 易通透，Na^+ 将顺浓度梯度而被动扩散至内髓部组织间液，从而进一步提高了内髓部组织间液的渗透浓度。由此看来，内髓部组织间液的渗透浓度，是由内髓部集合管扩散出来的尿素以及髓袢升支细段扩散出来的 NaCl 两个因素造成的。⑤小管液在升支细段流动过程中，由于 NaCl 扩散到组织间液，而且该管壁又对水不易通透，所以管内 NaCl 浓度逐渐降低，渗透浓度也逐渐降低。这样，降支细段与升支细段就构成了一个逆流倍增系统，使内髓部组织间液形成了渗透梯度。⑥尿素是可以再循环的。因为升支细段对尿素具有中等的通透性，所以从内髓部集合管扩散到组织间液的尿素可以进入升支细段，而后流过升支粗段、远曲小管、皮质部和外髓部集合管，又回到内髓部集合管处，再扩散到内髓部组织间液，这样就形成了尿素的再循环（图 9-20）。

从髓质渗透梯度形成全过程来看，髓袢升支粗段对 Na^+ 和 Cl^- 的主动重吸收是髓质渗透梯度建立的主要动力。而尿素和 NaCl 是建立髓质渗透梯度的主要溶质。

（三）直小血管在保持肾髓质高渗中的作用

如前所述，通过肾小管的逆流作用，不断有溶质（NaCl 和尿素）进入髓质形成渗透梯度，也不断有水被肾小管和集合管重吸收至组织间液。因此，必须把组织间液中多余的水除去，才能保持髓质的渗透梯度。通过直小血管的逆流交换作用，就能保持髓质的渗透梯度。直小血管的降支和升支是并行的血管，这就是逆流系统。在直小血管降支进入髓质的入口处，其血浆渗透浓度为 300 mOsm/kg H_2O。由于直小血管对溶质和水的通透性高，它在向髓质深部下行的过程中,周围组织间液中的溶质就会顺浓度梯度不断扩散到直小血管降支中,而其中的水则渗出到组织间液,使血管中的血浆渗透浓度与组织间液达到平衡。因此,越向内髓部深入,降支血管中的溶质浓度越高。在折返处,其渗透浓度可高达 1 200 mOsm/kg H_2O。如果直小血管降支此时离开髓质,就会把进入直小血管降支中的大量溶质带回循环系统,而从直小血管内出来的水保留在组织间液。这样,髓质渗透梯度就不能维持。直小血管是逆流系统,因此,当直小血管升支从髓质深部返回外髓部时,血管内的溶质浓度比同一水平组织间液的溶质浓度高,溶质又逐渐扩散回组织间液,并且可以再进入降支,间质中的水则进入直小血管。这是一个逆流交换过程。直小血管升支离开外髓部时,把水带回循环(图9-20)。

第三节 尿生成的调节

尿的生成有赖于肾小球的滤过作用与肾小管、集合管的重吸收和分泌作用。因此,机体对尿生成的调节也是通过对滤过作用和重吸收、分泌作用的调节来实现的。机体对肾小球滤过作用的调节在前文已述及,本节主要论述机体对肾小管和集合管的重吸收与分泌的调节。机体对肾小管和集合管功能的调节包括肾内自身调节与神经、体液调节。

一、肾内自身调节

肾内自身调节包括小管液中溶质浓度的影响、球-管平衡等。

(一) 小管液中溶质浓度的影响

小管液中溶质所呈现的渗透压,是对抗肾小管重吸收水分的力量。如果小管液溶质浓度很高,渗透压很大,就会妨碍肾小管特别是近球小管对水的重吸收,使小管液中的 Na^+ 被稀释而浓度下降,小管液中与细胞内的 Na^+ 浓度差变小,Na^+ 重吸收减少。因此,不仅尿量增多,NaCl 排出也增多。例如,糖尿病病人的多尿,就是由于小管液中葡萄糖含量增多,肾小管不能将葡萄糖完全重吸收回血,小管液渗透压因而增高,结果阻碍了水和 Na^+、Cl^- 的重吸收所造成的。临床上,有时给病人使用能在肾小球滤过而又不被肾小管重吸收的物质,如甘露醇等,利用它来提高小管液中溶质的浓度,借以达到利尿和消除水肿的目的。这种利尿方式称为渗透性利尿。

(二) 球-管平衡

近端小管对溶质和水的重吸收量不是固定不变的,而是随肾小球滤过率的变动而发生变化。实验说明,不论肾小球滤过率是增还是减,近端小管都是定比重吸收的,即近端小管的重吸收率始终占肾小球滤过率的 65%~70%(重吸收百分比为 65%~70%)。这种现象称为球-管平衡。球-管平衡的生理意义在于使尿中排出的溶质和水不致因肾小球滤过率的增减而出现大幅度的变动。

二、神经调节

肾脏主要接受交感神经支配,肾交感神经兴奋通过下列方式影响尿生成:①入球小动脉和出球小动脉收缩,而前者的收缩比后者更明显,使肾小球毛细血管的血浆流量减少和肾小球毛细血管的血压下降，肾小球的有效滤过压下降，肾小球滤过率减少。②刺激球旁器中的颗粒细胞释放肾素，导致循环中的血管紧张素Ⅱ和醛固酮含量增加，肾小管对 Na^+、Cl^- 和水的重吸收增加。③增加近球小管和髓袢上皮细胞对 Na^+、Cl^- 和水的重吸收。微穿刺法实验表明，低频率低强度电刺激肾交感神经，在不改变肾小球滤过率的情况下，可增加近球小管和髓袢对 Na^+、Cl^- 和水的重吸收。这种作用可被 α_1 肾上腺素能受体拮抗药所阻断。这些结果表明，肾交感神经兴奋时，其末梢释放去甲肾上腺素，作用于近球小管和髓袢细胞膜上的 α_1 肾上腺素能受体，可增加 Na^+、Cl^- 和水的重吸收。抑制肾交感神经活动则有相反的作用。

三、体液调节

（一）抗利尿激素

抗利尿激素又称血管升压素，它是由下丘脑的视上核和室旁核的神经元分泌的一种激素。它在细胞体中合成，经下丘脑-垂体束轴流运输到神经垂体，然后释放出来。它的作用主要是提高远曲小管和集合管上皮细胞对水的通透性，从而增加水的重吸收，使尿液浓缩、尿量减少（抗利尿）。此外，抗利尿激素也能增加髓袢升支粗段对 Na^+ 和 Cl^- 的主动重吸收和内髓部集合管对尿素的通透性，从而增加髓质组织间液的溶质浓度，提高髓质组织间液的渗透浓度，有利于尿液浓缩（图9-21）。

调节抗利尿激素的主要因素是血浆晶体渗透压和循环血量、动脉血压。

1. 血浆晶体渗透压

血浆晶体渗透压的改变可明显影响抗利尿激素的分泌。当大量发汗、严重呕吐或腹泻等情况使机体失水时，血浆晶体渗透压升高，可引起抗利尿激素分泌增多，使肾对水的重吸收活动明显增强，导致尿液浓缩和尿量减少。相反，大量饮清水后，血浆晶体渗透压减小，抗利尿激素分泌较少，水的重吸收减少，尿液被稀释，尿量增加，从而使机体内多余的水排出体外。例如，正常人一次饮用1L清水后，约过半小时，尿量就开始增加，到第1小时末，尿量可达最高值；随后尿量减少，2~3小时后，尿量恢复到原来水平。如果饮用的是等渗盐水（0.9%的NaCl溶液），则排尿量不出现饮清水后那样的变化。这种大量饮用清水引起尿量增多的现象，称为水利尿，它是临床上检测肾稀释能力的一种常用的试验（图9-22）。

2. 循环血量

循环血量的改变，能反射性地影响抗利尿激素的释放。血量过多时，左心房被扩张，刺激了容量感受器，传入冲动经迷走神经传入中枢，抑制了下丘脑-垂体后叶系统释放抗利尿激素，从而引起利尿；由于排出了过剩的水分，正常血量得到恢复。血量减少时，发生相反的变化。

3. 动脉血压

动脉血压升高，刺激颈动脉窦压力感受器，可反射性地抑制抗利尿激素的释放。

此外，心房利尿钠肽可抑制抗利尿激素分泌，血管紧张素Ⅱ则可刺激其分泌。

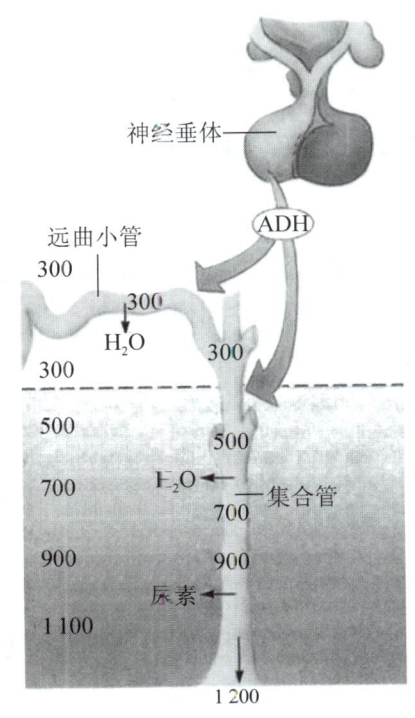

图 9-21 抗利尿激素分泌与作用示意图

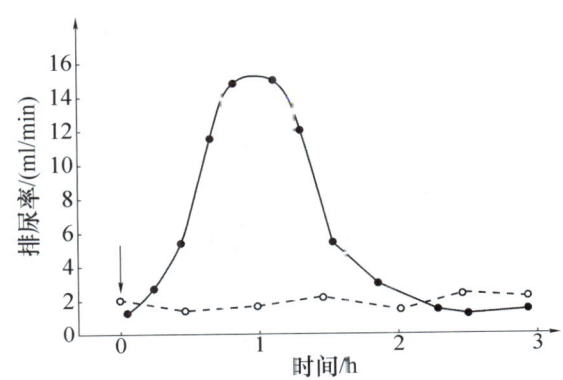

实线—清水；虚线—等渗盐水；箭头—饮水时间。

图 9-22 一次饮 1 L 清水和饮 1 L 等渗盐水后的排尿率曲线图

（二）肾素 - 血管紧张素 - 醛固酮系统

肾素主要是由球旁器中的颗粒细胞分泌的。它能催化血浆中的血管紧张素原，使之生成血管紧张素Ⅰ（十肽）。血液和组织中，特别是肺组织中有血管紧张素转换酶，该转换酶可使血管紧张素Ⅰ降解，生成血管紧张素Ⅱ（八肽）。血管紧张素Ⅱ可刺激肾上腺皮质球状带合成和分泌醛固酮。由此构成肾素 - 血管紧张素 - 醛固酮系统。

肾素的分泌受多方面因素的调节。目前认为，肾内有两种感受器与肾素分泌的调节有关：一种是入球小动脉处的牵张感受器，另一种是致密斑感受器。当动脉血压下降，循环血量减少时，肾内入球小动脉的压力也下降，血流量减少，对小动脉壁的牵张刺激减弱，这样就激活了牵张感受器，肾素释放量增加；同时，由于入球小动脉的压力降低和血流量减少，激活了致密斑感受器，肾素释放量也可增加。据推想，球旁器的颗粒细胞和致密斑之间有一种特殊的联系。当二者接触增加时，肾素分泌便减少；而当二者接触减少时，肾素分泌则增加。当入球小动脉的压力下降、血流量减少时，血管口径缩小，于是颗粒细胞和致密斑的接触减少，肾素分泌增加；当致密斑处 Na^+ 量和小管液量减少时，肾小管口径缩小，二者的接触减少，肾素分泌增加。此外，颗粒细胞受交感神经支配，肾交感神经兴奋（如循环血量减少）能引起肾素释放量增加。肾上腺素和去甲肾上腺素也可直接刺激颗粒细胞，促使肾素释放增加。

1. 血管紧张素Ⅱ对尿生成的调节

血管紧张素Ⅱ对尿生成的调节包括：①刺激醛固酮的合成和分泌，醛固酮可调节远曲小管和集合管上皮细胞的 Na^+ 和 K^+ 转运。②直接刺激近球小管对 Na^+ 的重吸收，使尿中排出的 Na^+ 减少。③刺激垂体后叶释放抗利尿激素，因而增加远曲小管和集合管对水的重吸收，使尿量减少。

2. 醛固酮对尿生成的调节

醛固酮是肾上腺皮质球状带分泌的一种激素。它对肾的作用是促进远曲小管和集合管的主细胞重吸收 Na^+，同时促进 K^+ 的排出，所以醛固酮有保 Na^+ 排 K^+ 的作用。

醛固酮的分泌除了受血管紧张素调节外，还受血中 K^+ 浓度和 Na^+ 浓度的影响。血 K^+ 浓度升高和血 Na^+ 浓度降低，可直接刺激肾上腺皮质球状带增加醛固酮的分泌，导致保 Na^+ 排 K^+，从而维持血中 K^+ 和 Na^+ 的浓度平衡；反之，血 K^+ 浓度降低，或血 Na^+ 浓度升高，则醛固酮分泌减少。醛固酮的分泌对血 K^+ 浓度升高十分敏感，血 K^+ 浓度仅增加 $0.5 \sim 1.0$ mmol/L 就能引起醛固酮分泌；而血 Na^+ 浓度必须降低很多才能引起同样的反应。

肾素 - 血管紧张素 - 醛固酮系统的分泌调节过程如图 9-23 所示。

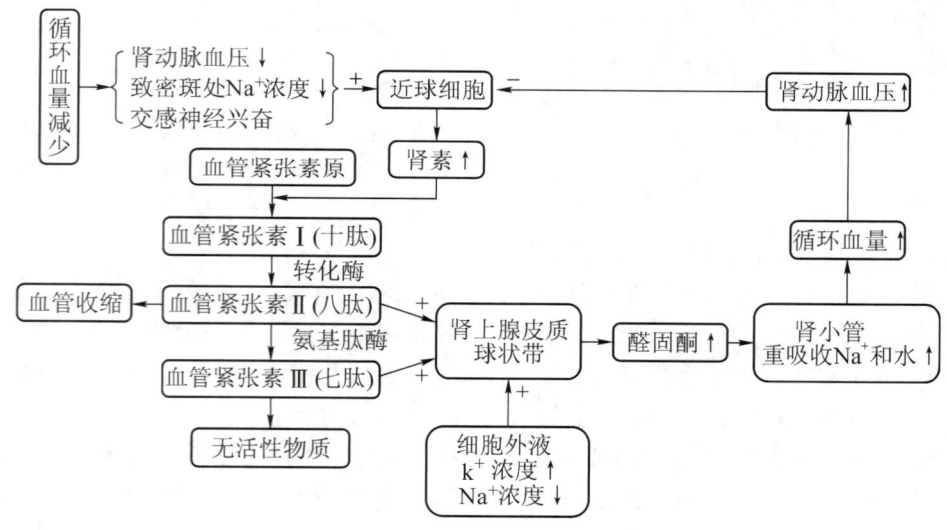

图 9-23　肾素 - 血管紧张素 - 醛固酮系统分泌调节过程示意图

第四节　清除率

一、清除率的概念和计算方法

清除率（C）是指两肾在单位时间（每分钟）内能将多少毫升血浆中所含的某物质完全清除出去。所谓每分钟被完全清除了某物质的血浆毫升数，是一个相对量，只表明肾清除该物质的量相当于多少毫升血浆中所含的该物质的量。由此可知，计算某物质（X）的清除率需要三个数值：①尿中该物质浓度 U_X(mg/100ml)；②每分钟尿量 V(ml/min)；③血浆中该物质浓度 P_X(mg/100ml)。因为尿中的物质均来自血浆，所以 $U_X \times V = P_X \times C$，亦即

$$C = U_X \times V / P_X$$

二、测定清除率的意义

通过清除率不仅可以了解肾的功能，还可以了解肾小球滤过率、肾血流量和推测肾小管转运功能。

（一）测定肾小球滤过率

肾小球滤过率可通过测定菊粉清除率和内生肌酐清除率等方法来测定。从尿生成过程可知，肾每分钟排出某物质的量（尿中该物质浓度 U_X 与每分钟尿量 V 的乘积）应为肾小球滤过量与肾小管、集合管的重吸收量和分泌量的代数和。设肾小球滤过率为 GFR，肾小囊囊腔超滤液中能自由滤过的物质的浓度应与其血浆中的浓度一致，假设为 P_X，重吸收量为 R_X，分泌量为 E_X，则

$$U_X \times V = P_X \times GFR - R_X + E_X$$

如果某物质在肾小球可以自由滤过，而且在肾小管既不被重吸收（$R_X = 0$），也不被分泌（$E_X = 0$），其每分钟肾排出的量等于肾小球滤过量，则 $U_X \times V = P_X \times GFR$，那么该物质清除率与肾小球滤过率相等：

$$C_X = U_X \times V / P_X = GFR$$

菊粉是符合这个条件的物质，所以菊粉清除率（C_{In}）就是肾小球滤过率（GFR）。前文已提出，肾小球滤过率约为 125 ml/min，这个数值就是根据菊粉的清除率测得的。例如，静脉滴注一定量菊粉以保持血浆菊粉浓度（P_{In} 为 1 mg/100 ml）恒定。分别测得每分钟尿量（V）为 1 ml/min，尿中菊粉浓度（U_{In}）为 125 mg/100 ml，菊粉清除率 C_{In} 可用下式计算：

$$C_{In} = \frac{U_{In} \times V}{P_{In}} = \frac{125/100/1}{1/100} = 125 \text{ (ml/min)}$$

由于菊粉清除率试验操作繁杂，临床上改用较为简便的内生肌酐清除率试验，也能较准确地测得肾小球滤过率。所谓内生肌酐，是指体内组织代谢所产生的肌酐。试验前 2~3 日，被试者禁食肉类，以免从食物中摄入过多的外来肌酐。其他饮食照常。被试者可从事一般工作，但要避免剧烈运动或体力劳动。在这种情况下，被试者血浆中的肌酐浓度以及在一昼夜内肌酐的尿中排出总量都比较稳定。在进行内生肌酐清除率试验时，只需从第二天清晨起收集 24 小时的尿量（L/24 h），并测定混合尿中的肌酐浓度（mg/L）。抽取少量静脉血，测定血浆中的肌酐浓度（mg/L），按下式可算出 24 小时的内生肌酐清除率：

$$\text{内生肌酐清除率} = \frac{\text{尿肌酐浓度(mg/L)} \times \text{尿量(L/24 h)}}{\text{血浆肌酐浓度(mg/L)}}$$

肌酐能自由通过肾小球滤过，在肾小管中很少被重吸收，但有少量是由近曲小管分泌的。由于内生肌酐在血浆中的浓度相当低（0.1 mg/100 ml），近曲小管分泌的肌酐量可忽略不计，因此内生肌酐清除率与菊粉清除率相近，可以代表肾小球滤过率。

（二）测定肾血流量

如果血浆中某一物质，经过肾循环一周后可以被完全清除掉（通过滤过和分泌），其在肾静脉中的浓度应接近于0，则该物质每分钟的尿中排出量（$U_X \times V$）应等于每分钟通过肾的血浆中所含的量。设每分钟通过肾的血浆流量为RPF，血浆中该物质浓度为P_X，则该物质的清除率（C_X）为每分钟通过肾的血浆流量，即

$$U_X \times V = C_X \times P_X = \text{RPF} \times P_X$$

例如，当静脉滴注对氨基马尿酸（PAH）钠盐，使其血浆浓度维持在较低水平（1～3 mg/100 ml）时，PAH经肾循环一周后，几乎全部被清除掉，则肾静脉中的浓度应接近于0。而实际上，由于少量流经过肾的非泌尿部分（如肾被膜、肾盂等）血液既不被肾小球滤过，也不被肾小管重吸收和分泌，其中的PAH不能被清除，因而PAH的清除率只代表有效肾血浆流量（$\text{RPF}_{有效}$），即

$$C_{\text{PAH}} = \text{RPF}_{有效} = U_{\text{PAH}} \times V / P_{\text{PAH}}$$

如测得$\text{RPF}_{有效} = C_{\text{PAH}} = 594 \text{ ml/min}$，则

$$\text{RPF} = \text{RPF}_{有效} / 90\% = C_{\text{PAH}} / 90\% = 594/90\% = 660 \text{ (ml/min)}$$

前述滤过分数（FF）就是根据肾小球滤过率（GFR）和肾血浆流量（RPF）来推算的。已知GFR为125 ml/min，那么FF为

$$\text{FF} = \text{GRF} / \text{RPF} \times 100\% = 125/660 \times 100\% = 19\%$$

根据RPF和血细胞比容（45%），按下式推算出肾血流量（RBF）为1 200 ml/min，占心排血量的1/5～1/4。

$$\text{RBF} = \text{RPF} / (100\% - 45\%) = 660/55\% = 1\ 200 \text{ (ml/min)}$$

（三）推测肾小管的功能

通过比较肾小球滤过率与某种物质的清除率，可以推测出这些物质是被肾小管重吸收还是分泌的。如图9-24所示，以C_{In}值代表肾小球滤过率，某一物质的清除率为C_X：$C_X/C_{\text{In}} = 1$，提示肾小管内分泌和重吸收均为0；$C_X/C_{\text{In}} < 1$，说明肾小管内有净重吸收；$C_X/C_{\text{In}} > 1$，则说明肾小管存在净分泌。

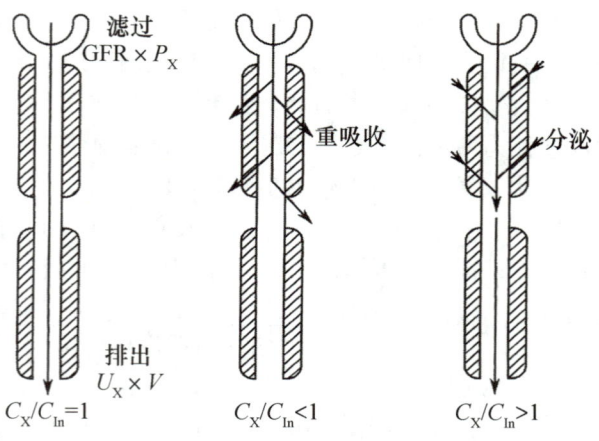

图9-24　肾小管对不同物质的处理示意图

第五节　尿的排泄

尿的生成是一个连续不断的过程。持续进入肾盂的尿液，在压力差和肾盂的收缩作用下进入输尿管。输尿管的周期性蠕动将尿液挤压入膀胱，并暂时储存于膀胱内。当膀胱内尿液达到一定容积时，通过排尿反射排出体外。

膀胱有储尿和排尿的功能。膀胱具有较大的伸展性，当膀胱内尿液在 400 ml 以下时，膀胱内压无明显变化，且经常保持在 10 cmH$_2$O 以下。当膀胱内尿液增加到 400～500 ml 时，膀胱内压可超过 10 cmH$_2$O，并产生尿意；当膀胱内尿液增加到 700 ml 时，其内压会迅速上升至 35 cmH$_2$O，此时排尿欲望明显增加，但尚能控制；当膀胱内压高达 70 cmH$_2$O 时，机体便可产生明显痛觉，并将难以控制排尿。

一、膀胱与尿道的神经支配

支配膀胱和尿道的神经有三组，都属于混合性神经，即既有传入纤维，也有传出纤维（图 9-25）。它们分别是：①盆神经，属于副交感神经。其感觉支传导膀胱的充胀感觉，支配膀胱逼尿肌和内括约肌，兴奋时引起膀胱逼尿肌收缩、内括约肌松弛，促进排尿。②腹下神经，属于交感神经。其感觉支传导膀胱的痛觉，也支配膀胱逼尿肌和内括约肌，兴奋时引起膀胱逼尿肌松弛、内括约肌收缩，阻止排尿。③阴部神经，属于躯体神经。其感觉支传导尿道的感觉，支配外括约肌，兴奋时尿道外括约肌收缩，阻止排尿。

二、排尿反射

膀胱内尿液充盈达一定容积（400～500 ml）时，刺激膀胱壁的牵张感受器，冲动沿盆神经传入脊髓骶段的排尿反射初级中枢，同时上传到脑干和大脑皮质的排尿反射高级中枢，尿意产生。如果环境不许可，大脑皮质的下行冲动可抑制脊髓初级排尿中枢的活动；如果环境许可，大脑皮质对初级排尿中枢的抑制解除。

排尿反射进行时，冲动沿盆神经传出，引起膀胱逼尿肌收缩、内括约肌舒张，尿液进入后尿道，刺激后尿道感受器，冲动沿阴部神经再次传入脊髓初级排尿中枢，进一步加强其活动，并反射性地抑制阴部神经的传出活动，使外括约肌舒张，于是尿液在强大的膀胱内压驱使下被排出体外。在此过程中，尿液对后尿道的刺激进一步加强排尿活动，这是一种正反

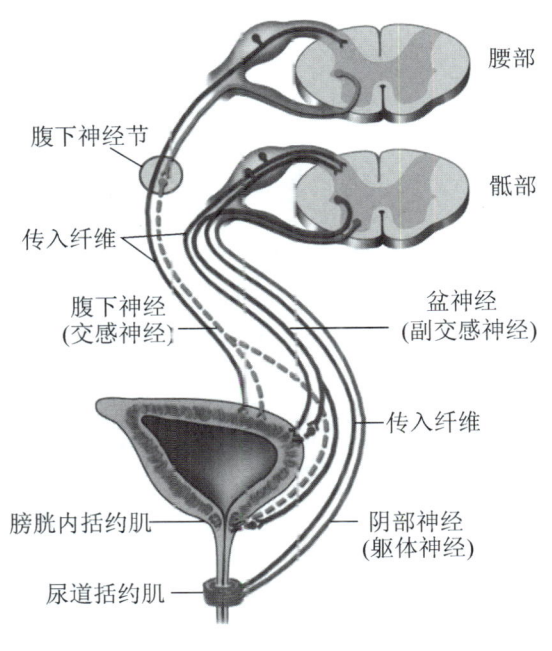

图 9-25　膀胱和尿道的神经支配

馈，它使排尿反射一再加强，直至尿液排完。

练习题

一、名词解释

1. 膀胱三角（位置） 2. 肾单位（定义、组成） 3. 渗透性利尿 4. 肾脏的球-管平衡 5. 高渗尿 6. 低渗尿 7. 水利尿 8. 血浆清除率 9. 滤过分数 10. 肾小球滤过率 11. 糖尿 12. 超滤液 13. 肾糖阈 14. 肾血浆流量

二、简答题

1. 在肾的冠状切面上可见到的结构有哪些？
2. 男性的尿液从肾乳头排出后，经何途径到达体外？
3. 简述膀胱的位置、分部和膀胱三角的位置。
4. 肾单位由哪些结构组成？
5. 说明尿生成的基本过程。
6. 影响肾小球滤过率的因素有哪些？
7. 举例说明各段肾小管和集合管的转运功能与利尿药的关系。
8. 临床上应用甘露醇给病人脱水的原理是什么？

第十章

神经系统的结构与功能

> **学习目标**
>
> **掌握：**
> 神经系统的组成；兴奋在神经纤维及反射弧中枢部分传播的特征；经典化学性突触传递的过程及机制；中枢抑制；丘脑的感觉投射系统及其功能；内脏痛和牵涉痛；牵张反射及其产生机制；自主神经对内脏活动调节的特点。
>
> **了解：**
> 脊髓和脑的位置；脑的分部；脊神经和脑神经的名称与分布范围；内脏运动神经的分布；主要的神经传导通路；主要的神经递质和受体系统；脊休克的表现及其产生机制；各级中枢对肌紧张及肌运动的调节功能；神经胶质细胞的功能；反射活动的一般规律。

神经系统是机体的主导系统。它可通过感受器接受机体内、外环境的刺激，经传入神经将信息传至各级中枢，中枢将信息进行分析、整合后，特别是高级神经中枢根据已整合的信息，有目的地随时发出冲动，经周围神经调节机体其他器官的活动，使机体成为一个有机的整体，以适应机体内、外环境的变化。

人类神经系统是在长期的进化过程中获得的，是在长期的生产劳动、社会实践中得到完善和发展的，特别是人类大脑皮质的高度发展，使人类在分析、语言、思维、意识方面远远超过其他动物。

第一节 神经系统的组成和结构

神经系统分为中枢神经系统和周围神经系统两部分。中枢神经系统包括脑和脊髓；周围神经系统包括脑神经、脊神经和内脏神经（图 10-1）。根据周围神经的分布不同，可将周围神经分为躯体神经和内脏神经。躯体神经分布于体表、骨、关节和骨骼肌；内脏神经分布于内脏、心血管、平滑肌和腺体。

脑神经、脊神经和内脏神经中都有感觉和运动纤维成分。感觉神经是将神经冲动自感受器传向中枢部，因此又称传入神经；运动神经则将冲动自中枢部传向周围的效应器，因此又称传出神经。

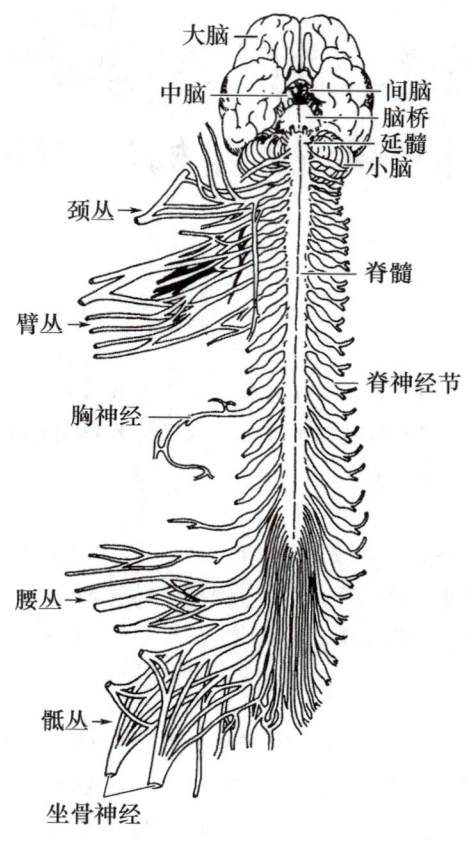

图 10-1 神经系统的区分示意图

神经系统的基本组织是神经组织，神经组织由两类细胞组成：神经细胞（神经元）和胶质细胞（神经胶质）。神经元具有接受刺激、传导冲动和整合信息的功能。

神经细胞由胞体和突起两部分构成。突起由一个长的轴突和多个树状的树突构成。神经元按功能不同可分为三种：感觉神经元、运动神经元、联络神经元。

神经元与神经元之间或神经元与非神经元（肌细胞或腺细胞）之间特化的细胞连接称为突触。神经系统的基本活动方式是反射，完成反射活动的物质基础是反射弧。反射弧包括感受器、传入神经、中枢、传出神经、效应器五部分。

在中枢神经系统和周围神经系统中，根据神经元胞体和轴突所在位置和编排方式不同给予了不同的术语名称。

在中枢部，神经元胞体和树突集聚的部位，在新鲜标本上呈灰色的称为灰质，在大脑和小脑表面的灰质称为皮质。在中枢部神经纤维集聚的部位，因髓鞘色泽白亮称为白质，在小脑皮质深方的白质又称为髓质。形态和功能相似的神经元胞体聚集成团，位于中枢部的称为神经核，位于周围部的称为神经节。

神经元的轴突或长树突的外面包有神经外膜或髓鞘称为神经纤维；起止、行程和功能基本相同的神经纤维集合于中枢部称为纤维束或传导束；神经纤维聚合在一起，被结缔组织包裹，位于周围部，称为神经。在中枢部的某些区域，纤维纵横交织成网，其间散在神经元胞体，称为网状结构。

一、脊髓和脑

(一) 脊髓

1. 脊髓的位置和外形

脊髓位于椎管内，上端平对枕骨大孔处连接延髓，下端成人终止于第1腰椎下缘，新生儿则终止于第3腰椎水平，故临床上成人常在第3、4腰椎之间进行腰椎穿刺，不会损伤脊髓。脊髓呈圆柱状，下端变细称为脊髓圆锥，再向下延续为无神经组织的终丝。脊髓可借脊神经前、后根的出入范围分为31节：8个颈节、12个胸节、5个腰节、5个骶节和1个尾节。脊髓全长粗细不等，有两个膨大部，靠上方的为颈膨大，靠下方的为腰骶膨大，两个膨大的形成与此处支配上、下肢的神经元数目较多有关。脊髓表面的前后各有一条纵行的沟，将脊髓分为左右对称的两半，前为前正中裂，后为后正中沟。在前外侧和后外侧分别有前外侧沟和后外侧沟，沟内有出入脊髓的前根和后根。前根和后根在第1腰椎以下，围绕终丝在椎管内下行至相应的椎间孔之前称为马尾，后根在椎间孔处有膨大的脊神经节，节内为感觉神经元胞体（图10-2）。

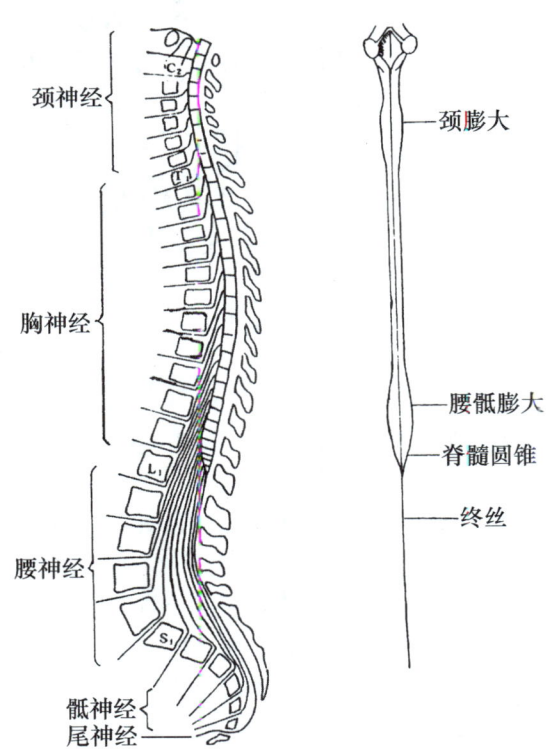

图10-2 脊髓外形、脊髓节与椎骨对应关系示意图

2. 脊髓的内部结构

脊髓内部结构由灰质、白质和网状结构三部分构成。

（1）灰质　在脊髓的中央有纵贯全长的中央管，围绕中央管有呈 H 形的灰质，两侧向前突出的部分称为前角，向后突出的为后角（图10-3）；在全部胸髓和腰髓1~3节的前、后角之间有侧角。

前角由大型的躯体运动神经元组成，纵贯脊髓的全长，在颈膨大和腰骶膨大节段较发达，神经元发出纤维支配四肢、躯干的骨骼肌运动，当这些神经元受损时，所支配的骨骼肌瘫痪，不能随意运动，反射消失。

侧角由中、小型内脏神经元组成，仅位于胸髓和腰髓的上3节，含交感神经节前神经元的胞体、神经元发出纤维先至交感神经节，交换神经元后支配内脏的运动。

后角由中、小型联络神经元组成，这些神经元主要接受脊髓后根的躯体和内脏的感觉传入，并参与脊髓节段间的联络功能。

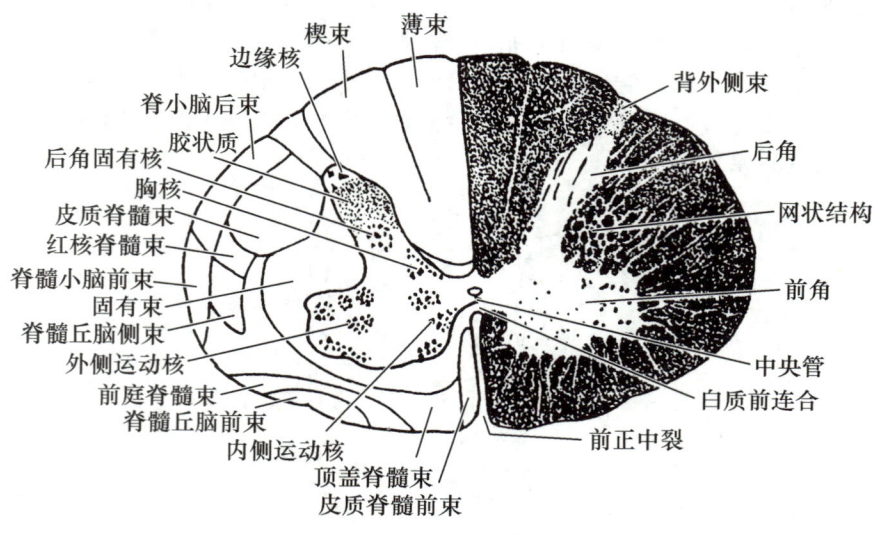

图10-3　脊髓颈段横切面示意图

（2）白质　围绕灰质的四周，借脊髓表面的纵沟，由前向后分为前索、外侧索和后索三部，各索内均由上、下行的神经纤维束构成。

脊髓的上行传导束：在脊髓后索内有薄束和楔束，传导本体感觉（肌、腱、关节的位置觉、运动觉和振动觉）和精细的触觉（辨别两点间距离和物体纹理粗细）至背侧丘脑；在脊髓外侧索和前索内有脊髓丘脑束，向上传导痛、温觉和粗触觉至背侧丘脑。

脊髓的下行传导束：包括皮质脊髓侧束、皮质脊髓前束、红核脊髓束、前庭脊髓束和网状脊髓束等。其中皮质脊髓侧束由大脑皮质运动区发出纤维下行在延髓交叉后继续在脊髓外侧索下行，止于同侧的前角运动神经元，控制骨骼肌的随意运动。

（二）脑

脑位于颅腔内，可分为端脑、间脑、中脑、脑桥、延髓和小脑六个部分，通常将中脑、脑桥和延髓三部分合称为脑干（图10-4、图10-5）。

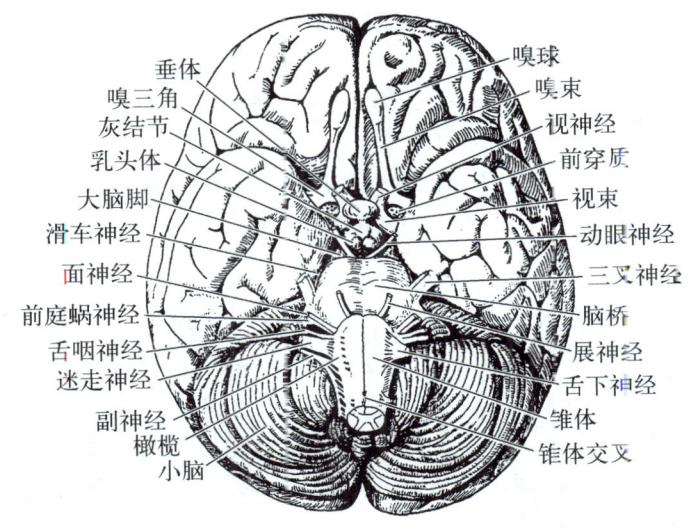

图10-4 脑的底面示意图

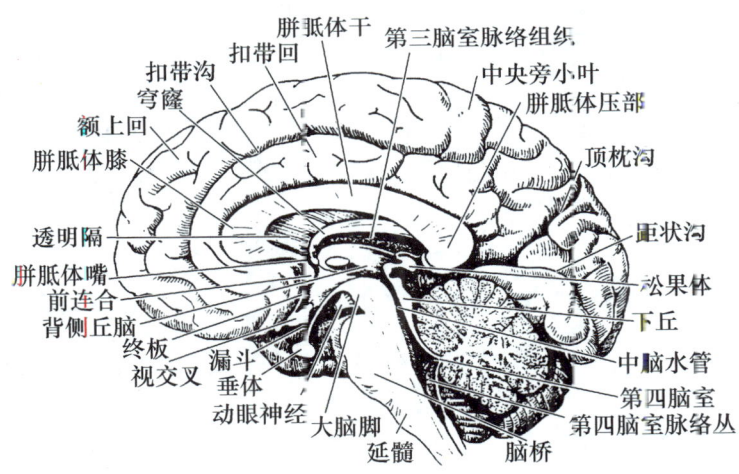

图10-5 脑的正中矢状面示意图

1. **脑干**

脑干自前上斜向后下依次为中脑、脑桥和延髓，分为背侧面和腹侧面，背侧面与小脑相连，腹侧面靠颅底（图10-6、图10-7）。中脑向上与间脑相连，延髓向下出枕骨大孔延续为脊髓。

（1）脑干的外形　延髓腹侧面中央有前正中裂，在裂的两侧有纵行隆起锥体，内有由大脑皮质发出的锥体束，此束在延髓下端的大部分纤维左右交叉，形成锥体交叉。延髓背侧面下部后正中沟两侧有内侧的薄束结节和外侧的楔束结节，两结节内部分别有薄束核和楔束核。延髓背侧上部中央管开敞为第四脑室，它与脑桥背侧共同形成第四脑室底。

脑桥腹侧面的中央有纵行的基底沟，沟内有基底动脉。沟的两侧较膨隆，向背侧移行为小脑中脚。脑桥与延髓交界处有延髓脑桥沟。

中脑腹侧面的两侧有柱状的隆起，称为左、右大脑脚，两脚的中间为脚间窝。中脑背侧面由两对小丘组成：上方的是上丘，为视觉反射中枢；下方的是下丘，为听觉反射中枢。

第四脑室为位于延髓、脑桥和小脑之间的裂隙，顶为小脑，底为菱形窝，内有脑脊液和产生脑脊液的第四脑室脉络丛。它向上通中脑水管，向下通脊髓中央管，并借顶部的正中孔和两个外侧孔通蛛网膜下腔。

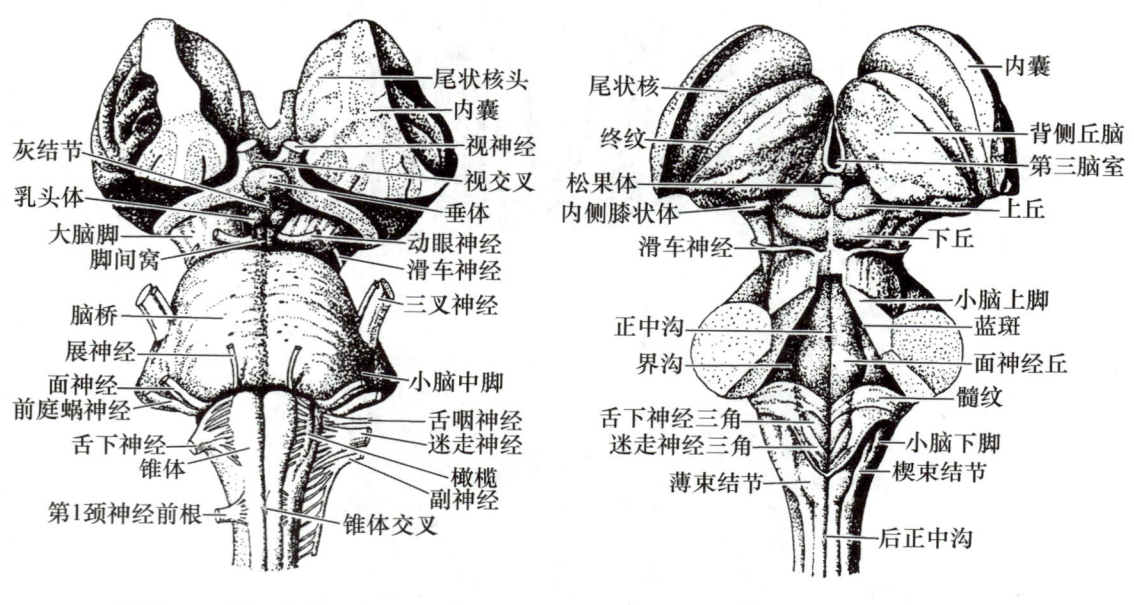

图 10-6 脑干腹面观示意图　　　　　图 10-7 脑干背面观示意图

（2）脑干的内部结构　脑干的内部结构较复杂，主要由灰质、白质和脑干网状结构组成。

脑干的灰质：与脊髓灰质不同，脑干的灰质由许多分离断续的核团构成。这些核团包括脑神经核和非脑神经核（传导中继核）。

脑神经核：第Ⅲ～Ⅻ对脑神经的核团均位于脑干内，第Ⅲ、Ⅳ对脑神经核位于中脑，第Ⅴ～Ⅷ对脑神经核主要位于脑桥，第Ⅸ～Ⅻ对脑神经核主要位于延髓。

非脑神经核：主要有薄束核、楔束核、脑桥核、黑质、上丘和下丘等。

脑干的白质：脑干的白质主要为一些上、下行的纤维束。上行的纤维束主要有内侧丘系、脊髓丘脑束、三叉丘系和外侧丘系等。下行的纤维束主要有锥体束（包括皮质脊髓束和皮质核束）。其他的下行纤维束还有红核脊髓束、前庭脊髓束、顶盖脊髓束和网状脊髓束等。

脑干网状结构：在脑干内除了脑神经核、非脑神经核以及长纤维束外，纤维纵横交织，其间有大小不等的细胞，称为脑干网状结构。脑干网状结构能调节肌张力，维持大脑的觉醒和警觉状态；还能调节内脏活动，重要的呼吸中枢和心血管运动中枢（生命中枢）就位于脑干网状结构内。这些中枢损伤可造成呼吸、心跳停止。

2. 小脑

小脑位于颅后窝，脑桥和延髓的背侧（图10-5、图10-8）。

（1）小脑外形和分叶　小脑的中部较狭窄，为小脑蚓；两侧膨大，称小脑半球（图10-8）。小脑借三个小脑脚与脑干相连，通过三个脚内的纤维束与大脑和脊髓发生联系。根据小脑的发生、功能和纤维联系，将小脑分为：绒球小结叶（古小脑），包括半球上的绒球和蚓部的小结及二者之间的绒球脚；前叶（旧小脑），小脑上面，原裂以前的部分；后叶（新小脑），原裂与后外侧裂之间的部分。

（2）小脑内部结构　小脑表面的灰质称为小脑皮质，小脑深面的白质称为髓质，髓质内的灰质团块称为小脑核，主要有顶核、球状核、栓状核和齿状核。

小脑是重要的躯体运动调节中枢，对维持身体平衡、调节肌张力以及协调骨骼肌的随意运动起重要作用。小脑损伤可表现为步态蹒跚、肌张力降低、运动不协调、手指不能准确指到鼻尖等。小脑半球下面在小脑蚓两旁较膨出的部分称小脑扁桃体。当颅内压升高时，小脑扁桃体可嵌入枕骨大孔，形成小脑扁桃体疝，而压迫延髓的生命中枢，危及生命。

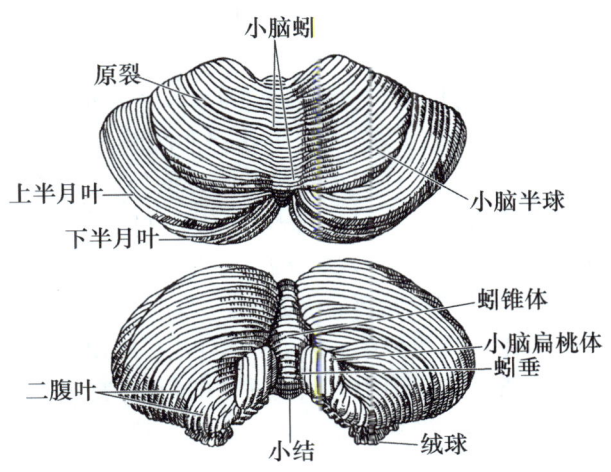

图10-8　小脑外形（上面、下面观）示意图

3. 间脑

间脑位于中脑和端脑之间，大部分被端脑所掩盖，主要包括背侧丘脑、下丘脑、后丘脑、上丘脑和底丘脑五部分。

（1）背侧丘脑　又称丘脑，由两个卵圆形的灰质团块组成。背侧丘脑的内部被Y形的纤维板分为前核群、内侧核群和外侧核群。前核群与内脏活动的调节有关；内侧核群与多种高级神经活动有关，损毁此核可缓解紧张、焦虑和强迫性想法；外侧核群接受传导全身深、浅感觉的上行纤维束，终止于外侧核群的腹后核，接替后再发出纤维投射至大脑皮质感觉区。外侧核群中的腹前核和腹外侧核主要接受小脑、黑质和苍白球的纤维，发出纤维投射至大脑皮质运动区，参与随意运动的调节。

后丘脑位于背侧丘脑的后下部，由内侧膝状体、外侧膝状体两个小的突起构成。内侧膝状体接受听觉纤维传入，中继后投射到听觉皮质；外侧膝状体接受视觉纤维，中继后投射到视觉皮质。有的学者将后丘脑归入背侧丘脑。

（2）下丘脑　位于背侧丘脑的前下部，向下通过漏斗与垂体相连。下丘脑内核团较多，其中视上核和室旁核发出的纤维，运送催产素和加压素至垂体后叶并释放入血液，影响靶器官。下丘脑产生的神经内分泌物质经垂体门静脉运送至垂体前叶，控制垂体前叶的内分泌功能。下丘脑是调节内脏活动和内分泌活动的皮质下中枢，还是调节体温、饮水摄食和水盐代谢的中枢，并参与情绪反应活动。

第三脑室是位于两侧背侧丘脑和下丘脑之间的矢状位裂隙，内有脑脊液和第三脑室脉络丛，向下借中脑水管与第四脑室相通，前上方借室间孔通侧脑室。

4. 端脑

端脑包括左、右大脑半球。人类的大脑半球高度发展，覆盖于间脑、中脑和小脑的上面。大脑纵裂将大脑半球不完全分隔开，大脑纵裂的底部有胼胝体将两个半球相连。

（1）大脑半球的外形和分叶　大脑半球的表面凹凸不平，凹处称为脑沟或裂，位于两沟之间的隆起称为脑回。每侧半球分为背外侧面、内侧面和底面（图10-4、图10-9、图10-10）。

每侧半球均有三条较恒定的沟：①外侧沟，起自半球下面，转至背外侧面由前下斜向后上；②中央沟，位于大脑半球背外侧面，起于半球上缘的中点稍后，斜向前下几乎达外侧沟；③顶枕沟，位于大脑半球内侧面的后部，自前下斜向后上。

借上述三条沟将大脑半球分为五叶：中央沟之前，外侧沟以上的部分为额叶；外侧沟以上，中央沟与顶枕沟之间的部分为顶叶；顶枕沟以后的部分为枕叶；外侧沟以下的部分为颞叶；藏于外侧沟底部的为岛叶。

大脑半球重要的沟回：在额叶中央沟的前方有中央前回；在顶叶中央沟的后方有中央后回；在枕叶内侧面上有斜向后下的距状沟；在颞叶外侧沟的下壁上有颞横回；在大脑内侧面可见胼胝体的断面，胼胝体是联系大脑左、右半球的巨型纤维束。中央前回和中央后回的上端延伸至内侧面的部分为中央旁小叶。

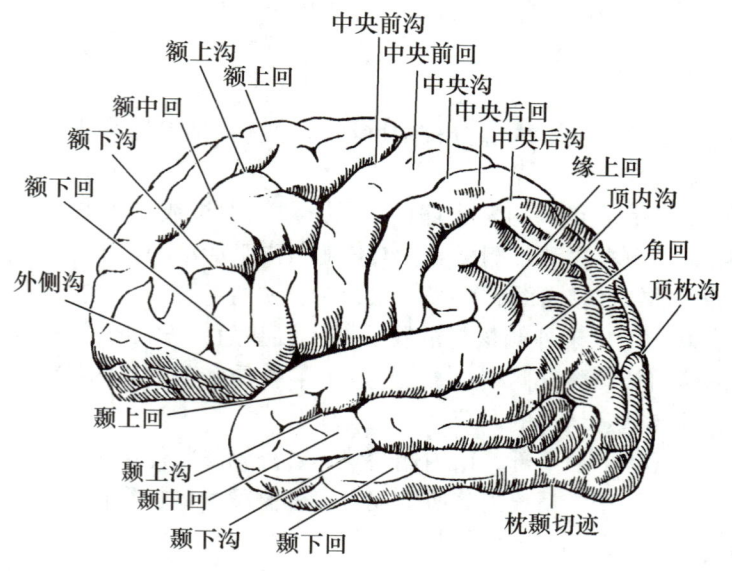

图10-9　大脑半球背外侧面示意图

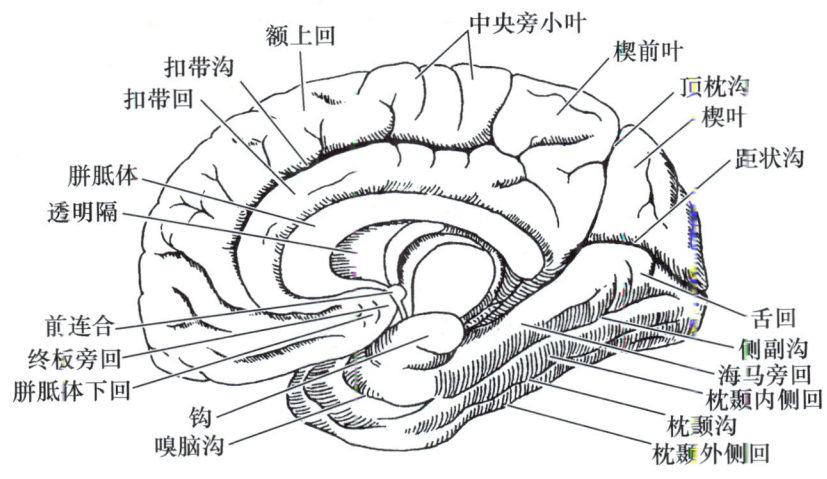

图 10-10 大脑半球内侧面示意图

（2）端脑的内部结构 大脑半球表层的灰质称为大脑皮质。皮质深方的白质称为大脑髓质。髓质内含有若干灰质团块称为基底核。基底核包括尾状核、豆状核、屏状核和杏仁核，前两者合称为纹状体。半球内的室腔为侧脑室（图 10-11）。

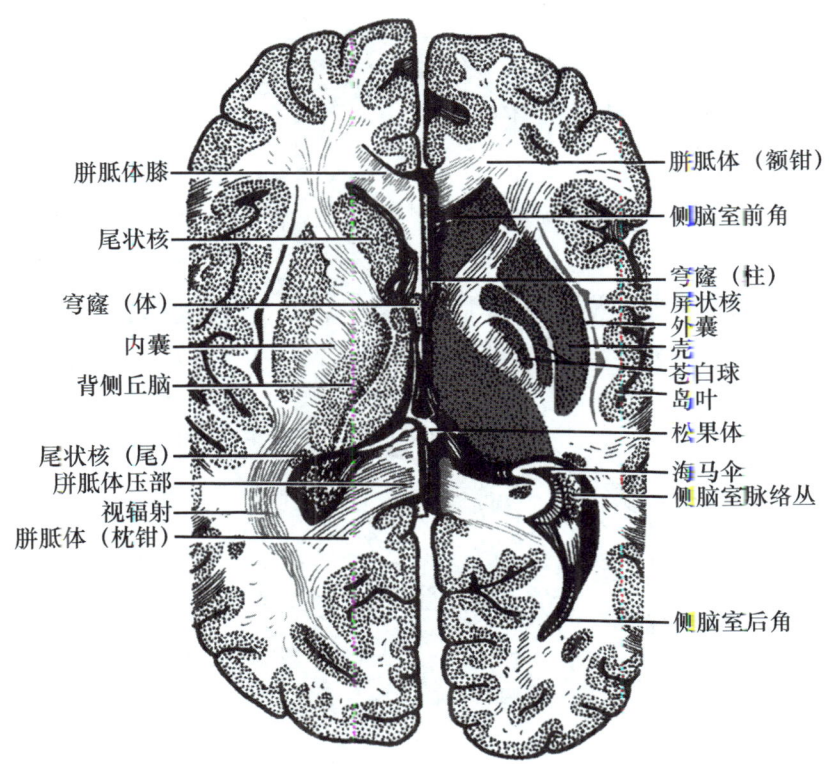

图 10-11 大脑底部横断面

大脑半球的髓质（大脑白质）在大脑皮质的深面，由大量的神经纤维组成。连接左、右半球的纤维为联合纤维，如胼胝体等；连接同侧半球脑回或脑叶内的纤维为联络纤维；联系大脑皮质与皮质下中枢之间的上、下行纤维为投射纤维，投射纤维绝大部分经过内囊。

内囊为位于背侧丘脑、尾状核和豆状核之间的白质。在水平切面上呈＜形，通过内囊的纤维主要有皮质核束、皮质脊髓束、丘脑皮质束（丘脑上辐射）、视辐射和听辐射（图10-12）。当一侧内囊损伤时，病人可出现对侧半身浅、深感觉障碍，对侧半身痉挛性瘫痪，双眼视野对侧半同向性偏盲，即临床上所谓的三偏症。

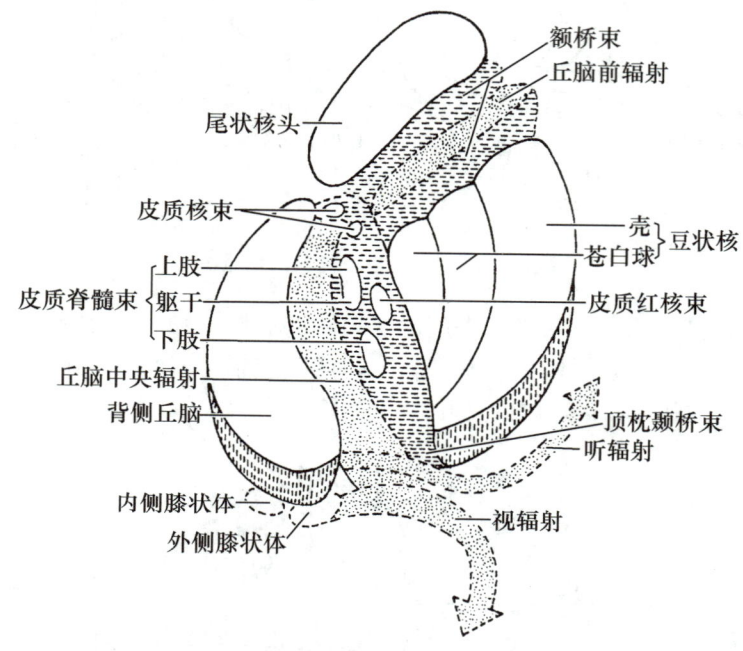

图 10-12　内囊示意图

侧脑室为位于两大脑半球内的一对室腔，内含脑脊液。侧脑室内有产生脑脊液的侧脑室脉络丛，两半球内的侧脑室借室间孔与第三脑室相通（图10-13）。

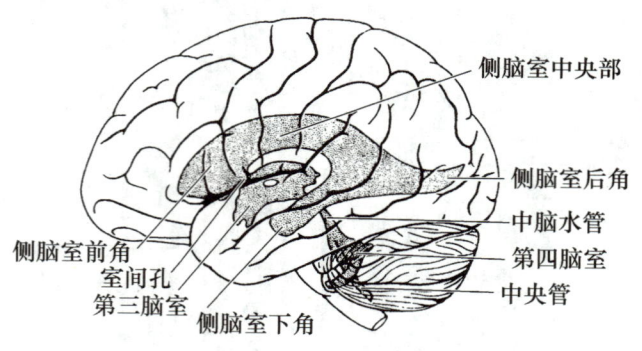

图 10-13　侧脑室投影示意图

二、脊神经和脑神经

(一) 脊神经

脊神经从脊髓发出，共有 31 对，从上到下可分为颈神经 8 对、胸神经 12 对、腰神经 5 对、骶神经 5 对、尾神经 1 对（图 10-14）。每一对脊神经均由前根和后根在椎间孔处汇合而成，前根内含有躯体运动纤维和内脏运动纤维，后根内含有躯体感觉纤维和内脏感觉纤维，合成后的脊神经具有四种神经纤维，因此称为混合性神经（图 10-15）。

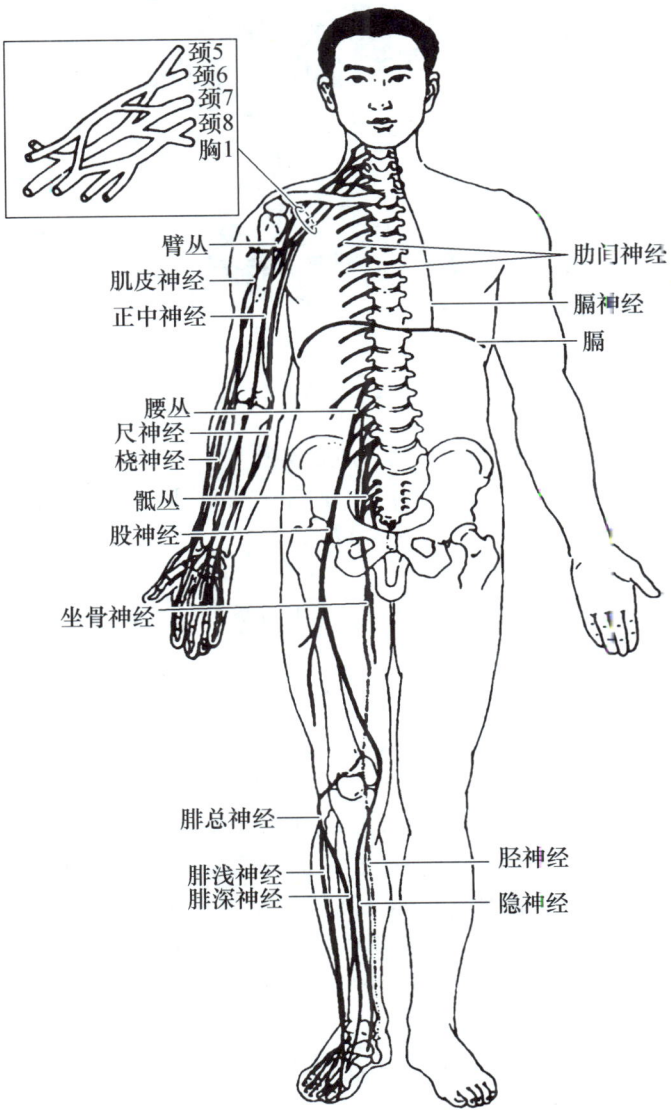

图 10-14　全身脊神经分布概况示意图

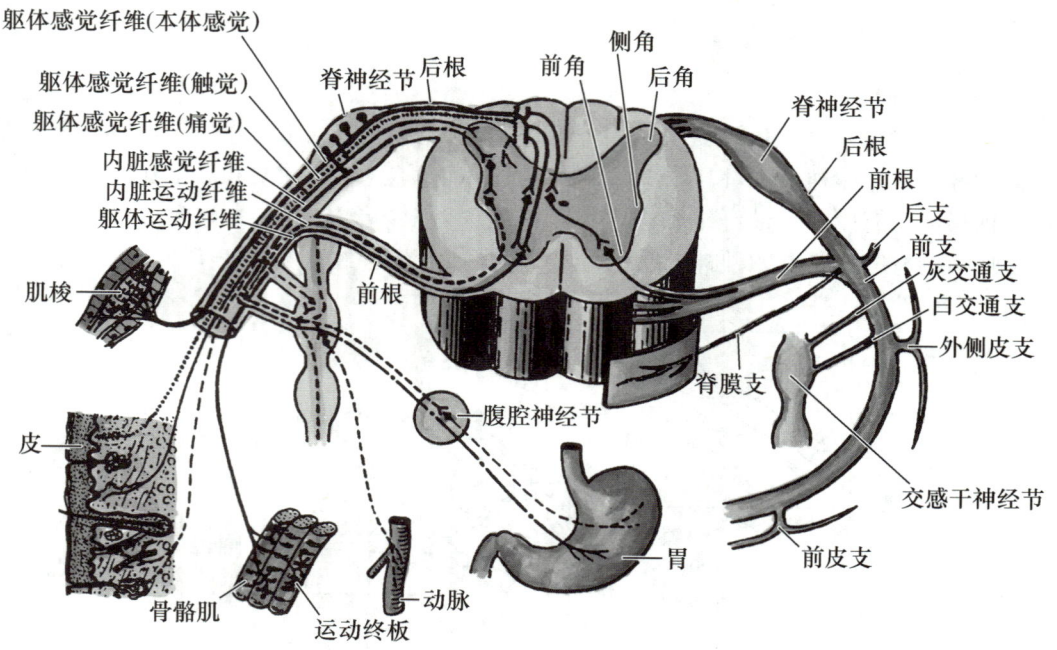

图 10 – 15　脊神经的组成和分布模式图

脊神经出椎间孔立即分为前支和后支。前支较粗大，分布到颈、胸、腹部以及四肢的肌肉和皮肤，除胸神经有明显的节段性外，其余前支均先编织成<u>颈丛</u>、<u>臂丛</u>、<u>腰丛</u>、<u>骶丛</u>四对神经丛，然后发神经至相应的区域（图 10 – 14）。

1. 颈丛

颈丛位于胸锁乳突肌上部的深方，其主要分支有膈神经，主要分布到膈。

2. 臂丛

臂丛自颈根部穿斜角肌间隙，向外下至腋窝，经锁骨中点的深方，分布于腋部、肩部及上肢的肌和皮肤（图 10 – 14）。臂丛的主要分支有：

（1）肌皮神经　主要支配臂部前群肌（肱二头肌和肱肌），皮支分布到前臂外侧皮肤。

（2）正中神经　支配前臂前群外侧的大部分屈肌、旋前圆肌、鱼际肌以及第 1、2 蚓状肌；皮支分布到手掌桡侧半、桡侧三个半手指掌面及部分指尖背侧的皮肤。

（3）尺神经　支配前臂前群内侧小部分屈肌、小鱼际肌和骨间肌，皮支分布到手掌尺侧半和尺侧一个半手指掌面的皮肤，以及手背尺侧半和部分手指背面的皮肤。

（4）桡神经　支配肱三头肌及其前臂背侧的全部伸肌，皮支分布到整个上肢背侧、手背桡侧半和桡侧半手指背侧皮肤。

（5）腋神经　主要支配三角肌及该肌表面皮肤。

3. 胸神经的前支

胸神经的前支共 12 对，上 11 对位于相应的肋间隙内，称为肋间神经。肌支支配肋间肌和腹肌。皮支分布到胸壁和腹壁的皮肤。

4. 腰丛

腰丛主要分支有生殖股神经、闭孔神经和股神经等。

股神经支配股四头肌、缝匠肌，皮支分布到大腿前面和小腿内侧面皮肤。

5. 骶丛

骶丛主要分支有臀上神经、臀下神经、阴部神经和坐骨神经。

坐骨神经是人体最粗大的神经，在臀大肌的深方下行，支配大腿后群肌，向下分为胫神经和腓总神经。胫神经支配小腿后群肌和足底肌，皮支分布到小腿后面和足底的皮肤。腓总神经绕腓骨颈后又分为腓深神经和腓浅神经两个分支。腓浅神经支配小腿外侧群肌，皮支分布到小腿外侧和足背的皮肤。腓深神经支配小腿前群肌和足背肌，皮支分布到小腿前面和部分足背的皮肤。

（二）脑神经

脑神经是与脑相连的周围神经，主要分布到头颈部，部分可达胸、腹腔脏器，共有12对，分别发自不同的脑部（图10-16）。

按其发出顺序分别给予序号（罗马数字表示）和名称如下：

Ⅰ——嗅神经、Ⅱ——视神经、Ⅲ——动眼神经、Ⅳ——滑车神经、Ⅴ——三叉神经、Ⅵ——展神经、Ⅶ——面神经、Ⅷ——前庭蜗神经、Ⅸ——舌咽神经、Ⅹ——迷走神经、Ⅺ——副神经、Ⅻ——舌下神经。

Ⅰ——嗅神经将鼻黏膜感受到的嗅觉冲动传至脑。

Ⅱ——视神经将视网膜感受到的视觉冲动经视神经传至脑。

Ⅲ——动眼神经支配上直肌、下直肌、内直肌、下斜肌、上睑提肌五块眼球外肌的运动，还支配瞳孔括约肌和睫状肌，具有使瞳孔缩小和调节晶状体曲度的作用。

Ⅳ——滑车神经支配上斜肌。

Ⅴ——三叉神经将头面部的皮肤感觉，大部分口、鼻黏膜以及眶内结构的感觉冲动传至脑，并且支配咀嚼肌运动。三叉神经较粗大，主要分为三支：眼神经、上颌神经、下颌神经。

Ⅵ——展神经支配外直肌。

Ⅶ——面神经穿腮腺后分为五支：颞支、颧支、颊支、下颌缘支和颈支。面神经支配面肌和颈阔肌，还控制下颌下腺、舌下腺、泪腺、口、鼻黏膜腺体的分泌，以及将舌前2/3的味觉传至脑。

Ⅷ——前庭蜗神经由前庭神经和蜗神经两部分组成。前庭神经传导平衡觉，将内耳的位觉冲动传至脑。蜗神经将内耳听觉冲动传至脑。

Ⅸ——舌咽神经发出纤维控制腮腺的分泌，以及支配咽肌的运动。

Ⅹ——迷走神经支配各脏器的平滑肌的运动、心肌的收缩和消化腺的分泌以及咽喉肌的收缩，并将咽喉、胸、腹部脏器的黏膜感觉传至脑。迷走神经是脑神经中分布最广的混合性神经。

Ⅺ——副神经支配胸锁乳突肌和斜方肌。

Ⅻ——舌下神经支配舌肌的运动。

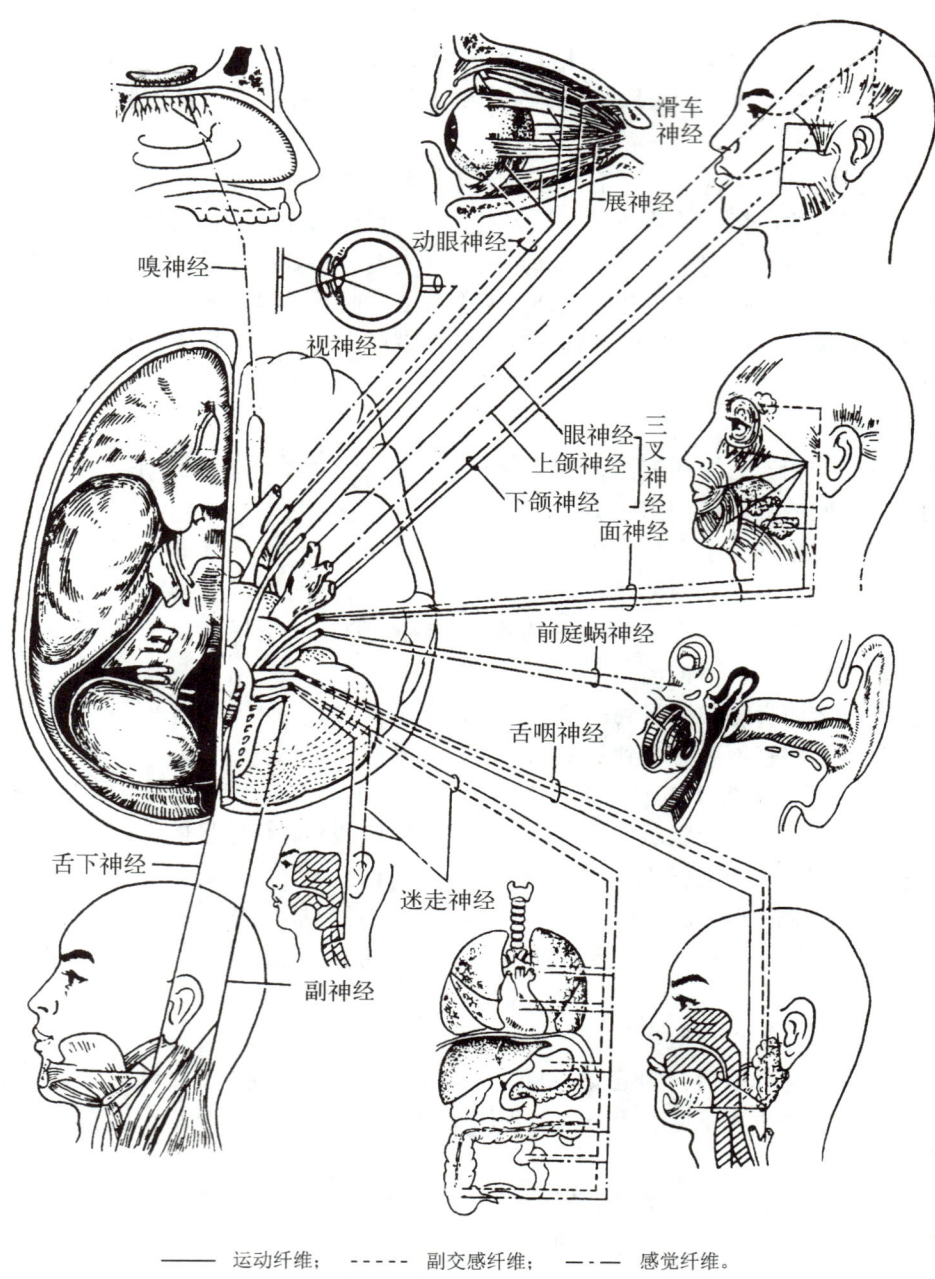

—— 运动纤维； ----- 副交感纤维； —·— 感觉纤维。

图 10-16 脑神经概观示意图

三、内脏神经

内脏神经主要是分布于内脏、心血管和腺体的神经（图 10-17），分为内脏运动神经和内脏感觉神经。内脏运动神经调节内脏、心血管的运动和腺体的分泌,通常不受意志控制,因而内脏运动神经又称为自主神经。

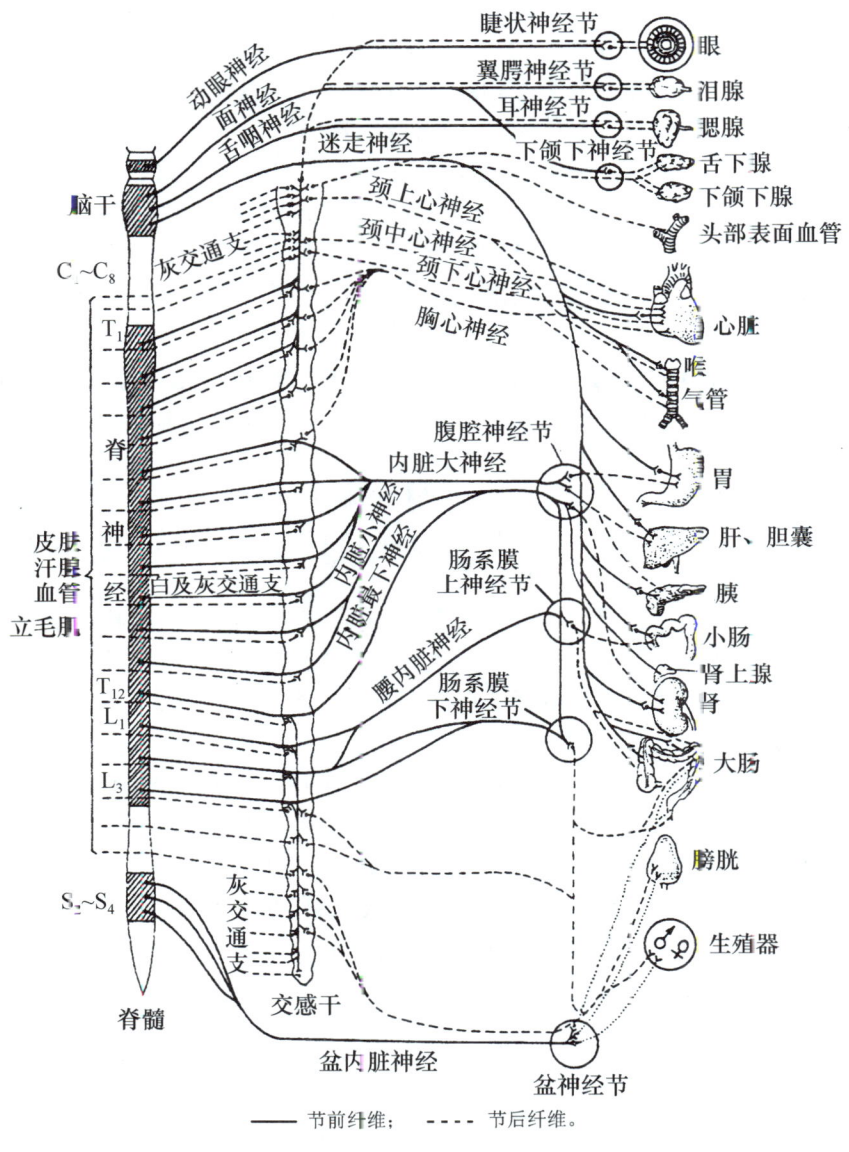

图 10-17 内脏神经概观示意图

（一）内脏运动神经

内脏运动神经自低级中枢发出后需在内脏神经节内换一次神经元,再到达所支配的器官。因此,把位于脑干和脊髓内低级中枢的神经元称为节前神经元,它发出的神经纤维称为节前纤维；把位于内脏神经节内的神经元称为节后神经元,它发出的神经纤维称为节后纤维。

根据自主神经的形态和功能的特点，将自主神经分为交感神经和副交感神经两部分，二者的低级中枢和神经节的位置不同，节前纤维和节后纤维的分布不同，对脏器的作用也不同（图 10-17）。

1. 交感神经

交感神经低级中枢位于脊髓的全部胸髓、腰髓第 1~3 节灰质的侧角内（节前神经元）。交感神经周围部由交感神经节、交感干和交感神经丛组成。

交感神经节（节后神经元）按其位置分为椎前节和椎旁节两类。椎旁节位于脊柱的两侧，椎旁神经节和节间支构成交感干，上至颅底，下到尾骨前方两干合为一个尾节。椎前节位于脊柱前方，主要有腹腔神经节、肠系膜上神经节和肠系膜下神经节等。

节前纤维由脊髓灰质侧角细胞体发出，有的在椎旁节交换神经元，有的穿过椎旁节到椎前节交换神经元。

节后纤维是由椎旁节和椎前节胞体发出的，有的攀附血管到达头部、颈部和胸腹部脏器，有的伴随脊神经分布到躯干、四肢的血管平滑肌、汗腺和立毛肌。

2. 副交感神经

副交感神经低级中枢（节前神经元）包括位于脑干内的四对副交感神经核（动眼神经副核、上泌涎核、下泌涎核和迷走神经背核）和骶髓第 2~4 节内的骶副交感核。副交感核发出节前纤维到达副交感神经节交换神经元。

副交感神经节（节后神经元）位于器官附近或器官的壁内，因此称为器官旁节或器官内节，肉眼可见的有睫状神经节、下颌下神经节、翼腭神经节和耳神经节。胸腹腔脏器的副交感神经节多位于脏器的壁内。节后纤维直接支配到脏器。

（二）内脏感觉神经

内脏感觉神经元的胞体位于脑神经节和脊神经节内，为假单极神经元，其周围突随舌咽神经、迷走神经、交感神经和骶部副交感神经分布到内脏器官的感受器，中枢突一部分伴随舌咽神经和迷走神经进入脑干终于脑干内的孤束核，另一部分伴随交感神经及盆内脏神经终于脊髓灰质后角，在中枢内直接或间接与内脏运动神经联系完成内脏-内脏反射，或与躯体运动神经元联系完成内脏-躯体反射，也可将冲动经一定途径传至大脑，产生内脏感觉。

四、神经系统传导通路

（一）感觉传导通路

外周感受器的感觉冲动经过周围神经传入中枢，通过几次中继后，最后到达大脑皮质，这种从感受器到达脑的神经通路称为感觉传导通路。感觉传导通路的特点是：三级神经元传导，第二级神经元发出的纤维交叉到对侧，第三级神经元发出的纤维经内囊投射到大脑皮质感觉区。

1. 躯干、四肢意识性本体感觉和精细触觉传导通路

本体感觉通路又称深感觉传导通路，是指传导肌、腱、关节等的运动觉和位置觉的通路，通路中还传导皮肤的精细触觉。此通路由三级神经元组成（图 10-18）。

第一级神经元胞体位于脊神经节，其周围突分布到躯干、四肢的肌、腱、关节和皮肤的精细触觉感受器；其中枢突经后根进入脊髓后索形成上行的薄束和楔束，来自第5胸节以下在后索内侧部形成薄束，来自第4胸节以上在后索外侧部形成楔束。

第二级神经元胞体在延髓的薄束核和楔束核内，二核分别接受薄束和楔束的纤维；发出二级纤维在延髓的中线处左右交叉形成内侧丘系交叉，交叉后的纤维在中线两侧上行，称为内侧丘系。

第三级神经元胞体位于背侧丘脑的腹后外侧核，此核接受内侧丘系的纤维；发出三级纤维经内囊后肢投射到大脑皮质的中央后回中、上部和中央旁小叶的后部。

此通路如受损，病人在闭眼时不能确定相应各关节的位置和运动方向，不能正确辨别皮肤两点间的距离。

2. 痛、温觉和粗触觉的传导通路

（1）躯干、四肢的痛、温觉和粗触觉的传导通路　此通路又称为浅感觉传导通路，由三级神经元组成（图10-19）。

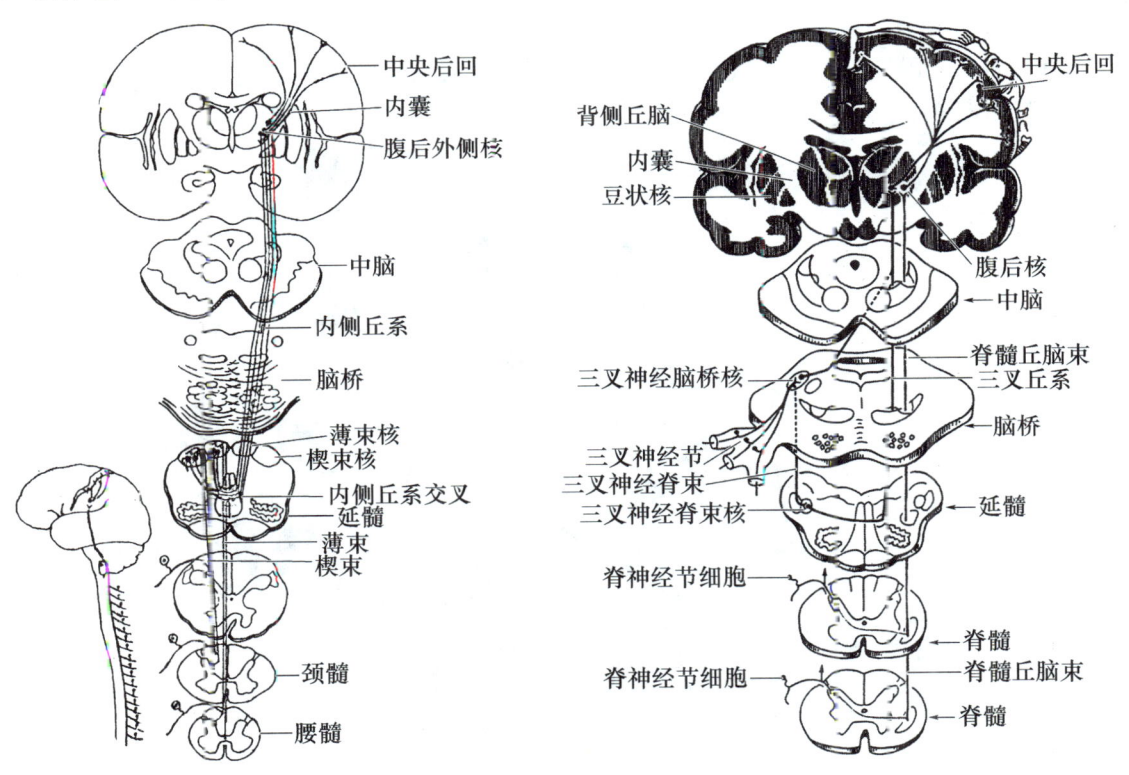

图10-18　本体感觉和精细触觉传导通路　　图10-19　痛、温觉和粗触觉传导通路

第一级神经元胞体位于脊神经节，其周围突分布到躯干、四肢皮肤的感觉器；中枢突经后根进入脊髓，在背外侧束上升1~2节后，止于同侧的后角。

第二级神经元胞体主要位于同侧脊髓后角的部分神经元，由此发出二级纤维经白质前连合交叉至对侧的外侧索和前索上行,组成脊髓丘脑束。

第三级神经元胞体位于背侧丘脑的腹后外侧核,此核发纤维经内囊后肢投射到大脑皮质的中央后回中、上部和中央旁小叶的后部。

若损伤一侧脊髓丘脑束,则出现损伤面对侧 1~2 脊髓节段以下痛、温觉消失。若一侧脊髓丘脑束以上部分损伤,症状表现在损伤对侧。

（2）头面部的痛、温觉和粗触觉的传导通路 第一级神经元胞体位于三叉神经节,其周围突经三叉神经分布于头面部的皮肤,以及口、鼻黏膜等处;中枢突经三叉神经根进入脑桥（图 10-19）。

第二级神经元胞体在三叉神经脊束核和三叉神经脑桥核,二核发出二级纤维交叉至对侧组成上行的三叉丘系。

第三级神经元胞体位于背侧丘脑的腹后内侧核,由此发出纤维经内囊后肢投射到中央后回的下部。

如损伤三叉丘系或以上部分,则出现对侧头面部痛、温觉和触压觉障碍。

3. 视觉传导通路和瞳孔对光反射通路

（1）视觉传导通路 第一级神经元胞体位于眼球视网膜的双极细胞,它接受光感受器视锥细胞和视杆细胞的冲动（图 10-20）。

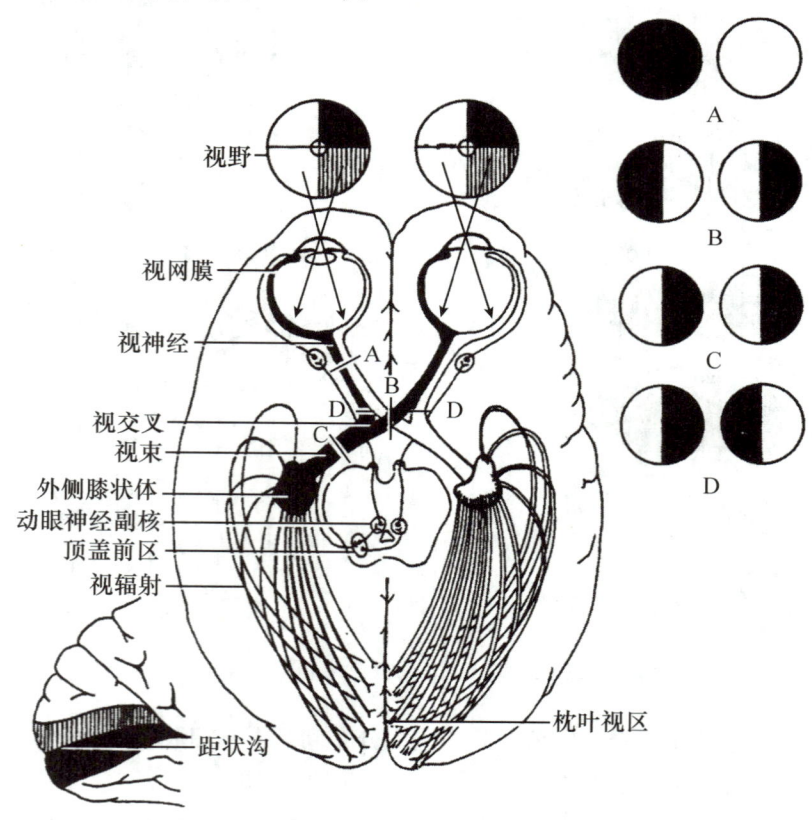

图 10-20　视觉传导通路和瞳孔对光反射通路

第二级神经元胞体位于视网膜的节细胞，它接受双极细胞的纤维；发纤维在视盘处合成视神经，入颅后形成视交叉，再延续为视束。视交叉中，仅来自两眼视网膜鼻侧半的纤维进行交叉；来自两眼视网膜颞侧半的纤维不交叉。

第三级神经元胞体位于外侧膝状体，它接受视束的纤维，发纤维组成视辐射，经内囊后肢投射到大脑距状沟两侧的视区皮质，产生视觉。

(2) 瞳孔对光反射通路　光照一侧瞳孔后，可引起两眼瞳孔缩小的反应称为瞳孔对光反射。光照侧的反应，称为直接对光反射；未照射侧同时也反应，称为间接对光反射。

瞳孔对光反射的通路如下：视网膜→视神经→视交叉→两侧视束→顶盖前区（位于中脑和间脑交界处的细胞群）→双侧的动眼神经副核→动眼神经→睫状神经节换元→瞳孔括约肌→双眼瞳孔缩小（图10-20）。

(二) 运动传导通路

运动传导通路是指从大脑皮质至躯体运动效应器的神经联系。它由上、下两级运动神经元组成。躯体运动传导通路主要是锥体系和锥体外系。

1. 锥体系

锥体系包括上、下两级运动神经元。上运动神经元由位于大脑皮质躯体运动区的锥体细胞，以及锥体细胞发出的下行锥体束组成；锥体束下行至脊髓的部分称为皮质脊髓束，下行直接或间接至脑神经运动核的部分称为皮质核束。下运动神经元包括脑神经运动核和脊髓前角运动神经元，它们分别发出脑神经和脊神经支配全身骨骼肌的随意运动。

(1) 皮质脊髓束　由中央前回中、上部和中央旁小叶前部皮质发出的纤维组成，纤维经内囊后肢、中脑、脑桥下行至延髓的锥体，其中大部分纤维交叉形成锥体交叉，交叉后的纤维在脊髓的外侧索下行，称皮质脊髓侧束，逐节止于同侧的前角运动细胞（图10-21）；小部分未交叉的纤维则在同侧的前索中下行，称皮质脊髓前束，一般只到达胸髓，止于对侧，少数止于同侧的前角运动细胞。当一侧皮质脊髓束在锥体交叉以上损伤时，可引起对侧上、下肢骨骼肌瘫痪。

(2) 皮质核束　由中央前回下部皮质的锥体细胞发出的纤维组成，纤维经内囊膝下行，终止于脑干内的脑神经躯体运动核（动眼神经核、滑车神经核、三叉神经运动核、展神经核、面神经核、疑核、副神经核、舌下神经核等）。在这些核中，面神经核支配眼裂以下面肌的部分，舌下神经核只接受对侧皮质核束的支配，其余的核团均接受双侧皮质核束的支配（图10-22）。

一侧皮质核束（上运动神经元）损伤的病人，可出现对侧舌肌瘫痪和眼裂以下的面肌瘫痪。

2. 锥体外系

锥体外系是指锥体系以外控制和影响骨骼肌运动的传导路径，其结构十分复杂，包括部分大脑皮质、纹状体、背侧丘脑、红核、黑质、脑桥核、小脑、脑干网状结构等，以及它们的纤维联系。其主要功能是调节肌张力，协调肌的活动，维持体态姿势和习惯性动作。在锥体外系保持肌张力稳定的前提下，锥体系才能完成精确的随意运动。

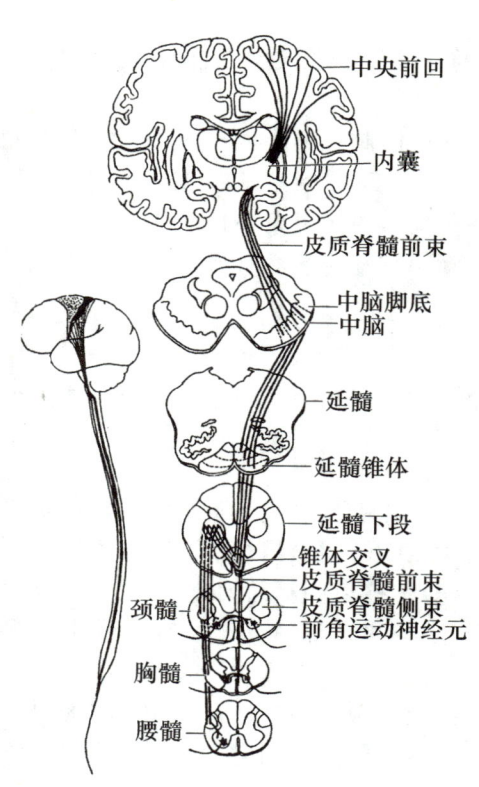

图 10-21 锥体系（皮质脊髓束）

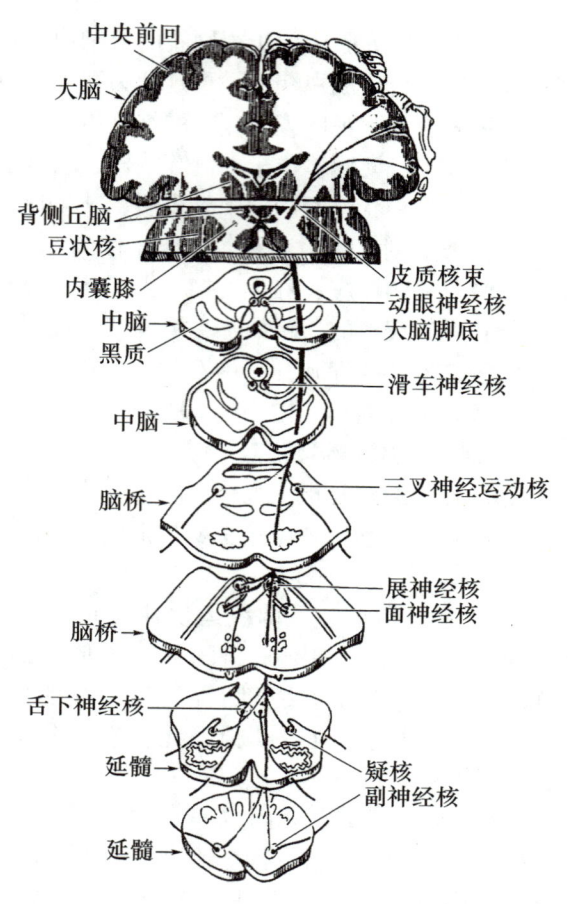

图 10-22 锥体系（皮质核束）

第二节 神经元与神经胶质细胞的一般功能

一、神经元和神经纤维

（一）神经元

神经元是神经系统的基本结构和功能单位。一个典型的神经元由胞体和突起两部分组成（图 10-23）。神经元的胞体包括胞核及其周围的胞质。胞体是合成各种蛋白质和递质的部位。神经元的突起分为树突和轴突两种。树突为许多短的分支，可看作胞体的延伸部分；轴突一般较长，由胞体发出后一般不分支。轴突也称神经纤维，其基本功能是传导神经冲动。

（二）神经纤维的分类

1. 根据神经纤维轴突外有无髓鞘分类

根据神经纤维轴突外有无髓鞘，可将神经纤维分为有髓神经纤维和无髓神经纤维。髓鞘

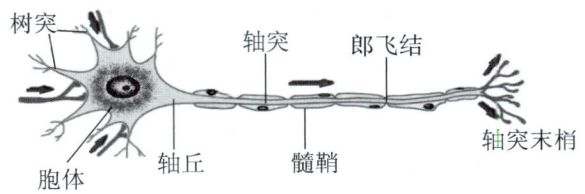

图 10-23 神经元示意图

由神经胶质细胞形成,髓鞘一个节段一个节段地包绕在轴突的外面;在相邻两个节段之间无髓鞘的部分称为郎飞结。髓鞘具有一定的绝缘作用。

2. 根据神经纤维传导兴奋的方向不同分类

根据神经纤维传导兴奋的方向不同,可将神经纤维分为传入神经纤维和传出神经纤维。在反射活动中,感受器受到刺激发生兴奋,通过传入神经纤维把兴奋传至中枢,而中枢的兴奋通过传出神经纤维传至效应器。

3. 根据神经纤维直径的大小和来源不同分类

根据神经纤维直径的大小和来源不同,可将神经纤维分为Ⅰ、Ⅱ、Ⅲ、Ⅳ四类。

4. 根据神经纤维的电生理学特性不同分类

根据神经纤维的电生理学特性不同(主要是根据神经纤维的传导速度和电位的差异),可将周围神经纤维分为A、B、C三类。

对传入纤维常采用第一种分类方法,对传出纤维常采用第二种分类方法。

(三) 神经纤维传导兴奋的特征

兴奋在单根神经纤维上的传导具有如下特征。

1. 生理完整性

神经纤维要实现其传导兴奋的功能,就必须保证其结构和功能都是完整的。如果神经纤维被切断、损伤、麻醉或冷冻,其结构或功能的完整性即遭受破坏,其兴奋的传导就会发生阻滞。

2. 双向性

由兴奋传导机制可知,刺激神经纤维中任何一处引起的兴奋,可同时向神经纤维的两端传导,此即兴奋传导的双向性。

3. 绝缘性

一条神经干包含许多条神经纤维,各条神经纤维在传导兴奋时不会互相干扰,称为绝缘性,其生理意义在于保证神经调节的精确性。

4. 相对不疲劳性

神经纤维能在较长时间内保持传导兴奋能力的特性,即相对不疲劳性。例如,在实验条件下,用 50~100 次/秒的电刺激连续刺激神经纤维 9~12 小时,神经纤维仍可始终保持传导兴奋的能力。

二、神经胶质细胞

神经胶质细胞是神经组织中除神经元外的另一大类细胞,分布在神经元之间,形成网状支架。其数量是神经元的 10～50 倍。神经胶质细胞也具有多突起，但无树突和轴突之分。胞质内不含尼氏小体，没有感受刺激和传导冲动的功能。神经胶质细胞具有以下功能。

（一）支持作用

神经胶质细胞与神经元紧密相邻，能将神经元胶合在一起，为神经元提供一定的支架，为神经元的生长和定向延伸提供结构上的支持。

（二）隔离与绝缘作用

神经胶质细胞有分隔中枢神经系统内各区域的作用，它们还分隔神经细胞群和突触连接，起隔离和绝缘的作用。中枢神经系统有髓神经纤维的髓鞘由少突胶质细胞形成，周围神经系统中的施万细胞包绕轴索形成髓鞘。髓鞘的绝缘作用，有助于防止神经冲动传导时的电流扩散，使神经元活动互不干扰。

（三）修复与再生作用

成年动物的神经胶质细胞依然保持生长和分裂的能力，尤其在脑和脊髓受伤时能大量增生。当神经元由于疾病、缺氧或损伤而发生变性时，可见局部出现许多巨噬细胞，吞噬变性的神经组织碎片，在神经细胞因损害或衰老而消失后其空隙由分裂增生的神经胶质细胞所填充。修复主要由星形胶质细胞完成。星形胶质细胞能释放大量神经营养因子，刺激神经细胞及其突起的生长，有利于脑损伤的再生与修复。

（四）屏障作用

在电子显微镜下可观察到，有 10%～30% 的星形胶质细胞的终足与毛细血管的内皮细胞、基膜紧密相连，其间无结缔组织纤维分开，构成血-脑屏障。在血管终足内含有大量的线粒体，这种线粒体可能起着离子泵的作用，促使某些离子和水通过血-脑屏障。星形胶质细胞在血-脑屏障的形成中具有重要的诱导和调节作用。

（五）维持适当的细胞外 K^+ 浓度的作用

星形胶质细胞可通过加强自身膜上的钠泵活动，把细胞外液中积聚的 K^+ 泵入胞内，并通过缝隙连接将其分散到其他神经胶质细胞内，从而缓冲细胞外液中 K^+ 的过分增多。中枢神经系统内环境的离子成分的稳定对神经元的正常生理活动极其重要。

（六）物质代谢和营养作用

星形胶质细胞还能产生神经营养因子，维持神经元的生长、发育和生存，并维持其功能的完整性。脑内毛细血管表面积的 85% 被星形胶质细胞的终足所包围，其余的突起则穿行于神经元之间，附于神经元的胞体和树突上，可能对神经元起到运输营养物质和排除代谢产物的作用。

第三节　神经元之间的信息传递

一、突触传递

神经系统对各器官组织功能的调节需要通过多个神经元之间的信息联系和协调才能完成。神经元之间在结构上没有原生质的直接连续，兴奋从一个神经元传递到另一个神经元是通过前一个神经元的轴突末梢与后一个神经元的胞体或突起相接触而实现的。两个神经元相接触处所形成的特殊结构称为突触。

（一）突触的基本结构

一个神经元的轴突末梢常分成许多小支，其末端膨大呈球形，称为突触小体。如图 10-24 所示，突触小体内含有大量线粒体和囊泡（突触小泡），囊泡内含有高浓度的神经递质。突触小体与其后神经元的胞体或突起相接触的部位为突触。一个突触是由突触前膜、突触间隙和突触后膜三部分构成的。突触前膜与突触后膜较一般神经元膜稍厚，约 7 nm，突触间隙宽约 20 nm。

（二）突触的类型

根据前一个神经元的轴突末梢与后一个神经元的胞体或突起相接触的部位不同，可将突触分为三类（图 10-25），即轴突-胞体突触、轴突-树突突触和轴突-轴突突触。

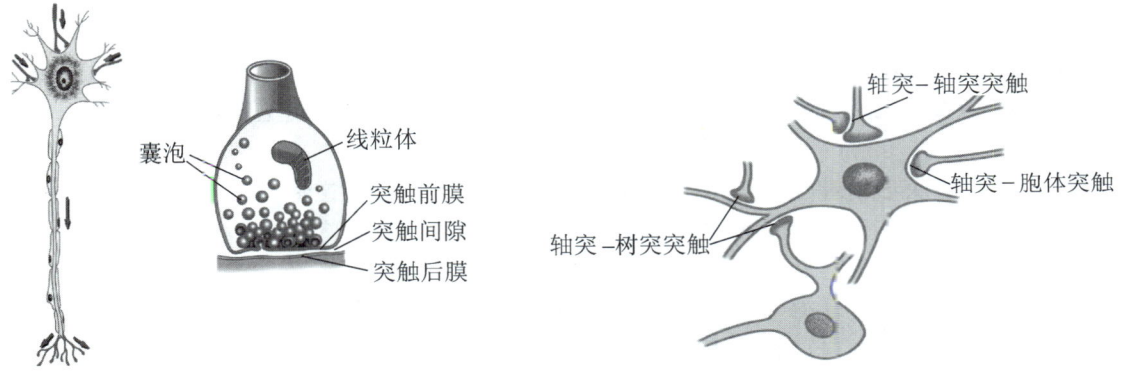

图 10-24　突触结构示意图　　　　图 10-25　突触的类型

轴突-胞体突触：前一个神经元的轴突末梢与后一个神经元的胞体发生功能联系。
轴突-树突突触：前一个神经元的轴突末梢与后一个神经元的树突发生功能联系。
轴突-轴突突触：前一个神经元的轴突末梢与后一个神经元的轴突发生功能联系。

这些不同类型的突触将不同的神经元以不同的方式联系在一起，有的还形成回路，使神经系统的调节作用更加精细、灵活。

（三）突触传递的过程

突触传递是指突触前细胞的信息引起突触后细胞活动的过程。当神经冲动传到轴突末梢时（图 10-26①），突触前膜去极化，膜对 Ca^{2+} 的通透性增加，膜外 Ca^{2+} 进入突触小体（图 10-26②）。在 Ca^{2+} 的作用下，一部分突触小泡向突触前膜移动，与突触前膜融合、破裂，并通过出胞作用，将所含的神经递质释放到突触间隙中（图 10-26③）。神经递质迅速与突触后膜上的特异性受体结合，使突触后膜上某些离子通道开放，改变了膜对 Na^+、K^+、Cl^- 等离子的通透性，最终使突触后膜电位发生相应变化（去极化或超极化）（图 10-26）。突触后膜的这种局部电位变化称为突触后电位。

突触前神经元释放的递质不同，造成突触后电位的变化也不同。突触后电位分为兴奋性

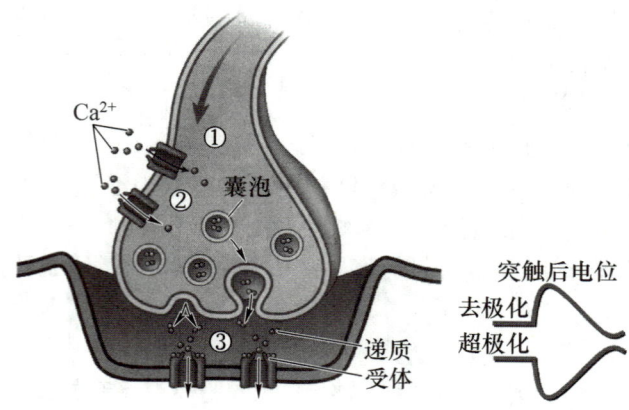

图 10-26 突触传递过程示意图

突触后电位与抑制性突触后电位两种。

（四）突触传递的特征

兴奋通过突触的传递要比兴奋在神经纤维上的传导复杂得多，它主要有以下特征。

1. 单向传递

兴奋只能由突触前神经元向突触后神经元方向传导，而不能逆传，即单向传递。这是因为只有突触前膜才能释放神经递质。

2. 中枢延搁

兴奋经突触传递要耗费一定时间，即中枢延搁。这是因为兴奋通过突触时需要经历递质释放、递质扩散、与突触后膜受体结合、产生突触后电位等一系列过程。

3. 总和

若干次冲动作用叠加起来，产生较大的兴奋性突触后电位，使突触后神经元爆发动作电位，此现象称为总和。

总和可分为时间总和及空间总和两种。时间总和是指前一次冲动引起的突触后电位与紧接着传来的冲动所引起的突触后电位可以叠加。这种由时间先后产生的突触后电位相加的现象称为时间总和。空间总和是指一个突触后神经元同时接受不同轴突末梢传来的冲动所产生的突触后电位可以叠加。这种由不同部位产生的突触后电位相加的现象称为空间总和。

4. 兴奋节律的改变

在反射活动中，传出神经发出的冲动频率往往与传入神经上的冲动频率不同。这是因为传出神经元的兴奋节律不仅受传入冲动频率的影响，还与其自身功能状态、中间神经元的功能状态和联系方式有关。

5. 后放

在反射活动中，当刺激停止后，传出神经仍可在一定时间内发放神经冲动，这种现象叫后放。产生后放的原因是多方面的，神经元之间的环式联系及中间神经元的作用是主要的。

6. 对内环境变化的敏感性和易疲劳性

突触部位最易受内环境变化的影响。缺氧、麻醉剂等因素均可作用于突触部位，影响其兴奋性和传递活动。突触部位也容易发生疲劳。重复快速刺激突触前神经元一段时间后，突触后神经元的放电频率会逐渐减少，即出现疲劳。突触疲劳可能与突触处递质耗竭有关。疲劳的出现可制止过度兴奋，有一定的保护作用。

二、神经递质和受体

（一）神经递质

由神经末梢释放的参与突触传递的化学物质称为神经递质。按产生的部位不同，神经递质可分为外周神经递质和中枢神经递质。

1. 外周神经递质

外周神经递质主要包括乙酰胆碱、去甲肾上腺素、嘌呤类和肽类。

释放乙酰胆碱作为递质的神经纤维称为交感胆碱能纤维。它们包括交感和副交感神经的节前纤维、副交感神经节后纤维、部分交感神经节后纤维（支配汗腺的交感神经和支配骨骼肌血管的交感舒血管纤维）及躯体运动神经纤维。释放去甲肾上腺素的神经纤维称为肾上腺素能纤维。除上述交感胆碱能纤维之外，大部分交感神经节后纤维都是肾上腺素能纤维。

胃肠壁内神经中有一些神经纤维末梢释放的递质既不是乙酰胆碱，也不是去甲肾上腺素。它们或释放嘌呤类，或释放肽类，称为嘌呤能纤维或肽能纤维。

2. 中枢神经递质

中枢神经元释放的递质种类较多，主要分为以下四类。

（1）乙酰胆碱　脊髓前角运动神经元、丘脑后腹核的特异性投射神经元、脑干网状结构上行激动系统、纹状体和边缘系统的某些神经元是以乙酰胆碱为递质的神经元。乙酰胆碱的作用多为兴奋性作用，起抑制作用的较少见。它参与机体运动、感觉及内脏活动的调节，并参与觉醒、睡眠、学习等多方面的生理活动。

（2）单胺类　单胺类递质包括去甲肾上腺素、多巴胺和5-羟色胺。其中，去甲肾上腺素递质系统主要位于中脑网状结构、脑桥的蓝斑和延髓网状结构的腹外侧部分。脑内去甲肾上腺素既有兴奋作用，也有抑制作用，对调节觉醒、情绪活动、内脏功能和神经内分泌功能起重要作用。多巴胺主要由黑质制造，沿黑质-纹状体投射系统分布，在纹状体内储存。正常情况下，多巴胺与行为觉醒状态有关，它与帕金森病的发病有一定关系。5-羟色胺能神经元位于中缝核内，其上行纤维投射到边缘系统和大脑皮质等部位。中枢的5-羟色胺与睡眠、情绪反应有密切关系。

（3）氨基酸类　氨基酸类递质包括γ-氨基丁酸（GABA）、谷氨酸、甘氨酸和天门冬氨酸。γ-氨基丁酸在中枢主要作为抑制性递质参与突触抑制。甘氨酸、谷氨酸作为兴奋性递质广泛分布于中枢神经系统中。

（4）肽类　肽类递质包括阿片肽（脑啡肽、内啡肽、强啡肽等）、脑肠肽（P物质、胆囊收缩素、生长抑素等）和下丘脑调节肽三类。它们参与痛觉、摄食、内分泌功能的调节。

（二）受体

受体是指细胞膜或细胞内能与某些化学物质（递质、激素等）发生特异结合并诱发生理效应的特殊生物分子。

1. 胆碱能受体

胆碱能受体是指能与乙酰胆碱发生特异性结合而产生生理效应的受体。胆碱能受体又分两种：M 型受体和 N 型受体（图 10－27）。

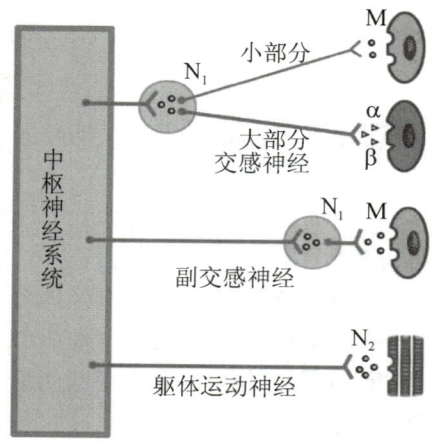

图 10－27　外周神经及受体分布示意图

（1）M 型受体　由于 M 型受体能与毒蕈碱类物质结合产生相似效应，故也称毒蕈碱受体。M 型受体存在于副交感神经节后纤维所支配的效应器细胞膜上，乙酰胆碱与 M 型受体结合后，能产生一系列副交感神经兴奋的效应，如心脏活动抑制、支气管及胃肠道平滑肌收缩、消化腺分泌增加、瞳孔缩小等。阿托品是 M 型受体的阻断药。

（2）N 型受体　由于 N 型受体能与烟碱相结合而产生相似效应，故也称烟碱受体。N 型受体存在于交感和副交感神经节神经元的突触后膜及神经－骨骼肌接头的终板膜上。N 型受体有两个亚型，在神经节神经元突触后膜上的为 N_1 型受体，在骨骼肌终板膜上的为 N_2 型受体。筒箭毒能阻断 N_1 受体和 N_2 受体的功能，六烃季铵是 N_1 受体的阻断药。

2. 肾上腺素能受体

肾上腺素能受体是指能与儿茶酚胺（肾上腺素和去甲肾上腺素）发生特异性结合而产生生理效应的受体。除交感神经支配的汗腺细胞上为 M 型受体之外，大多数交感神经节后纤维支配的效应器细胞上存在肾上腺素能受体。肾上腺素能受体可分为两型：α 受体和 β 受体（图 10－27）。

（1）α 受体　α 受体与儿茶酚胺结合后产生的平滑肌效应主要是兴奋性的，如皮肤和内脏血管收缩、子宫和扩瞳肌收缩，但胃肠平滑肌舒张。酚妥拉明是 α 受体的阻断药。

（2）β 受体　β 受体分为 $β_1$ 受体和 $β_2$ 受体两种。$β_1$ 受体与儿茶酚胺结合后使心跳加快、加强，房室传导加快；$β_2$ 受体与儿茶酚胺结合后，使骨骼肌血管、支气管和胃肠平滑肌舒张。β 受体的阻断药是普萘洛尔。

三、反射活动的一般规律

（一）反射中枢

反射中枢是指中枢神经系统内对某一特定生理功能具有调节作用的神经细胞群，如呼吸中枢、血管运动中枢等。反射中枢接受来自传入神经的信息，经中枢分析综合后，通过传出神经影响效应器。

（二）中枢神经元的联系方式

中枢神经系统存在亿万个神经元。这些神经元按其在反射弧中所处地位的不同，分为传入神经元、中间神经元和传出神经元。其中，中间神经元数目最多，相互之间有复杂的联系。其联系有以下几种基本方式。

1. 辐散式联系

辐散式联系是指一个神经元的轴突通过分支与许多神经元建立突触联系，使一个神经元的兴奋引起许多神经元的同时兴奋或抑制，多见于感觉传入通路上，如图10-28（a）所示。

2. 聚合式联系

聚合式联系是指许多神经元都通过其轴突末梢共同与某一个神经元建立突触联系，可使来自许多不同作用的神经元的兴奋和抑制在同一神经元上发生整合，多见于感觉传出通路上，如图10-28（b）所示。

3. 链状联系

链状联系是指中间神经元在扩布冲动时，发出的侧支直接或间接地与许多神经元联系，在空间上可以加强或扩大作用范围，如图10-28（c）所示。

4. 环状联系

兴奋冲动通过环状联系，一方面由于反复的兴奋反馈，在时间上加强了作用的持久性，另一方面由于回返的抑制反馈，在时间上使活动及时终止；前者是正反馈，后者是负反馈，如图10-28（d）所示。

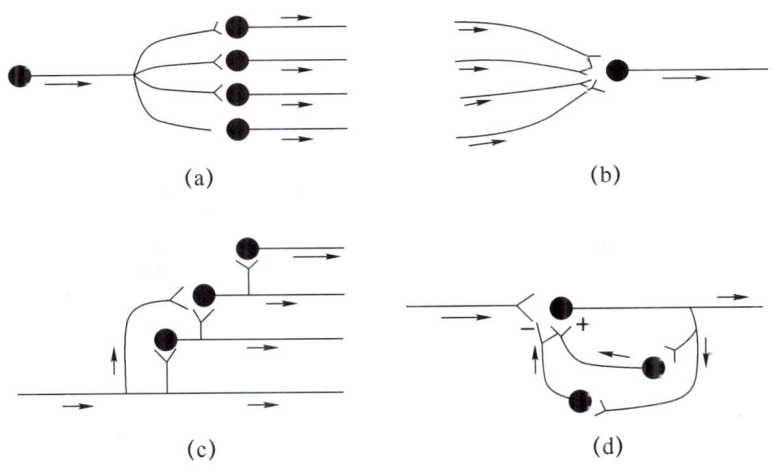

图10-28　神经元之间的联系示意图
(a) 辐散式联系；(b) 聚合式联系；(c) 链状联系；(d) 环状联系

（三）中枢抑制

中枢神经系统的活动包括兴奋和抑制，兴奋和抑制的协调活动是神经系统完成整合功能的基础。中枢抑制分为突触后抑制和突触前抑制两种。

1. 突触后抑制

在反射活动中，由于突触后神经元产生抑制性突触后电位而发生的抑制称为突触后抑制。其产生是通过抑制性中间神经元引起的，即一个兴奋性神经元兴奋时，不能直接引起与其联系的神经元产生抑制，而是必须先兴奋抑制性中间神经元，使其释放抑制性递质，再引起后一个神经元产生抑制性突触后电位，出现超极化，因此又称为超极化抑制。

突触后抑制根据神经元之间联系方式的不同，又分为传入侧支性抑制和回返性抑制两种。

（1）传入侧支性抑制 传入侧支性抑制是指兴奋通过传入神经纤维传入中枢后，又通过该纤维发出的侧支与抑制性中间神经元发生联系，从兴奋该中间神经元转而抑制另一神经元，这种抑制现象又称为交互抑制。其生理意义在于使功能上相互拮抗的中枢活动相互配合、协调，使反射活动更加完善。例如，屈肌反射中的传入纤维进入脊髓后，一方面兴奋支配屈肌的运动神经元，另一方面通过侧支兴奋抑制性中间神经元，使支配伸肌的运动神经元被抑制，从而使伸肌舒张配合屈肌收缩而完成屈肌反射（图10-29）。

（2）回返性抑制 回返性抑制是指中枢某一神经元兴奋时，其传入冲动沿轴突向外传出的同时，经轴突侧支兴奋抑制性中间神经元，该中间神经元再通过其轴突返回并抑制原先发动兴奋的神经元及同一中枢的其他神经元，形成负反馈调节。其生理意义是防止神经元兴奋过度而及时终止其发动的运动，协调完成反射活动。例如，脊髓前角中的闰绍细胞就是一种抑制性中间神经元。脊髓前角支配骨骼肌的运动神经元兴奋时，传出冲动一方面沿轴突外传；另一方面通过侧支兴奋闰绍细胞，其末梢释放抑制性递质，以负反馈方式作用于运动神经元，使运动神经元的活动终止（图10-30）。

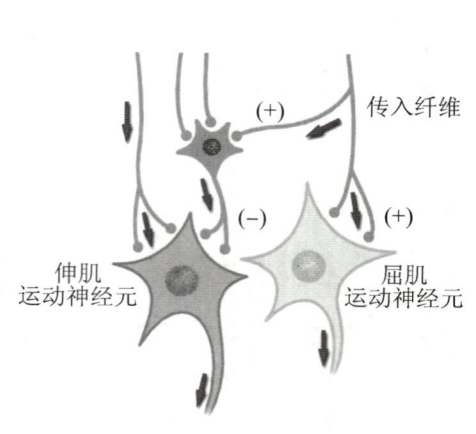

图10-29 传入侧支性抑制示意图

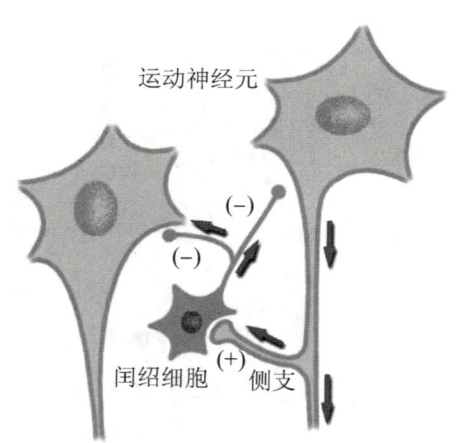

图10-30 回返性抑制示意图

2. 突触前抑制

突触前抑制是通过两个神经元的轴突-轴突型突触的活动而发生的。通过这种联系，突触前神经元末梢兴奋性递质的释放减少，从而使突触后神经元兴奋活动减弱，发生抑制。

第四节 神经系统的感觉分析功能

各种感受器接受内外环境的刺激并转换成神经冲动，经不同的传入途径至大脑皮质不同的感觉区，引起相应的感觉。躯体感觉的传导通路虽各有不同，但具有共同的特征，即一般由三级神经元构成，第一级位于脊神经节或脑神经节内，第二级位于脊髓后角或脑干内，第三级位于丘脑内。各种感觉的第二级神经元发出的纤维，一般交叉到对侧，经过丘脑和内囊，最后投射到大脑皮质相应区域。

一、丘脑的感觉投射系统

丘脑是人类感觉传导通路的接替站，除嗅觉外，各种感觉的投射纤维都在丘脑更换神经元，然后投射到大脑皮质。丘脑向大脑皮质的投射分为两大系统，即特异投射系统和非特异投射系统。

（一）特异投射系统

皮肤的浅感觉、深感觉、视、听、味等一些经典的传导束，经脊髓或脑干上升到丘脑感觉接替核（后腹核、外侧膝状体、内侧膝状体等），再向大脑皮质特定感觉区投射，主要终止于大脑皮质的第四层细胞。由于每种感觉的传导投射途径都是专一的，并具有点对点的投射关系，故称为特异投射系统。其主要功能是引起特定的感觉，并激发大脑皮质发出传出神经冲动（图10-31）。

（二）非特异投射系统

来自非特异投射系统的纤维经过脑干时，发出许多侧支，与脑干网状结构内的神经元发生突触联系，多次更换神经元后，抵达丘脑的髓板内核群，如中央中核，并由这里发出纤维向大脑皮质的广泛区域做弥散性投射。由于这一投射系统与大脑皮质之间不具有点对点的特异联系，故称为非特异投射系统。非特异投射系统的主要功能是维持大脑皮质的觉醒和改变大脑皮质的兴奋状态（图10-31）。

在动物实验中，刺激脑干网状结构可使处于睡眠状态的动物觉醒；而在中脑头端切断脑干网状结构时，动物会呈现睡眠状态。此外，中脑网状结构损伤的病人也会出现昏睡状态。由此可见，在脑干网状结构内存在上行唤醒大脑皮质的功能系统，称为脑干网状结构上行激动系统。脑干网状结构上行激动系统与丘脑非特异投射系统在功能上是一个统一的系统，是各种感觉传入的共同通路，其功能是维持和改变大脑皮质的兴奋状态（图10-32）。

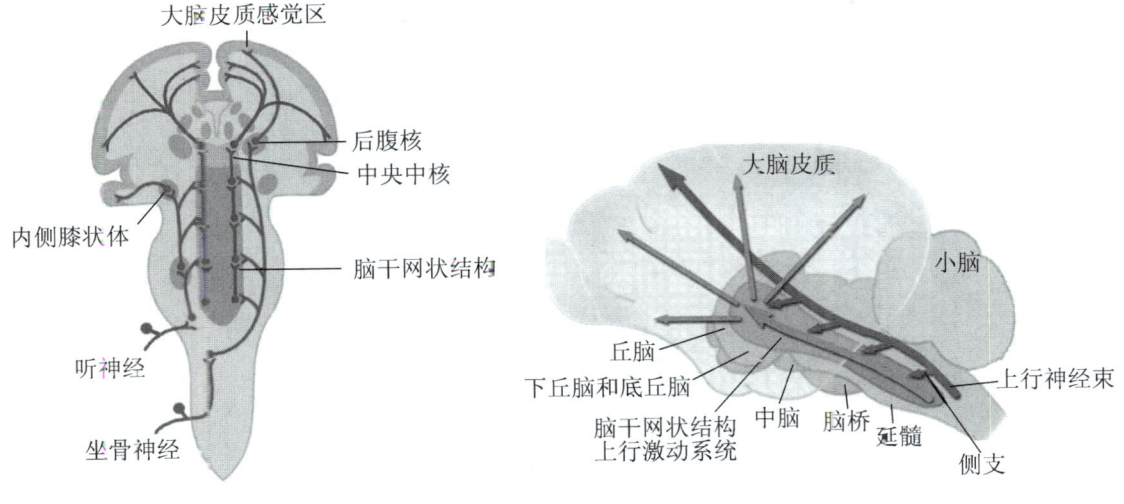

图10-31 感觉投射系统示意图　　图10-32 脑干网状结构上行激动系统示意图

二、大脑皮质的感觉分析功能

大脑皮质是产生感觉的最高级中枢。特异性投射系统将各种感受器传入冲动上传至大脑皮质,通过大脑皮质的精细分析与综合而产生特定感觉。体内各种感觉传入冲动还可在大脑皮质的相应区域引起电位变化,这种电位变化称为皮质诱发电位。通过对皮质诱发电位的研究,可得知不同性质的感觉在大脑皮质有不同的代表区。

(一)体表感觉区

全身体表感觉区在大脑皮质的投射区主要位于中央后回,又称第一体表感觉区。其投射规律如下:①一侧体表的感觉传入并交叉投射到对侧大脑中央后回的相应区域,但头面部的感觉投射是双侧性的。②躯体各部位感觉投射区的分布是倒置的,如下肢的感觉投射区在顶部,上肢的感觉投射区在中间部,头面部的感觉投射区在底部。但头面部感觉投射区的排列仍是正立的。③投射区的大小与不同体表部位的感觉灵敏度有关。感觉灵敏度越高,投射区越大。例如,拇指、食指和唇的感觉投射区很大,而躯干的感觉投射区则很小(图10-33)。

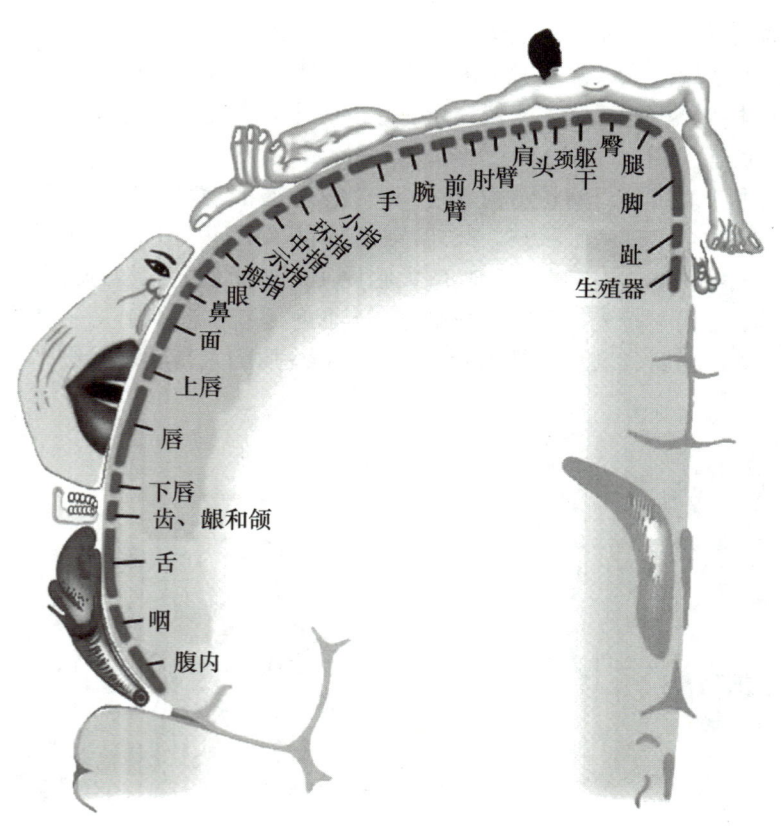

图10-33 大脑皮质体表感觉区示意图

人脑的中央前回和岛叶之间还有第二体表感觉区(图10-34)。它能对感觉做比较粗糙的分析。体表感觉在该区的投射是双侧性的,而且它的分布是正立的,但定位不精细。人类在切除该区后,并不产生显著的感觉障碍。

(二) 本体感觉区

本体感觉是指肌、腱、关节等的运动觉。本体感觉区主要在中央前回。中央前回既是运动区,又接受本体感觉的投射。临床观察发现,中央前回受刺激时,受试者有企图发动运动的主观感觉。

(三) 视觉区

视觉区在大脑皮质枕叶距状裂的上下缘。左侧枕叶皮质接受左眼颞侧和右眼鼻侧视网膜传入纤维的投射;右侧枕叶接受右眼颞侧和左眼鼻侧视网膜传入纤维的投射。

(四) 听觉区

听觉神经纤维的投射区是颞叶的颞横回。听觉的投射具有双侧性,即一侧听觉可接受双侧耳蜗听觉感受器传来的信息。

(五) 嗅觉区和味觉区

嗅觉在大脑皮质的投射区为大脑边缘叶的前底部。味觉区位于中央后回头面部感觉投射区的下侧。

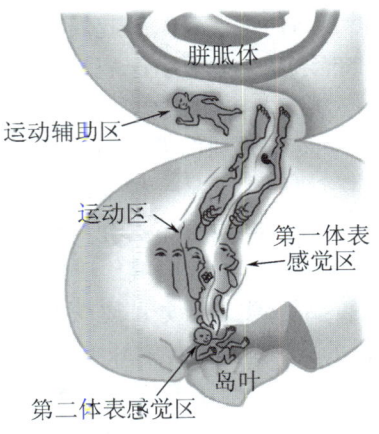

图 10-34 大脑皮质体表感觉区与躯体运动区示意图

三、内脏感觉

由内脏感受器传入的感觉称为内脏感觉。内脏感觉在大脑皮质的投射分布在第二体表感觉区、运动辅助区以及边缘系统等部位,它与体表感觉区有较多的重叠。

内脏感觉和体表感觉相比,具有以下特点:①内脏感觉传入纤维数量比体表感觉传入纤维少。②内脏感觉的传入纤维混杂在交感神经和副交感神经中,经脊髓神经背根进入脊髓或者经脑神经进入脑干,引起相应的反射活动,同时可进一步经丘脑上行到达大脑皮质的感觉区及边缘叶等部位,并调节内脏活动。③一些生理性刺激,如牵张刺激、血压的改变、血浆渗透压的改变以及血浆 pH 值的改变等,都是内脏感受器的适宜刺激。④内脏的传入冲动一般不引起有意识的感觉。例如,胃肠的正常活动通常不引起主观的感觉,只有在强烈的饥饿收缩时才引起饥饿感;心脏的正常搏动并不引起感觉,只有在剧烈运动后,才感到心率加快,心肌收缩能力加强。⑤内脏传入冲动引起的意识感觉一般比较模糊,定位不准确。

四、痛觉

痛觉是人体受到刺激时产生的一种不愉快的感觉,通常伴有情绪变化和防御反应。许多疾病都有疼痛的症状,因此认为痛觉是机体遭受损害时的一种报警反应,具有保护意义。

(一) 痛觉感受器

痛觉感受器是游离神经末梢,分布于组织细胞之间,直接与组织液接触。机体受到的刺激只要达到对组织产生伤害的强度,就可引起痛觉。实验证明,痛觉感受器属于化学感受器，即伤害性刺激引起局部组织释放的组胺、缓激肽、前列腺素以及 H^+、K^+ 等作用于游离神经末梢，都可引起痛觉传入冲动。

（二）皮肤痛觉

皮肤受到伤害性刺激时，可先后出现快痛和慢痛两种性质的痛觉。快痛在皮肤受到刺激时很快发生，是一种定位清楚而尖锐的刺痛，在撤除刺激后又很快消失。慢痛是一种定位不明确而又难以忍耐的烧灼痛，一般在刺激作用 0.5~1.0 s 后产生，持续时间较长，并伴有心率加快、血压升高、呼吸加快和情绪变化等方面的改变。在外伤时，这两种痛觉相继出现，不易明确区分；皮肤发生炎症时，常以慢痛为主。实验证明，传导快痛的神经纤维为较粗的、有髓鞘的 Aδ 纤维，传导慢痛的神经纤维为较细的无髓鞘 C 类纤维。

（三）内脏痛与牵涉痛

内脏感觉冲动主要是通过交感神经中的传入纤维传入中枢；食管及气管的感觉传入神经则混杂在迷走神经内进入中枢；盆腔脏器的感觉传入神经随盆神经传入中枢。所以，内脏痛觉与皮肤痛觉相比有如下特点：①痛觉发生缓慢、持续时间长、定位不准确；②对刺激性质的分辨能力差；③对机械牵拉、缺血、炎症等刺激敏感，对切割、烧灼等刺激不敏感。

在一些情况下，某些内脏受到刺激时常引起一定的体表部位发生疼痛或痛觉过敏，这种现象称为牵涉痛。

第五节　神经系统对躯体运动的调节

躯体运动，如杂技或舞蹈，是由多个骨骼肌群相互配合与协调完成的，而这种配合与协调则是在神经系统调节下进行的。从脊髓至大脑皮质的各级中枢对躯体运动的调节均发挥重要作用。

一、脊髓的躯体运动功能

脊髓是躯体运动最基本的反射中枢，可完成一些比较简单的反射活动。

（一）脊髓的运动神经元

在脊髓前角内存在大量运动神经元，分别称为 α 运动神经元和 γ 运动神经元。α 运动神经元既接受来自皮肤、关节、肌肉等的外周传入信息，也接受从脑干到大脑皮质各高级中枢下传的信息。其轴突末梢分支支配骨骼肌内的梭外肌纤维，每一分支支配一根肌纤维；它兴奋时即引起所支配的肌纤维收缩。由一个 α 运动神经元及其所支配的全部肌纤维组成的功能单位，称为运动单位（图 10-35）。γ 运动神经元的轴突较细，支配骨骼肌内的梭内肌纤维，可调节肌梭的敏感性。γ 运动神经元兴奋性较高，常以较高频率持续放电，使梭内肌保持一定的紧张性。

（二）脊休克

脊髓与高位中枢离断后，断面以下的脊髓暂时丧失反射的能力，进入无反应状态的现象称为脊休克。脊休克的主要表现是：离断面以下脊髓所支配的骨骼肌紧张性减低甚至消失；

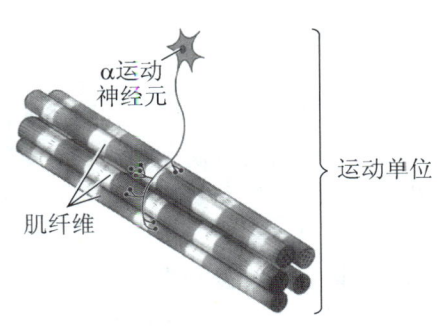

图 10-35 运动单位示意图

外周血管扩张，血压下降，发汗反射不能出现，大小便潴留。脊休克不是因切断损伤的刺激引起的，而是因脊髓突然失去高位中枢的易化调节造成的。脊休克现象持续一段时间后，脊髓反射可逐渐恢复。动物越高等，脊髓反射恢复时间越长，如蛙需数分钟，犬需数天，人需数周甚至数月。另外，简单的反射恢复快，复杂的反射恢复慢。脊休克的产生和恢复说明：①脊髓是躯体运动最基本的反射中枢，可单独完成一些简单的反射；②正常状态下，脊髓是在高位中枢调节下进行活动的。

（三）牵张反射

有神经支配的骨骼肌在受到牵拉而伸长时，反射性地引起受牵拉的同一块肌肉发生收缩，这种反射活动称为牵张反射。根据牵拉的形式和肌肉收缩反应的不同，可将牵张反射分为两种类型，即腱反射和肌紧张。

1. 腱反射

腱反射是指快速牵拉肌腱时发生的牵张反射，如膝跳反射、跟腱反射等。这些腱反射的感受器是肌梭。腱反射的传入神经直径较粗、传导速度较快；传入神经进入脊髓后与前角运动神经元发生突触联系，所以腱反射为单突触反射；腱反射反应的潜伏期很短，效应器为同一肌肉的肌纤维，主要是快肌纤维（图10-36）。

2. 肌紧张

肌紧张是指缓慢持续牵拉肌腱时发生的牵张反射，表现为受牵拉的肌肉发生紧张性收缩，阻止被拉长。肌紧张是维持躯体姿势最基本的反射活动，是姿势反射的基础。其反射弧与腱反射基本相似，感受器也是肌梭；但中枢的突触接替可能不止一个，有可能是多突触反射；效应器主要是肌肉内的慢肌纤维成分。

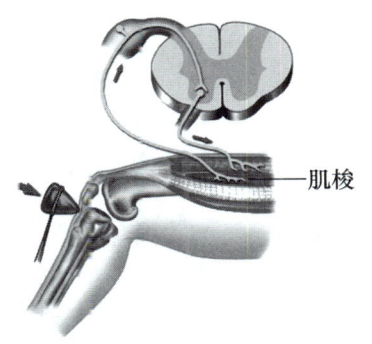

图 10-36 膝跳反射示意图

二、低位脑干对肌紧张的调节

正常情况下，脑干网状结构对脊髓运动神经元的调节具有两重性（既有易化作用，又有抑制作用），这是通过脑干网状结构的易化区和抑制区的活动实现的。

（一）脑干网状结构易化区与抑制区

1. 易化区

易化区分布较广，包括延髓网状结构的背外侧部、脑桥的被盖、中脑中央灰质及中脑被盖等处。其下行纤维沿网状脊髓束下行到达脊髓前角，主要兴奋支配伸肌的γ运动神经元，通过提高肌梭的敏感性而对肌紧张起易化作用。

2. 抑制区

抑制区范围较小，位于延髓网状结构的腹内侧部分。它经过网状脊髓束下行到达脊髓前角，经常抑制支配伸肌的运动神经元，通过降低肌梭的敏感性而发挥抑制作用。

正常情况下，脑干网状结构抑制区的活动需要大脑皮质、尾状核和旧小脑下行抑制系统的始动作用才能完成。通常，易化区活动相对较强，抑制区活动相对较弱，二者相互对立的活动维持着躯体正常的肌紧张。

（二）去大脑僵直

在动物实验中，在中脑上、下丘之间横断脑干，动物立即出现四肢伸直、头尾昂起、脊柱挺硬等现象，呈现角弓反张状态，这种现象称为去大脑僵直。人在脑损伤、脑缺血或患脑炎时，有时也会出现去大脑僵直，具体表现为上肢屈曲、下肢伸直的特征，说明病变已严重侵犯脑干（图10-37）。

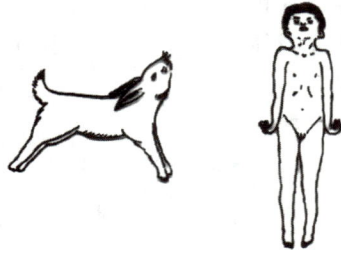

图10-37 去大脑僵直示意图

去大脑僵直的主要表现是反射性伸肌紧张性亢进。其原因是在中脑上、下丘之间横断脑干后，大脑皮质和尾状核到脑干网状结构的通路被切断，下行抑制活动削弱，使易化作用大于抑制作用，于是就出现了肌肉紧张亢进的现象。

（三）脑干对姿势反射的调节

在中枢神经系统调节下，骨骼肌保持紧张性或产生相应的运动，从而保持或改正身体在空间的姿势，这称为姿势反射。牵张反射是最简单的姿势反射；状态反射、翻正反射等是比较复杂的姿势反射。这些反射都是由机体姿态发生改变时，肌肉、关节、内耳迷路或视觉等部位感受器受到刺激引起的，通过调节姿势反射可使身体保持一定的姿势。如猫四脚朝天从空中掉下，可清楚地观察到其翻正反射过程：首先是头颈扭转，其次是前肢和躯干扭转，最后是后肢扭转，到地面时四脚着地。

三、小脑的躯体运动功能

小脑是躯体运动调节的重要中枢之一。它与大脑皮质、丘脑、脑干网状结构、红核及脊髓等保持着广泛的联系，在维持身体平衡、调节肌紧张和协调随意运动等方面具有重要作用。

（一）维持身体平衡

实验证明，切除或破坏古小脑（也称前庭小脑）的动物会出现平衡失调。临床观察可见到，当肿瘤压迫或损伤前庭小脑的绒球小结叶时，病人会因平衡失调而站立不稳，但随意运动仍能得到协调。

(二) 调节肌紧张

小脑前叶对肌紧张有易化和抑制双重作用，分别通过脑干网状结构的易化区和抑制区而实现。

(三) 协调随意运动

小脑协调躯体的随意运动是由新小脑完成的。新小脑主要指小脑半球。新小脑与大脑皮质存在双向性联系，形成大脑与小脑之间的反馈联系。这一反馈联系对大脑皮质发动随意运动具有重要的调节作用，使大脑皮质运动区发出的信息能及时调整，从而及时纠正误差，以保证躯体运动的协调、准确和稳定。

四、基底神经节的躯体运动功能

基底神经节包括尾状核、壳核、苍白球、丘脑底核、黑质和红核。尾状核、壳核和苍白球统称纹状体。纹状体与丘脑底核、黑质在结构和功能上有密切联系。基底神经节还与脑干网状结构以及大脑皮质之间有复杂的纤维联系。基底神经节与随意运动的稳定、肌紧张的控制、本体感觉传入信息的处理有关，对躯体运动有重要调节作用。

人基底神经节受损后的症状主要有两类：一类是舞蹈病与手足徐动症；另一类是震颤麻痹，又称帕金森病。

(一) 舞蹈病与手足徐动症

舞蹈病与手足徐动症的特点：运动过多、肌紧张过弱。其病变主要在纹状体。在正常人体中，纹状体和黑质之间有两种作用相互对立而又相互协调的神经递质系统。而舞蹈病与手足徐动症病人的纹状体内的胆碱能神经元和γ-氨基丁酸能神经元的功能减退，导致黑质多巴胺能神经元功能相对亢进。

(二) 帕金森病

帕金森病的特点：运动过少、肌紧张过强。病人常伴有静止性震颤，多见于上肢，尤其是手部。震颤麻痹的病变主要在黑质，即中脑黑质内多巴胺能神经元功能被破坏，导致纹状体内 ACh 递质系统功能亢进。

五、大脑皮质对躯体运动的调节

大脑皮质是调节躯体运动的最高级中枢。如果大脑皮质损伤，随意运动将发生障碍，机体甚至丧失运动能力，造成瘫痪。人类大脑皮质运动区主要位于中央前回。此外，在大脑皮质内侧面还有辅助运动区和第二运动区。

(一) 大脑皮质运动区调节躯体运动的特点

1. 交叉支配

交叉支配是指一侧皮质运动区交叉控制对侧躯体肌肉的运动。但对于头面部肌肉，除了面神经支配的下面部肌肉和舌下神经支配的舌肌受对侧皮质运动区控制之外，其余部分都受双侧皮质运动区控制。

2. 精细的功能定位

大脑皮质运动区所支配的肌肉定位非常精细。其总体安排与体表感觉区相似，也呈倒置的人体投影。但头面部代表区的内部安排仍是正立分布的（图 10 – 38）。

3. **各运动代表区的大小与运动精细程度的关系**

运动越精细复杂的部位，在皮质运动区内所占的范围越大。手与五指所占的区域几乎与整个下肢所占的区域大小相等（图 10 – 38）。

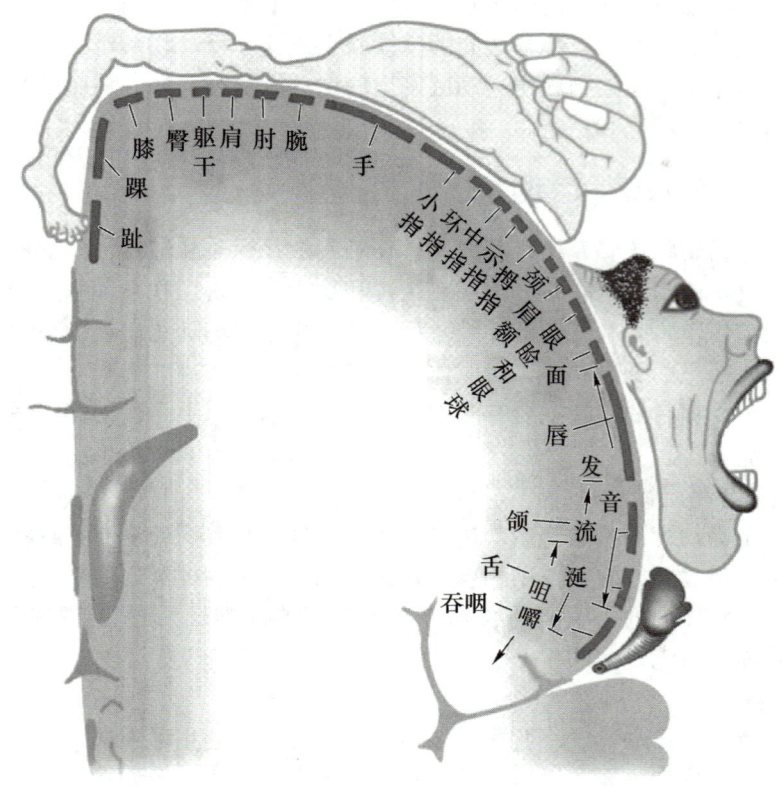

图 10 – 38　大脑皮质运动区示意图

（二）锥体系和锥体外系的功能

大脑皮质对躯体运动的调节是通过锥体系和锥体外系完成的。

1. **锥体系及其功能**

锥体系是指由中央前回皮质运动区发出，经内囊和延髓锥体，然后下达脊髓前角的传导束（称为皮质脊髓束）以及下达脑干运动神经元的传导束（称为皮质延髓束）。锥体系的主要功能是发动随意运动的指令，直接传送至脑神经运动核和脊髓前角；发动肌肉的精细运动，同时引起 γ 运动神经元兴奋，大脑皮质通过调节肌梭的敏感性协调肌肉的运动。

2. **锥体外系及其功能**

锥体外系是指除锥体系以外所有下行调控躯体运动的传导系统，包括大脑皮质、纹状体、丘脑、红核、黑质、脑桥、前庭核、小脑、脑干网状结构以及其间的联络纤维等。

锥体外系的皮质起源比较广泛，但主要起源于大脑皮质的额叶和顶叶的感觉区与运动区，以及运动辅助区，并与锥体系的起源有一定的重叠；在下行途径中与基底神经节、丘脑、脑桥和延髓网状结构发生多次中间神经元接替，部分经反馈回路折返至大脑皮质躯体运动区，主要经皮质-纹状体系和皮质-小脑系两条传导通路抵达脊髓。锥体外系的下行通路都不经过延髓锥体，对脊髓运动神经元的控制是双侧性的。锥体外系的主要功能是参与肌紧张的调节，维持一定的姿势和完成肌群之间的协调活动。虽然在下行调节躯体活动中，锥体外系起辅助作用，但它无论在结构上还是在功能上，与锥体系都是密切联系而不能截然分开的。

第六节　神经系统对内脏活动的调节

一、交感神经系统与副交感神经系统的功能

交感神经系统的活动一般比较广泛，常以整个系统参与反应。例如，当交感神经系统发生反射性兴奋时，除心血管功能亢进外，还伴有瞳孔散大、支气管扩张、胃肠活动抑制等反应。交感神经系统作为一个完整的系统进行活动时，其主要作用在于促使运动机体适应环境的急骤变化。在剧烈肌肉运动、窒息、失血或极冷等情况下，机体出现心率加速、皮肤与腹腔内脏血管收缩、血液储存库排出血液以增加循环血量、红细胞计数增加、支气管扩张、肝糖原分解加速以及血糖浓度上升、肾上腺素分泌增加等现象，这些现象大多是由交感神经系统活动亢进造成的。所以，交感神经系统在环境急骤变化的条件下，可以动员机体许多器官的潜在力量，以适应环境的急变。

副交感神经系统的活动不如交感神经系统的活动那样广泛，而是比较局限的。其整个系统的活动主要在于保护机体、休整恢复、促进消化、积蓄能量，以及加强排泄和生殖功能等方面。心脏活动的抑制，瞳孔缩小以避免强光进入，消化道功能增强以促进营养物质吸收和能量补给等，都是副交感神经积蓄能量和保护机体的例子。

二、各级中枢对内脏活动的调节

（一）脊髓对内脏活动的调节

交感神经及部分副交感神经的节前神经元位于脊髓胸腰段侧角或骶段相当于侧角的部位，因此脊髓是完成血管运动、排尿、排便、发汗和勃起等反射活动的初级中枢。这类调节功能可在脊髓与高位中枢离断的病人以及动物脊髓离断实验中得到证明。

（二）脑干对内脏活动的调节

脑干中存在许多调节内脏活动的重要中枢。由于心血管的活动、呼吸运动、消化道运动和消化腺分泌，以及某些物质代谢的调节，其基本反射中枢都位于延髓，因此延髓被看作生命的基本中枢。在临床上可见到不同原因引起脑水肿而导致延髓受到挤压时危及生命的现象。

（三）下丘脑对内脏活动的调节

下丘脑是大脑皮质下调节内脏活动的高级中枢，并能将内脏活动与其他生理活动联系起

来，使之得以协调。下丘脑对内脏活动的调节主要有以下几方面。

1. 对体温的调节

体温调节的基本中枢在下丘脑。下丘脑的前部有大量对温度变化敏感的神经元，是一种温度感受装置；下丘脑后部则通过整合机体各处温度感受装置的传入信息，调节机体的产热与散热过程，使体温得以维持相对稳定。

2. 对水平衡的调节

人体通过调节水的摄入和排出两方面来实现水平衡。水平衡的维持取决于两个机制：引起摄水的渴觉和释放抗利尿激素。血浆渗透压增加可以兴奋口渴中枢，引起饮水活动。下丘脑内存在渗透压感受器，它能按血浆渗透压的变化调节抗利尿激素的分泌，以控制水的排出。

3. 对摄食行为的调节

下丘脑外侧区有摄食中枢，腹内侧核内有饱中枢。通常，在摄食中枢与饱中枢之间存在交互抑制的关系，并对血糖浓度变化敏感。在饥饿状态下，血糖浓度降低，摄食中枢兴奋、饱中枢抑制；进食后，血糖浓度升高，则饱中枢兴奋、摄食中枢抑制。另外，体温的改变对这两个中枢也有影响。例如，在炎热环境中或不同原因引起发热时，饱中枢均可兴奋而使摄食中枢抑制，导致食欲明显下降。

4. 对情绪反应的影响

人类和动物的心理活动（恐惧、发怒等）伴有生理反应。实验证明，下丘脑与情绪反应关系密切。例如，在间脑水平以上切除大脑的猫，可表现出一系列交感神经活动亢进的现象，如张牙舞爪、毛发竖立、瞳孔扩大、呼吸急促、心跳加快、血压上升等，好像发怒一样，称为假怒。平常，由于下丘脑的这种活动受到大脑皮质及皮质下的神经核团的抑制，不易表现出来；当切除大脑后，抑制被解除，只需轻微的刺激即可引起假怒。在临床观察中，可见到下丘脑疾病病人往往伴有不正常的情绪反应。

5. 对生物节律的调控

机体内的各种活动按一定的时间顺序发生变化，这种变化的节律称为生物节律，如心动周期、呼吸周期、月经周期等。下丘脑视交叉上核可能是日周期节律的控制中心。

6. 对垂体及其他内分泌功能的调节

下丘脑内有些神经分泌小细胞能合成调节腺垂体激素的肽类物质，称为下丘脑调节肽。这些肽类物质经垂体门脉系统到达腺垂体，促进或抑制腺垂体激素的分泌。此外，下丘脑内还存在一些神经元，称为监察细胞。它们能感受血液中某些激素浓度的变化，从而反馈调节下丘脑调节肽的分泌。

（四）大脑皮质对内脏活动的调节

大脑皮质对内脏活动的调节主要是指大脑边缘系统和新皮质的某些区域的调节作用。边缘系统对内脏活动的调节包括其对心血管、消化、呼吸等系统的活动调节，这些调节可能是通过对一些初级调节中枢的兴奋或抑制来完成的。

练习题

一、名词解释

1. 自主神经 2. 脑干网状结构上行激动系统 3. 牵张反射 4. 牵涉痛 5. 脊休克 6. 去大脑僵直 7. 突触 8. 神经递质 9. 腱反射 10. 肌紧张 11. 特异性投射系统 12. 非特异性投射系统 13. 胆碱能纤维 14. 肾上腺素能纤维

二、简答题

1. 简述神经系统的组成及功能。
2. 内脏神经与躯体神经的主要区别是什么?
3. 简述躯干和四肢的痛、温觉的传导通路。
4. 简述躯干和四肢的本体感觉和精细的触觉传导通路。
5. 试述突触传递的过程。
6. 什么是胆碱能纤维和肾上腺素能纤维?哪些外周神经纤维分别属于这两类?
7. 什么是胆碱能受体?在外周它们分布在哪些部位?有何作用?
8. 什么是肾上腺素能受体?在外周它们分布在哪些部位?有何作用?
9. 什么是帕金森病和舞蹈病?它们的主要症状和产生的原因是什么?

第十一章

内分泌系统的结构与功能

> **学习目标**
>
> **掌握：**
> 内分泌系统的概念及生理功能；激素的概念和化学分类；腺垂体分泌的激素；生长素的生理作用；神经垂体释放的激素；甲状腺激素的生理作用；糖皮质激素和盐皮质激素的主要生理功能；胰岛素的生理作用及其分泌调节。
>
> **了解：**
> 下丘脑-腺垂体系统；甲状腺激素的生物合成与代谢；甲状旁腺激素、降钙素、维生素 D_3 的生理作用；肾上腺髓质激素的生理作用及其分泌调节；胰高血糖素的生理作用。

第一节 激素

激素是内分泌细胞所分泌的能在细胞间传递信息并发挥调节作用的高效能的生物活性物质。

一、激素的分类

激素分类方法有多种。按化学结构不同，可将激素分为三大类：第一类是含氮类激素，又可分为胺类激素、肽类激素和蛋白质类激素，如肾上腺素是胺类激素，血管升压素是肽类激素，胰岛素是蛋白质类激素；第二类是类固醇激素，如肾上腺皮质激素和性腺激素；第三类是固醇类激素，如维生素 D_3。

机体中主要的激素及其化学性质见表 11-1。

表 11-1 机体中主要的激素及其化学性质

主要来源	激素名称	英文缩写	化学性质
下丘脑	促甲状腺激素释放激素	TRH	肽
	促肾上腺皮质激素释放激素	CRH	肽
	促性腺激素释放激素	GnRH	肽
	生长激素释放激素	GHRH	肽

续表

主要来源	激素名称	英文缩写	化学性质
下丘脑	生长激素释放抑制激素（生长抑素）	GHRIH（SS）	肽
	催乳素释放激素	PRH	肽
	催乳素释放抑制激素	PIH	胺
	促黑（素细胞）激素释放因子	MRF	肽
	促黑（素细胞）激素释放抑制因子	MIF	肽
	血管升压素（抗利尿激素）	VP（ADH）	肽
	催产素	OXT	肽
腺垂体	促甲状腺激素	TSH	糖蛋白
	促肾上腺皮质激素	ACTH	肽
	促卵泡激素	FSH	糖蛋白
	黄体生成素	LH	糖蛋白
	生长激素	GH	蛋白质
	催乳素	PRL	蛋白质
	促黑（素细胞）激素	MSH	肽
甲状腺	甲状腺素（四碘甲腺原氨酸）	T_4	胺
	三碘甲腺原氨酸	T_3	胺
	降钙素	CT	肽
甲状旁腺	甲状旁腺激素	PTH	蛋白质
胰岛	胰岛素		蛋白质
	胰高血糖素		肽
肾上腺皮质	糖皮质激素（如皮质醇）		类固醇
	盐皮质激素（如醛固酮）		类固醇
肾上腺髓质	肾上腺素	E	胺
	去甲肾上腺素	NE	胺
松果体	褪黑素		胺
胸腺	胸腺激素		肽

二、激素的作用机制

激素作为信息物质与靶细胞上的受体结合后,经过复杂的反应过程,把信息传递到细胞内,最终产生细胞生物效应。但是,含氮激素和类固醇激素的作用机制不同。

(一) 含氮激素作用机制——第二信使学说

含氮激素分子量较大,为水溶性物质。如图 11-1 所示,其本身不能通过细胞膜,而是首先与细胞膜上的特异性受体结合,进而通过细胞内信息传递作用,最终引起细胞的各种生理反应。含氮激素在实现上述反应过程中,激素本身只作为一种信使把调节的信息传递给靶细胞,而细胞的反应则取决于胞质内环磷酸腺苷(cAMP)含量的变化。因此,习惯上把激素称为第一信使,而把 cAMP 称为第二信使,含氮激素的这种作用机制则称为第二信使学说。环磷酸鸟苷(cGMP)、三磷酸肌醇(IP_3)、二酰甘油(DG)和 Ca^{2+} 等都可以作为第二信使起作用。

(二) 类固醇激素作用机制——基因调节学说

类固醇激素的分子小且呈脂溶性,如图 11-2 所示,可以穿过细胞膜进入细胞内与胞质中的相应受体结合,形成激素-胞质受体复合物,此复合物能够穿过核膜进入细胞核内,再与核内受体结合形成激素-核受体复合物,进而调节 DNA 的转录和表达过程,此机制称为基因调节学说。

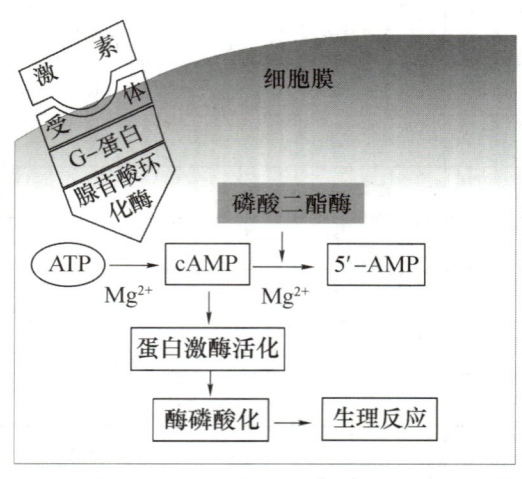

图 11-1 含氮激素作用机制示意图

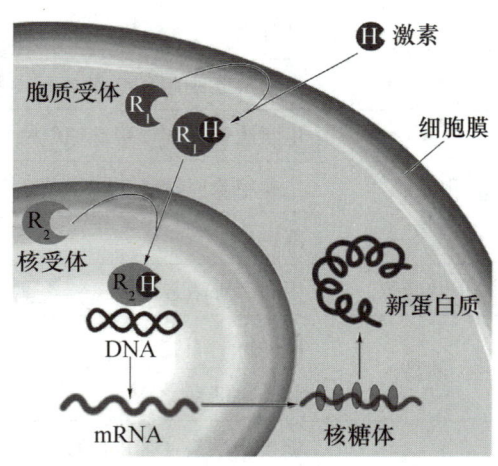

图 11-2 类固醇激素作用机制示意图

第二节 下丘脑与垂体

下丘脑的一些神经元既能分泌激素(神经激素),具有内分泌细胞的作用,又可保持典型神经细胞的功能。它们可将从大脑或中枢神经系统其他部位传来的神经信息转变为激素的信息,把神经调节与体液调节紧密联系起来。下丘脑与神经垂体和腺垂体的联系非常密切，共同组成下丘脑-垂体功能单位（图11-3）。

一、下丘脑-腺垂体系统

下丘脑促垂体区核团位于下丘脑的内侧基底部，如图11-3所示，其轴突投射到正中隆起，轴突末梢与垂体门脉系统的第一级毛细血管接触，可将下丘脑调节肽释放进入门脉系统，从而调节腺垂体的分泌活动，形成下丘脑-腺垂体系统。这些神经元所在的下丘脑区域称为下丘脑促垂体区，能分泌九种肽类激素：促甲状腺激素释放激素（TRH）、促肾上腺皮质激素释放激素（CRH）、促性腺激素释放激素（GnRH）、

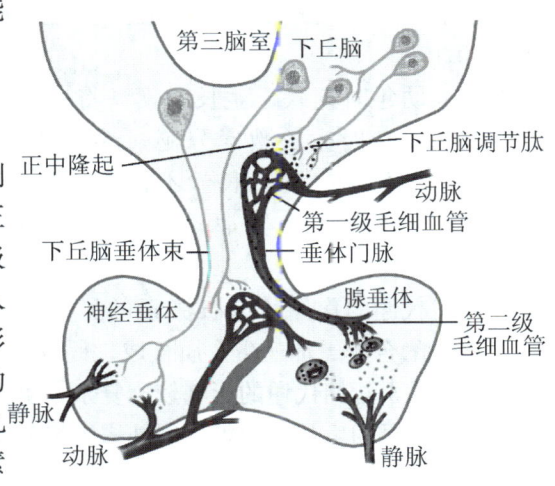

图11-3 下丘脑-垂体功能单位示意图

生长激素释放激素（GHRH）、生长激素释放抑制激素（GHRIH，也称生长抑素，SS）、催乳素释放激素（PRH）、催乳素释放抑制激素（PIH）、促黑（素细胞）激素释放因子（MRF）、促黑（素细胞）激素释放抑制因子（MIF）。由于这些激素都通过垂体门脉作用于腺垂体，调节腺垂体的内分泌活动，所以通常将这些激素合称为下丘脑调节肽。

二、腺垂体激素

腺垂体是体内最重要的内分泌腺，分泌七种激素：促甲状腺激素（TSH）、促肾上腺皮质激素（ACTH）、促卵泡激素（FSH）、黄体生成素（LH）、生长激素（GH）、催乳素（PRL）和促黑（素细胞）激素（MSH）。其中，促甲状腺激素（TSH）、促肾上腺皮质激素（ACTH）、促卵泡激素（FSH）、黄体生成素（LH）均有各自的靶腺，分别形成下丘脑-垂体-甲状腺轴、下丘脑-垂体-肾上腺皮质轴、下丘脑-垂体-性腺轴。腺垂体的这些激素是通过调节靶腺的活动而发挥作用的。而生长激素（GH）、催乳素（PRL）和促黑（素细胞）激素（MSH）则不通过靶腺，分别直接调节个体生长、乳腺发育与泌乳、黑素细胞活动等。

（一）生长激素

生长激素是腺垂体中分泌量最大的一种激素。

1. 生长激素的生理作用

生长激素的主要生理作用是促进全身生长发育和调节物质代谢，对机体各个器官与各种组织均有影响（对骨骼、肌肉及内脏器官的作用更为显著）。因此，生长激素也称为躯体刺激素。

（1）促进生长作用 机体生长受多种激素的影响，其中，生长激素起关键作用。正常

成年男性在空腹安静状态下，血浆中的生长激素浓度不超过 5 μg/L，成年女性不超过 10 μg/L。

如果人幼年时期缺乏生长激素，将出现生长停滞，身材矮小，但智力正常，称为侏儒症；如果幼年时生长激素分泌过多，则会患巨人症。如果人成年后生长激素过多，由于长骨骨骺已经钙化，长骨不再生长，只能使软骨成分较多的手脚肢端短骨、面骨及其软组织生长而发生异常，以致出现手足粗大、鼻大唇厚、下颌突出等症状，称为肢端肥大症。

（2）对代谢的作用　生长激素的另一作用是参与调节物质代谢和能量代谢，能加速 DNA、RNA 的合成，加速蛋白质合成，促进脂肪分解，增强脂肪酸氧化，使组织脂肪含量减少；生长激素对糖代谢的影响较为复杂，生理水平的生长激素可刺激胰岛素分泌，加强糖的利用，但过量的生长激素则抑制外周组织对糖的摄取和利用，减少葡萄糖消耗，使血糖水平升高。

2. 生长激素的调节

生长激素的分泌受下丘脑生长激素释放激素（GHRH）和生长激素释放抑制激素（GHRIH）的双重调节，前者促进其分泌，后者抑制其分泌。血中的生长素介质及生长激素水平升高可对生长激素分泌有负反馈调节作用。此外，睡眠、代谢等因素也影响生长激素的分泌。人在觉醒状态下，生长激素分泌较少；进入慢波睡眠后，生长激素分泌明显增加，对促进生长和体力恢复有利。低血糖以及饥饿、运动和应激刺激下，生长激素分泌增加。

（二）催乳素

催乳素的生理作用主要如下：

1. 对乳腺的作用

催乳素的主要作用是促进乳腺生长发育，启动并维持乳腺分泌。

2. 对性腺的作用

对于女性，少量的催乳素能促进卵巢排卵和黄体生成，并刺激雌激素和孕激素分泌。对于男性，催乳素可促进前列腺及精囊的生长，促进睾酮合成与分泌。

3. 参与应激反应

应激时，血中促肾上腺皮质激素、生长激素和催乳素的浓度同时升高，应激停止数小时后才恢复正常。

4. 调节免疫活动

很多免疫细胞上都有催乳素受体。催乳素可协同一些细胞因子共同促进淋巴细胞的增殖，参与免疫调节。

三、下丘脑-神经垂体系统

如图 11-4 所示，下丘脑视上核和室旁核的神经分泌细胞发出的轴突终止于神经垂体，构成下丘脑-垂体束。视上核和室旁核合成的抗利尿激素和催产素通过轴浆运输至神经垂体，由此释放入血，形成下丘脑-神经垂体系统。

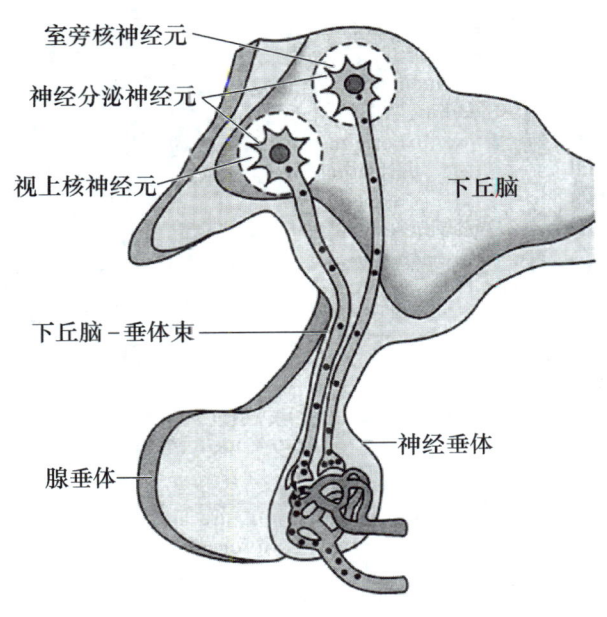

图11-4 下丘脑-神经垂体系统示意图

血管升压素（VP）又称抗利尿激素（ADH），在生理浓度下，主要调节肾远曲小管和集合管上皮细胞对水的通透性；在大失血情况下，其能引起全身小动脉收缩，对维持血压有一定的作用。

催产素（OXT）又名缩宫素，主要作用是哺乳期促进乳汁排放和分娩时刺激子宫收缩。

第三节 甲状腺

一、甲状腺的位置、形态和结构

如图11-5所示，甲状腺位于喉下部、气管上部的两侧和前面，甲状软骨的下方，是人体内最大的内分泌腺。甲状腺略呈H形，由左、右两个侧叶和中间的峡部组成。

甲状腺表面包有薄层结缔组织被膜，被膜发出小梁伸入腺实质，将实质分成许多分界不明显的小叶，每个小叶由20~40个滤泡组成。如图11-6所示，滤泡之间有少量的结缔组织和丰富的毛细血管，它们构成甲状腺间质，其内有滤泡旁细胞。甲状腺滤泡由单层上皮围成，腔内充满透明胶质，构成滤泡壁的细胞主要为滤泡上皮细胞，滤泡上皮细胞能够合成和分泌甲状腺激素，而滤泡旁细胞可以分泌降钙素。

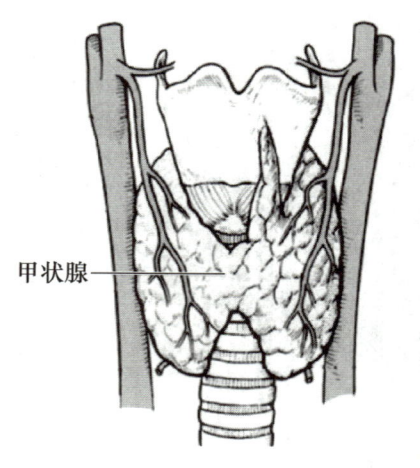

图 11-5　甲状腺示意图

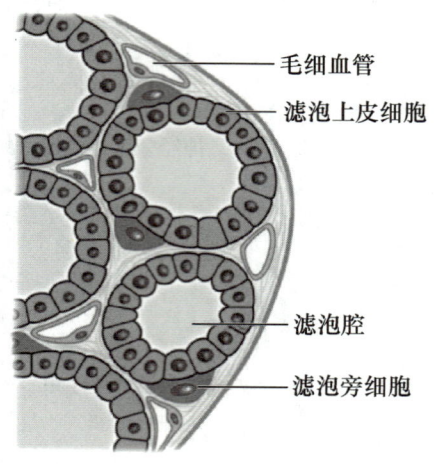

图 11-6　甲状腺结构示意图

二、甲状腺激素的合成与代谢

甲状腺的主要功能是合成甲状腺激素，人体内的甲状腺激素有两种形式，分别为四碘甲腺原氨酸（T_4，甲状腺素）和三碘甲腺原氨酸（T_3）。它们都是以碘和甲状腺球蛋白为原料，在甲状腺的腺泡细胞内合成的酪氨酸的碘化物，故其合成过程称为碘化。甲状腺激素是在甲状腺球蛋白的酪氨酸残基上发生碘化的，其合成过程可分为甲状腺滤泡聚碘、酪氨酸碘化和碘化酪氨酸缩合（或耦联）三个基本环节。硫脲类药物可以抑制甲状腺激素的合成，临床上常用于治疗甲状腺功能亢进。

小部分 T_4 和 T_3 在肝内降解后与葡萄糖醛酸或硫酸结合，经胆汁排入小肠。在小肠内 T_4 和 T_3 的代谢产物被重吸收极少，绝大部分被小肠液进一步分解后，随粪便排出。大部分 T_4 在外周组织脱碘酶的作用下转变为 T_3；血液中的 T_3 有 75% 由 T_4 转化而来，其余来自甲状腺。T_3 可再经脱碘变为二碘、一碘以及不含碘的甲腺氨酸。另外，还有少量的 T_4 和 T_3 在肾组织脱氨基和羧基，分别形成四碘甲状腺醋酸和三碘甲状腺醋酸，随尿排出。

三、甲状腺激素的生物学作用

甲状腺激素的作用极为广泛，几乎对全身各组织器官都有影响，主要作用是促进物质与能量代谢，促进生长和发育过程。T_4、T_3 都具有生理作用，且 T_3 作用较强。

（一）对代谢的影响

1. 产热效应

甲状腺激素可提高绝大多数组织的耗氧率，增加产热量。1 mg T_4 可使组织产热增加 4 000 kJ，提高基础代谢率 28%。甲状腺功能亢进时，产热量增加，基础代谢率可增高 35% 左右，病人喜凉怕热，极易出汗；而甲状腺功能低下时，产热量减少，基础代谢率可降低 15% 左右，病人喜热恶寒。因此，两种情况均不能适应环境温度的变化。

2. 对物质代谢的影响

（1）蛋白质代谢　生理水平的甲状腺激素会加速蛋白质与各种酶的生成，特别是肌肉、肝与肾的蛋白质合成明显增加，细胞数量增多，体积增大，尿氮减少，表现为正氮平衡。这对幼年时的生长、发育具有重要意义。但当甲状腺激素分泌过多时，则促进蛋白质的分解，出现氮的负平衡。所以甲状腺功能亢进时，骨骼肌组织蛋白分解增加，身体消瘦，肌肉收缩无力。当甲状腺激素分泌不足时，蛋白质合成减少，肌肉萎缩无力，但组织间的黏蛋白增多，可结合大量的正离子和水分子，引起黏液性水肿。

（2）糖代谢　一方面，甲状腺激素促进小肠黏膜对糖的吸收，增强糖原分解，抑制糖原合成，并能增强肾上腺素、胰高血糖素、皮质醇和生长激素的生糖作用，使血糖升高；另一方面，甲状腺激素加强外周组织对糖的利用，促进糖的氧化分解，为产热提供物质基础，但会导致血糖降低。当甲状腺功能亢进时，血糖常升高，甚至出现糖尿。

（3）脂肪代谢　甲状腺激素会促进脂肪分解和脂肪酸氧化，增强儿茶酚胺与胰高血糖素对脂肪的分解作用。T_4与T_3既促进胆固醇的合成，又可通过肝加速胆固醇的降解，而且分解的速度超过合成。所以，甲状腺功能亢进病人血的胆固醇含量低于正常，而甲状腺功能低下病人血的胆固醇含量则高于正常，甚至成为动脉粥样硬化的病因。

（二）对生长发育的影响

甲状腺激素具有促进组织细胞分化、生长与发育成熟的作用。实验中，切除甲状腺的蝌蚪，其生长与发育停滞，不能变态成蛙；若及时给予甲状腺激素，其又可恢复生长发育，包括长出肢体、尾巴消失、躯体长大、发育成蛙。对于人类和哺乳动物，甲状腺激素是维持正常生长发育不可缺少的激素，对骨和脑的发育尤其重要。甲状腺功能低下的儿童，表现为以智力迟钝、身体矮小为特征的呆小病，又称地方性克汀病。若在胚胎期缺碘造成甲状腺激素合成不足，或出生后甲状腺功能低下，会导致脑的发育明显障碍。甲状腺激素还会刺激骨化中心发育，使软骨骨化，促进长骨和牙齿的生长。甲状腺激素除本身对长骨的生长发育有促进作用外，还可促进腺垂体分泌生长激素。

（三）对器官系统的影响

甲状腺激素对人体作用广泛，几乎对全身所有器官系统的功能都有不同程度的影响。具体如下。

（1）对神经系统的影响　甲状腺激素不但影响中枢系统的发育，对已分化成熟的神经系统活动也有作用，能提高其兴奋性。甲状腺功能亢进时，中枢神经系统的兴奋性增高，主要表现为注意力分散、喜怒无常、烦躁不安、失眠多梦，以及肌肉纤颤等。相反，甲状腺功能低下时，中枢神经系统的兴奋性降低，会出现记忆力减退、言行迟缓、表情淡漠与少动嗜睡。

（2）对心血管系统的影响　T_4与T_3可使心率增快，心缩力增强，心排血量与心脏做功增加。甲状腺功能亢进病人会出现心动过速、心肌肥大，甚至因心肌过劳导致心力衰竭。此外，甲状腺激素还可直接或间接地引起血管平滑肌舒张，导致外周阻力降低。甲状腺功能亢进病人的脉压常增大。

四、甲状腺分泌功能的调节

甲状腺功能活动主要受下丘脑与垂体的调节。下丘脑、垂体和甲状腺三个水平紧密联系，组成下丘脑-垂体-甲状腺轴（图11-7）。

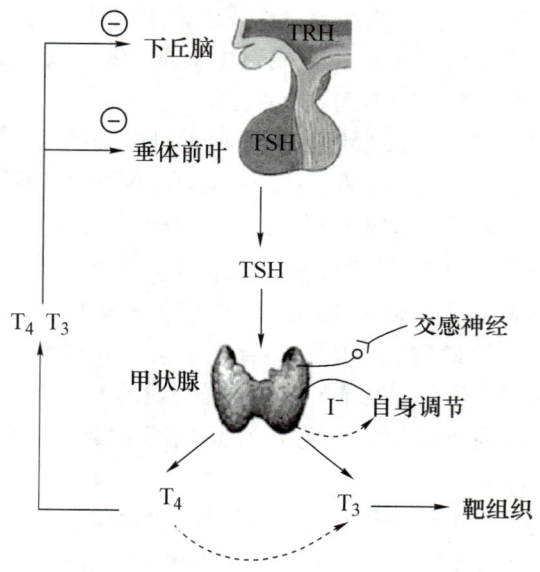

图11-7 甲状腺激素分泌调节示意图

下丘脑分泌的促甲状腺激素释放激素（TRH）可促进腺垂体促甲状腺激素（TSH）的合成和释放，TSH是促进甲状腺激素分泌的主要激素。血中游离的T_4与T_3浓度的升降，经常性地对腺垂体TSH的分泌起着反馈调节作用。当血中游离的T_4与T_3浓度增高时，抑制TSH分泌，并降低腺垂体对TRH的反应性。甲状腺激素对下丘脑TRH神经元的活动也有负反馈调节作用。这是维持血中T_4、T_3浓度相对稳定的重要机制。甲状腺本身还具有根据血碘水平，调节自身对碘的摄取以及合成与释放甲状腺激素的能力。此外，甲状腺还受自主神经活动的影响。

第四节 甲状旁腺激素、降钙素和维生素D_3

由甲状旁腺合成与分泌的甲状旁腺激素（PTH）和由甲状腺C细胞合成与分泌的降钙素（CT），以及在肾脏活化的1,25-二羟维生素D_3是机体调节钙、磷代谢的三种重要激素。血钙和血磷水平与机体许多重要的生理功能密切相关。

一、甲状旁腺激素

甲状旁腺激素是调节血钙水平的最重要激素，它有升高血钙和降低血磷含量的作用。在人类，由于外科切除甲状腺时不慎将甲状旁腺摘除，可引起严重的低血钙。钙离子对维持神经和肌肉组织正常兴奋性起重要作用，血钙浓度降低时，神经和肌肉的兴奋性异常增高，可引起低血钙性手足搐搦，严重时可引起呼吸肌痉挛而造成窒息。

1. 对骨的作用

骨是体内最大的钙储存库，甲状旁腺激素动员骨钙入血，使血钙浓度升高。

2. 对肾的作用

甲状旁腺激素促进远球小管对钙的重吸收，同时还抑制近球小管对磷的重吸收，使尿钙减少、血钙升高，增加尿磷酸盐的排出，使血磷降低。

3. 促进维生素 D_3 活化

甲状旁腺激素可激活存在于肾组织中的 1α 羟化酶，后者能催化活性较弱的 25-羟维生素 D_3 转变为活性较强的 1,25-二羟维生素 D_3，参与对钙、磷代谢的调节。

二、降钙素

降钙素的主要作用是降低血钙和血磷，其主要靶器官是骨，对肾也有一定的作用。

1. 对骨的作用

降钙素能促进成骨细胞的活动，增强成骨过程，增加骨组织中钙、磷的沉积；同时能抑制破骨细胞的活动，减弱溶骨过程，减少钙、磷释放。

2. 对肾的作用

降钙素能抑制肾小管对钙、磷、钠及氯的重吸收，使这些离子从尿中排出增多，从而使血钙、血磷降低。

三、维生素 D_3

维生素 D_3 也称胆钙化醇，体内的维生素 D_3 主要由皮肤中 7-脱氢胆固醇经日光中紫外线照射转化而来，也可从动物性食物中获取。维生素 D_3 无生物活性，它首先需在肝脏转化成 25-羟维生素 D_3，然后在肾进一步转化成有活性的 1,25-二羟维生素 D_3。

1. 对小肠的作用

维生素 D_3 促进小肠黏膜上皮细胞对钙的吸收，也能促进小肠吸收磷，使血钙和血磷都升高。

2. 对骨的作用

1,25-二羟维生素 D_3 具有骨钙动员和骨盐沉积的双重作用，还与甲状旁腺激素有协同作用。缺乏 1,25-二羟维生素 D_3 时，甲状旁腺激素的作用明显减弱。

3. 对肾的作用

1,25-二羟维生素 D_3 可促进肾小管重吸收钙和磷，减少尿中钙、磷的排出量。

第五节 肾上腺

肾上腺包括皮质和髓质两部分。肾上腺皮质分泌类固醇激素，而肾上腺髓质分泌儿茶酚胺类激素。肾上腺皮质的功能受下丘脑和腺垂体的调节,因而形成下丘脑-腺垂体-肾上腺皮质轴;而肾上腺髓质受交感神经节前纤维的支配,从而组成交感-肾上腺髓质系统。

一、肾上腺皮质

如图 11-8 所示,肾上腺皮质的组织结构可以分为三层,自外向内分为球状带、束状带和网状带。肾上腺皮质分泌的皮质激素分为三类,即盐皮质激素、糖皮质激素和性激素。

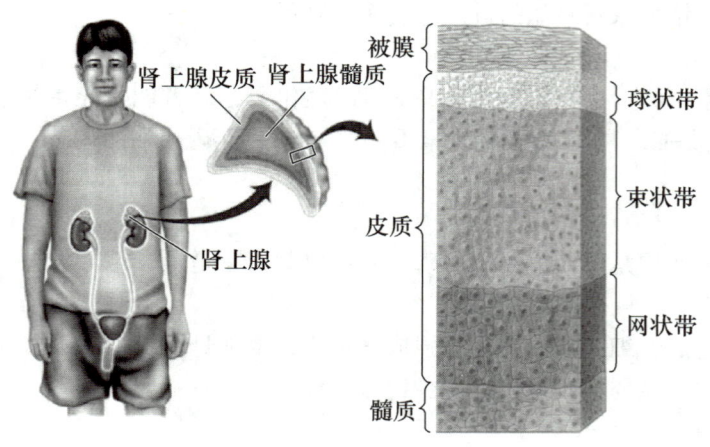

图 11-8 肾上腺结构示意图

(一) 肾上腺皮质激素的生物学作用

动物摘除双侧肾上腺后,如不适当处理,1~2 周即死去,如仅切除肾上腺髓质,动物可以存活较长时间,这说明肾上腺皮质是维持生命所必需的。分析可知,动物死亡的原因主要有两方面:其一是机体水盐损失严重,导致血压降低,最终因循环衰竭而死,这主要是缺乏盐皮质激素所致;其二是糖、蛋白质、脂肪等物质代谢发生严重紊乱,对各种有害刺激的抵抗力降低,导致功能活动失常,这是缺乏糖皮质激素所致。若及时补充肾上腺皮质激素,动物的生命可以维持。

1. 糖皮质激素的作用

(1) 对物质代谢的影响 糖皮质激素对糖、蛋白质和脂肪代谢均有作用。①糖代谢:糖皮质激素是调节机体糖代谢的重要激素之一,它对糖代谢既"开源"又"节流"。它一方面促进蛋白质分解,有较多的氨基酸进入肝,同时增强肝内与糖异生有关酶的活性,致使糖异生过程大大加强,升高血糖;另一方面有对抗胰岛素的作用,抑制外周组织对葡萄糖的利用,促进血糖升高。如果糖皮质激素分泌过多或服用此类激素药物过多,可引起血糖升高,甚至出现类固醇性糖尿病;相反,肾上腺皮质功能低下病人,如患艾迪生病,则可出现低血糖。②蛋白质代谢:糖皮质激素促进肝外组织,特别是肌肉组织的蛋白质分解,加速氨基酸转移至肝生成肝糖原。糖皮质激素分泌过多时,由于蛋白质分解增强,合成减少,机体将出现肌肉消瘦、骨质疏松、皮肤变薄、淋巴组织萎缩等。③脂肪代谢:糖皮质激素可促进脂肪分解，增强脂肪酸在肝内氧化过程，有利于糖异生作用。糖皮质激素对身体不同部位的脂肪作用不同，对四肢的脂肪组织分解增强，而对腹、面、肩及背的脂肪合成有所增加。肾上腺皮质功能亢进时，病人可以呈现面圆、背厚、躯干部发胖而四肢消瘦的特殊体形，称为满月脸、水牛背和"向心性肥胖"。

(2) 对水盐代谢的影响　皮质醇有较弱的保钠排钾作用，即对肾远曲小管及集合管钠离子的重吸收和钾离子的排出有轻微的促进作用。此外，皮质醇还可以降低肾小球入球血管的阻力，增加肾小球血浆流量而使肾小球滤过率增加，有利于水的排出。皮质醇对水负荷时水的快速排出有一定的作用，肾上腺皮质功能不足病人，排水能力明显降低，严重时可出现"水中毒"，如补充适量的糖皮质激素，症状即可得到缓解，补充盐皮质激素则无效。

(3) 对血细胞的影响　糖皮质激素可增强骨髓造血功能，使血中红细胞、血小板增加；促进中性粒细胞进入血液循环，使中性粒细胞的数量增加；抑制淋巴组织增生，使淋巴细胞减少；促进网状内皮系统吞噬嗜酸性粒细胞，使嗜酸性粒细胞减少。

(4) 对循环系统的影响　糖皮质激素对维持正常血压是十分重要的，这是由于糖皮质激素对血管有多方面的作用：①增强血管平滑肌对儿茶酚胺的敏感性，维持正常血管的紧张性；②抑制具有血管舒张作用的前列腺素的合成；③降低毛细血管的通透性，减少血浆滤过，有利于维持循环血量。

(5) 在应激反应中的作用　当机体受到各种有害刺激时，如缺氧、创伤、手术、饥饿、疼痛、寒冷以及精神紧张和焦虑不安等，血中促肾上腺皮质激素（ACTH）浓度急剧增加，糖皮质激素也相应增多，引起机体一系列生理功能变化，以适应上述种种有害刺激，称为应激。应激反应可提高机体对有害刺激的耐受和抵抗能力，对维持生存至关重要。引起应激反应的各种刺激统称为应激原。而在这一反应中，除垂体-肾上腺皮质系统参加外，交感-肾上腺髓质系统也参加。所以，在应激反应中，血中儿茶酚胺含量也相应增加。切除肾上腺皮质时，机体应激反应减弱，对有害刺激的抵抗力大大降低，严重时可危及生命。

(6) 对神经系统的作用　糖皮质激素可提高中枢神经系统的兴奋性。作为药物使用时，小剂量可引起欣快感，大剂量则会导致思维不集中、烦躁不安和失眠等。

(7) 其他作用　糖皮质激素的作用广泛而复杂，除上述主要作用外，还能抑制成纤维细胞增生和胶原合成，使皮肤变薄，血管脆性增加；提高胃腺细胞对迷走神经及促胃液素的反应性，增加胃酸及胃蛋白酶原的分泌；促进胎儿肺泡的发育及肺泡表面活性物质的生成；增强骨骼肌的收缩力；抑制骨的形成而促进其分解；等等。临床上使用大剂量的糖皮质激素及其类似物抗炎、抗过敏、抗毒和抗休克。

2. 盐皮质激素的作用

盐皮质激素主要为醛固酮，是调节机体水盐代谢的重要激素，它促进肾远曲小管及集合管重吸收钠、水和排出钾，即产生保钠、保水和排钾作用。醛固酮分泌过多时，将使钠和水潴留，引起高血钠、高血压和血钾降低。相反，醛固酮缺乏时，钠与水的排出过多，血钠减少，血压降低；而尿钾排出减少，血钾升高。另外，盐皮质激素与糖皮质激素一样，能增强血管平滑肌对儿茶酚胺的敏感性，且作用比糖皮质激素更强。

（二）肾上腺皮质激素分泌的调节

1. 糖皮质激素分泌的调节

糖皮质激素的分泌主要受下丘脑-腺垂体-肾上腺皮质轴的调节。

（1）下丘脑-腺垂体对肾上腺皮质的调节　无论是糖皮质激素的基础分泌，还是在应激状态下的分泌，肾上腺皮质主要受腺垂体分泌的促肾上腺皮质激素（ACTH）的调控。ACTH具有促进肾上腺组织生长和糖皮质激素分泌的作用。切除动物的垂体后，束状带与网状带萎缩，糖皮质激素分泌显著减少，如及时补充ACTH，可使已发生萎缩的束状带与网状带基本恢复，糖皮质激素分泌回升。腺垂体ACTH的分泌受下丘脑CRH的调节。应激刺激通过神经系统将信息传至下丘脑促垂体区，使CRH释放增加，进一步促进ACTH分泌，最终使糖皮质激素分泌增多。

ACTH的分泌呈现日节律波动，入睡后ACTH分泌逐渐减少，午夜最低，随后又逐渐增多，至觉醒起床前进入分泌高峰，白天维持在较低水平，入睡时再减少。由于ACTH分泌的日节律波动，糖皮质激素的分泌也会出现相应的波动。ACTH分泌的这种日节律波动，是由下丘脑CRH节律性释放所决定的。

（2）糖皮质激素及ACTH的反馈作用　血中糖皮质激素浓度升高时，可使腺垂体释放ACTH减少，ACTH的合成也受到抑制，腺垂体对CRH的反应性也减弱。糖皮质激素的负反馈调节主要作用于垂体，也可作用于下丘脑，称为长反馈。ACTH可反馈抑制CRH神经元，称为短反馈。

2. 盐皮质激素分泌的调节

醛固酮的分泌主要受肾素-血管紧张素系统的调节。另外，血钾、血钠浓度可以直接作用于球状带，影响醛固酮的分泌。

二、肾上腺髓质

肾上腺髓质嗜铬细胞分泌肾上腺素（E）和去甲肾上腺素（NE）。肾上腺素能受体分布十分广泛，故肾上腺素和去甲肾上腺素对机体各器官、系统、组织的作用也十分复杂。

（一）对器官的作用

肾上腺素能提高心脏的兴奋性和心肌的收缩能力，并使心率加快，通过增加心排血量而使动脉血压升高。去甲肾上腺素对心脏的作用较弱，但它能使骨骼肌、皮肤、内脏的血管收缩，通过增加外周阻力使血压升高。临床上常把肾上腺素作为强心剂使用，把去甲肾上腺素作为升压剂使用。肾上腺素能使胃肠及支气管平滑肌明显舒张。

（二）调节物质代谢

肾上腺素和去甲肾上腺素对代谢的调节因对不同受体亲和力的差异而有所不同。对于糖代谢，肾上腺素主要促进肝糖原和肌糖原的分解，减少组织利用葡萄糖；去甲肾上腺素则主要促进糖异生，并使胰岛素分泌减少，结果均引起血糖升高。二者都能促进脂肪组织中的脂肪分解，增加组织耗氧量和产热量，升高基础代谢率。

（三）参与应急反应

肾上腺髓质受交感神经节前纤维的支配，二者共同组成交感-肾上腺髓质系统。机体遭遇紧急情况时，如恐惧、剧痛、失血、脱水、乏氧、暴冷暴热以及剧烈运动等，交感-肾上腺髓质系统立即被动员，儿茶酚胺（去甲肾上腺素、肾上腺素）的分泌量大大增加。儿茶酚胺可以提高中枢神经系统兴奋性，使机体处于警觉状态，反应灵敏；呼吸加强加快，肺通气量增加；心跳加快，心肌收缩能力增强，心排血量增加，血压升高，血液循环加快，内脏血管收缩，骨骼肌血管舒张，同时血流量增多，全身血液重新分配，以利于应急时心、脑等重要器官得到更多的血液供应；肝糖原分解增加，血糖升高，脂肪分解加强，血中游离脂肪酸增多，葡萄糖与脂肪酸氧化过程增强，以适应在应急情况下对能量的需要。总之，上述一切变化都是在紧急情况下，通过交感-肾上腺髓质系统发生的适应性反应，称为应急反应。实际上，引起应急反应的各种刺激，也是引起应激反应的刺激。当机体受到应激刺激时，应急反应与应激反应同时发生，二者相辅相成，共同维持机体的适应能力。

第六节　胰岛

一、胰岛的形态与结构

如图11-9所示，胰岛是散在胰腺腺泡之间的细胞团。胰岛有丰富的毛细血管，其分泌物直接进入血液。胰岛细胞主要有A细胞、B细胞、D细胞及PP细胞。A细胞约占胰岛细胞的20%，分泌胰高血糖素。B细胞占胰岛细胞的60%~70%，分泌胰岛素。D细胞占胰岛细胞的10%，分泌生长抑素。PP细胞数量很少，分泌胰多肽。

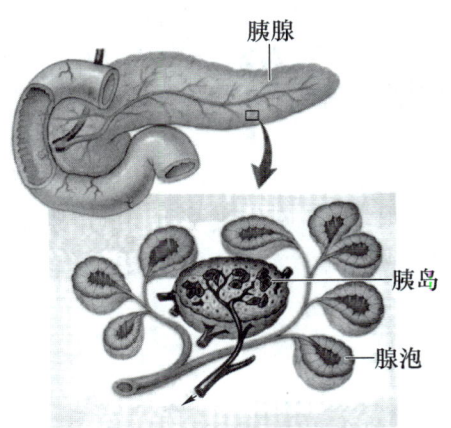

图11-9　胰岛的形态与结构示意图

二、胰岛素的生物学作用及其分泌调节

（一）胰岛素的生物学作用

胰岛素是全面促进合成代谢的激素，有利于能源物质的储存和机体生长，也是维持血糖稳态的主要激素。

（1）对糖代谢的调节　胰岛素促进组织、细胞对葡萄糖的摄取和利用，加速葡萄糖合成为糖原并储存于肝和肌肉中，抑制糖异生，促进葡萄糖转变为脂肪酸并储存于脂肪组织，导致血糖水平下降。胰岛素缺乏时，血糖浓度升高，如超过肾糖阈，尿中将出现糖，引起糖尿病。

（2）对脂肪代谢的调节　胰岛素能促进脂肪的合成与储存，抑制脂肪的分解，降低血中脂肪酸的浓度。当胰岛素缺乏时，脂肪代谢发生紊乱，脂肪分解增强、储存减少，血脂升高，易引起动脉硬化；同时，作为能源的葡萄糖利用障碍，可导致脂肪酸分解增强，生成大量的中间产物酮体，引起酮症和酸中毒。

（3）对蛋白质代谢的调节　胰岛素促进蛋白质的合成，对机体的生长有促进作用；但单独作用时，对生长的促进作用并不很强，只有与生长激素共同作用时，才能发挥明显的效应。

（二）胰岛素分泌的调节

血糖浓度是调节胰岛素分泌的最重要因素。进餐后血糖浓度升高，胰岛素分泌明显增加，可达基础水平的 10~20 倍，从而使血糖降低。当血糖浓度下降至正常水平时，胰岛素分泌也迅速恢复。

三、胰高血糖素的生物学作用及其分泌调节

（一）胰高血糖素的生物学作用

与胰岛素的作用相反，胰高血糖素是一种促进分解代谢的激素。胰高血糖素具有很强的促进糖原分解和糖异生作用，使血糖明显升高；胰高血糖素还可激活脂肪酶，促进脂肪分解，同时又能加强脂肪酸氧化，使酮体生成增多；胰高血糖素促进蛋白质的分解并抑制其合成，促进氨基酸异生为糖。胰高血糖素产生上述代谢效应的靶器官是肝，切除肝或阻断肝血流，这些作用便消失。

（二）胰高血糖素的分泌调节

影响胰高血糖素分泌的因素很多，血糖浓度是重要的因素之一。血糖水平降低时，胰高血糖素分泌增加，反之则分泌减少。

> 练习题

一、名词解释

1. 激素　2. 促激素　3. 下丘脑调节肽　4. 垂体门脉系统　5. 应激反应　6. 应急反应　7. 内分泌系统　8. 第一信使和第二信使

二、简答题

1. 简述激素的分类及其作用原理。
2. 简述激素的主要传递方式。
3. 简述下丘脑和腺垂体在结构和功能上的联系。
4. 简述下丘脑和神经垂体在结构和功能上的联系。

5. 正常情况下，甲状腺激素的分泌是如何维持相对稳定的？
6. 简述甲状旁腺激素和降钙素的主要生理作用。
7. 为什么缺碘可以引起甲状腺肿大？
8. 简述糖皮质激素的作用及其分泌调节。
9. 何谓应激刺激？简述在应激刺激下，肾上腺髓质和皮质激素的分泌调节及其生理意义。
10. 长期大量使用糖皮质激素的病人，如果突然停药会产生什么反应？为什么？
11. 为什么说糖皮质激素缺乏是切除双侧肾上腺动物死亡的原因？
12. 简述甲状腺激素的生理作用。
13. 简述胰岛素和胰高血糖素的相互作用。
14. 调节钙、磷代谢的主要激素有哪些？简述它们的主要作用。
15. 简述生长素的主要生理作用及其分泌调节。
16. 神经垂体激素有哪些？各有何生理作用？
17. 简述盐皮质激素的生理作用及其分泌调节。
18. 简述胰岛素的生理作用及其分泌调节。

参考文献

［1］朱大年，王庭槐. 生理学. 8版. 北京：人民卫生出版社，2013.

［2］岳利民，崔慧先. 人体解剖生理学. 6版. 北京：人民卫生出版社，2011.

［3］李效义. 人体生理学. 3版. 北京：国家开放大学出版社，2022.

［4］朱文玉，李琳，王黎明. 人体生理学. 4版. 北京：北京大学医学出版社，2014.

［5］王庭槐. 生理学. 3版. 北京：人民卫生出版社，2015.

［6］TOY E C，吴博威，刘慧荣，等. 生理学. 北京：人民卫生出版社，2007.

［7］GUYTON A C, HALL J E. Textbook of medical physiology. 13th ed. Philadelphia：Saunders，2015.

［8］唐军民，张永书. 人体解剖学与组织胚胎学. 北京：中央广播电视大学出版社，2015.

［9］朱文玉. 人体解剖生理学. 北京：北京大学医学出版社，2002.

［10］STANDRING S. 格氏解剖学：临床实践的解剖学基础. 39版. 徐群渊，译. 北京：北京大学医学出版社，2008.

［11］柏树令，应大君. 系统解剖学. 8版. 北京：人民卫生出版社，2013.